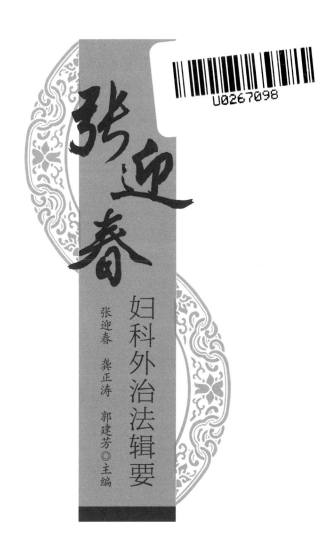

张迎春

妇科外治法辑要

张迎春 龚正涛 郭建芳◎主编

U0267098

长江出版传媒 湖北科学技术出版社

图书在版编目（CIP）数据

张迎春妇科外治法辑要／张迎春，龚正涛，郭建芳
主编 . —武汉：湖北科学技术出版社，2024.6
（中医大师学术思想与临证医案传承书系 . 第一辑）
ISBN 978-7-5706-3282-4

Ⅰ . ①张… Ⅱ . ①张… ②龚… ③郭…
Ⅲ . ①中医妇科学－外治法 Ⅳ . ① R271.1

中国国家版本馆 CIP 数据核字（2024）第 101169 号

策 划：冯友仁 责任校对：陈横宇
责任编辑：徐 丹 封面设计：曾雅明

出版发行：湖北科学技术出版社
地 址：武汉市雄楚大街 268 号（湖北出版文化城 B 座 13—14 层）
电 话：027-87679454 邮 编：430070

印 刷：武汉邮科印务有限公司 邮 编：430205

710×1000 1/16 17.5 印张 350 千字
2024 年 6 月第 1 版 2024 年 6 月第 1 次印刷
定 价：88.00 元

《张迎春妇科外治法辑要》

主　审　李　涛
主　编　张迎春　龚正涛　郭建芳
副主编　韩红伟　唐小玲　姜朵生　刘灿娜
编　委（按姓氏拼音排序）

蔡勇江	陈　欣	范维维	甘　露	甘雨娟	郭家勇
黄碧琴	黄田田	姜　丹	匡桂梅	李　晶	李芳园
李林智	李歆芮	李艳波	廖　芝	刘　敏	梅如冰
史　薇	唐克乐	陶可依	田　娇	王　蕊	王义鹏
魏芹芹	魏叶子	吴江峰	吴良玉	吴晓兰	谢　平
徐　檬	薛婷婷	杨丽艳	姚国晋	尹　燕	余　盼
张　花	张家玮	张晓燕	赵　倩	赵鹏程	

序　言

中医是中华文明的瑰宝。中医外治法源于长期医疗实践，内容丰富，方法众多，是中医药文化宝库中一颗璀璨的明珠，在中医文化发展的历史长河中经久不衰。女性的生理解剖比较特殊，且妇科疾病多为局部发病，部位相对固定，病灶距体表近，外治法易发挥作用。中医外治法治疗妇科疾病具有作用直接、疗效快、毒副作用少等优点，临床上被越来越多女性接纳与热衷。

编者张迎春教授从事中医妇科 30 余年，是湖北省妇幼保健院中医科的开创者，她潜心钻研中医业务，坚持辨证论治，坚持将中医适宜技术应用于经、孕、胎、产女性生育全周期治疗中，开创了张迎春特色中医外治法。张迎春教授常说："中医外治法和中药内服是中医治病的两大法宝，不分高低，并驾齐驱，只有双管齐下，才能更快捷、更高效地解决患者的疾苦！"开科至今，张迎春教授带领中医科全体人员，一步一个脚印，把湖北省妇幼保健院中医科外治法的发展史划分为 5 个时代。① 1994—2006 年：贴敷时代。1994 年第一张止泻贴诞生，随后相继发掘出止汗贴、止吐贴、开胃贴、通便贴等 10 余种敷贴。② 2007—2013 年：针灸助孕时代。张迎春教授在湖北省内首开针灸助孕先河，临床运用穴位埋线、针灸等调节卵巢功能，治疗排卵障碍，调经助孕。③ 2014—2016 年：贴敷、姜疗时代。2014 年，张迎春教授带领团队在湖北省内首次运用姜疗治疗妇科疾病，同时进一步发掘各种敷贴，通尿帖、升提贴、减肥贴等 20 余种敷贴应运而生，疗效显著。④ 2017—2020 年：艾灸的极致运用及中药外敷膏时代。止血灸、升提灸、利水灸、供血灸、止吐灸等各种特色艾灸大力运用；宫腔积血膏、乳腺增生膏、回乳膏、腮腺炎膏、消癥膏、消液膏等各种特色中药外敷膏运用于临床，疗效显著。⑤ 2021—2023 年：火龙罐及刮痧时代。近年来，在上述各种适宜技术稳步开展的同时，火龙罐及刮痧大力运用于临床，不仅在调经助孕方面显奇效，还广泛运用于成人及儿童感冒、咳嗽、消化不良、颈肩腰腿痛疾病以及强身健体等各个方面。

本书旨在将编者多年的中医外治临床经验分享给广大中医药从业者，全书分为总论和各论两部分，总论从中医外治法的起源、发展历程、作用机制、优势特点，以及中医妇科常用的外治方法逐一论述。各论从女性经、带、胎、产、杂等各种具体疾病入手，通过中医辨证，有的放矢，灵活选配多种外治法或与内治法结合应用，标本兼治，缩短病程，提高疗效，达到远期治疗效果。体现了张迎春教授在临床工作中"以外治为主，以内治为用，内外合治"的理念。

中医外治法作为中医学的一个重要的分支，发展的最终目标是为人民群众提供更便捷、更有效、更安全的健康服务。期待通过本书的传播，使中医外治法研究与应用能蓬勃发展，无论是在对传统理、法、方、药的深层挖掘，还是利用现代技术的突破创新，能不断互相借鉴、融合发展，让中医外治法焕发出新的活力。

实践出真知！本书凝结了湖北省妇幼保健院中医科全体人员的集体智慧，在张迎春教授的耐心指导及多次审阅下，大家分工合作，共同努力，最终完成书稿。在此感谢张迎春教授及其团队的辛勤付出与无私分享，为我们的中医临床工作提供了更多的方式方法，拓展了思路，增加了疗效，准确、高效地提高了临床治愈率。

赵瑞华

2023 年 3 月

目 录 ■

第一部分　总　论

第一章
中医外治法的起源

中医外治法来源于长期的医疗实践，其内容丰富，方法多样，是祖国医学的一大宝库，在中医文化的历史长河中经久不衰。

早在原始社会，人类的祖先就发现用树叶、树皮或者草茎之类来贴敷伤口或者疼痛部位，以减轻痛苦或者止血，甚至能加速伤口的愈合，久而久之就发现了一些外用药，从而积累了药物外敷的经验。当身体局部受到外伤出现疼痛和肿胀时，人们会本能地用手在受伤部位抚摸，这些简单的动作可以起到散瘀消肿、缓解疼痛的作用，这可以说是原始按摩法的起源。后来随着火的应用，远古人类利用火的能量进行有目的的治疗，比如用烘烤、热熨止疼等，这就是热熨的起源。在使用火的过程中又出现了艾灸法等，《古今注·杂注》云："阳燧，以铜为之，形如镜。照物则影倒，向日则火生，以艾炷之则得火。"随着生产工具的改进以及原始人类与疾病做斗争的经验积累，人们逐渐掌握了用兽角、棘刺、甲壳、兽骨、鱼刺等作为工具在人体上进行去除异物、开放脓肿、施行放血等治疗。除火之外，砭石可以说是远古人类最早的外治工具。《说文解字》："砭，以石刺病也。"近人从考古发掘和文献考记，发现砭石形状不一，其作用也不单纯是刺血、排脓，还有利于割、切、按摩、热熨等。可以说外治法的起源与火和石密切相关。而这些早期的医事活动是中医外治法形成的萌芽阶段。

随着社会的发展变革，工具方法的改进，历代医家的实践总结，中医外治法不断地丰富发展，成为中医治疗学的重要组成部分。

第二章
中医外治法的发展历程

追溯中医外治法的发展，可以概括地说，中医外治萌芽于原始社会，奠基于先秦，发展于汉唐，丰富于宋金元，成熟于明清，提高于现代。

先秦时期的医学典籍以及其他古籍，已有中医外治法的论述。其中最早记述中药外治作用的史籍，当属《山海经》。《山海经》在疾病的防治和养生保健上不但有内服法，而且还有大量的外治法，包括佩、服、浴、席、养、搽6种。3300多年前的甲骨文《殷墟卜辞》曾记载有22种疾病运用外治法。马王堆汉墓中出土的西汉时期《五十二病方》是我国现存最早的方书，全书记载283首方剂，其中外治法也占有很大比例，有外敷、药浴、烟熏、熨、砭、灸、按等治疗不同疾患的记载。

中医典籍《黄帝内经》对外治法进行了详细的记载。《素问·至真要大论》中明确指出："内者内治，外者外治。"为外治法的形成和发展奠定了理论依据。外治法的运用，《黄帝内经》中也有很多例证，如《素问·阴阳应象大论》中"其有邪者，渍形以为汗"，是利用热汤浸发汗法；此外还有熨法、推拿按摩法等。药物外治法，亦有相关记载，如"桂心渍酒，以熨寒痹"等，包括涂、熨、浴、渍、熏、吹耳、取嚏7种。还有针灸、砭石、截趾、放腹水、牵引、束等疗法运用的事例。《黄帝内经》中记载了浸渍、热浴、热熨、涂敷、烟熏等中药外治法及熨剂、膏剂、洗剂等剂型，开创了膏药之先河。从文献研究可以看出，先秦时期，外治方药味数较少，方法简单，但其理论已经初步形成，为后世外治法的发展奠定了坚实的基础。

东汉时期张仲景的《伤寒杂病论》是我国医药史上第一部集"理、法、方、药"于一体的医学典籍，其中有关外治法的论述，既有较高的理法原则，又有具体的施治方法。比如用火熏法发汗、猪胆汁蜜煎导便、赤小豆纳鼻法、温粉外扑法止汗等。《金匮要略·痉湿篇》："病有头中寒湿，故鼻塞，内药鼻中则愈。"《妇人病篇》："用蛇床子散作坐药治妇人阴寒。"《脏腑经络先后病脉证篇》强调在临床中对"导引、吐纳、针灸、膏摩"的运用。此外，书中还记载了洗涤法、烟熏法、药敷法、坐药法、纳药鼻中法、药烙法等多种外治法；药膏、油膏、散剂、药锭、水剂等多种剂型的外用药。也有运用外用药物治疗多种疾病的相关记载，如内科百合病、伤风头痛、心悸、气喘、妇科宫寒、带下病等，并开创中医外治法治疗急诊病的先河。根据《后汉书》记载，名医华佗精通临床各科，尤擅长外科及养生术，自创五禽戏。其治疗疾病除了内服药及手术方法之外，对中医外治法也有独到经验。华佗外治除了针灸之外，还有药物外治法，其种类繁多，给药巧妙，诸如药物贴敷、熏洗、涂搽、佩戴、穴位给药及孔窍给药等独特方法，为后世中医外治学科的发展打下了基础。

魏晋南北朝时期，中医外治法的经验和理论水平已有一定的深度，在内、外、妇、儿各科疾病中被广泛运用。晋末唐初，我国现存最早的外科著作《刘涓子鬼遗方》，记载有金创战伤、痈疽、疮疡、皮肤疥癣、瘰疬瘘疮等外治法，有止血、收敛、止痛、解毒等方药，有薄、贴、围、洗、淋、溻、烙等手法。其中针烙引流和纸捻引流法是中国古代外科学上的创举。陈延之《小品方》中记载了外科烧烫伤、疮疡、丹疹毒肿、虫兽伤等病症的外治法，内容丰富，甚为独到。对丹毒一症，症状描述非常详细，曰："丹毒者，方说一名天火也，肉中忽有赤如丹涂之色也。大者如手掌大，其剧者，竟身体。亦有痛痒微肿者。"方用赤小豆、鸡子白和如泥涂之。有症有法，便于临证。晋代葛洪编著的《肘后备急方》是我国第一部中医急救手册，临床诊疗技法丰富，外治法种类繁多且简单效验。据统计，其记载的剂型种类颇多，除汤剂外，还有丹、丸、膏、散、粉等；除内服方外，外用方又有熏洗、敷贴、涂搽、灌肠、吹入、塞入、佩戴、烟熏、蜡疗、泥疗、烧灼止血、香囊及药枕等。书中首次记载用生地黄或瓜蒌根捣烂外敷治伤，黄连浸浓汁拭治泪出不止。书中提出的中药灌注疗法为后世发明出中药保留灌肠疗法打下基础，在内科、妇科等疾病的治疗中都广泛应用。《范王方》用敷贴法（大黄和生鸡子，傅肿上）治疗乳痈；用鹿角外敷疗法（鹿角、甘草和鸡子黄，温傅）治疗乳汁外溢；用外洗法（地榆、甘草，洗之）治疗妇人阴疮；用阴道塞药法治疗阴痒等下部疾病。历代应用外治法治病的医家不乏其人。

隋唐时期是我国历史上中药与方剂发展的盛世，应用中医外治法治疗疾病已经相当普遍。如《新修本草》载有山楂汁"洗头及身差疮痒"，《本草拾遗》则首载了鸭跖草疗疔肿、小儿丹毒、蛇犬咬、痈疽等。唐代孙思邈的《备急千金要方》记载的外治法有27种之多，如渍浴法、粉法、敷法、摩法、塞法、熏法、滴法等，涉及内、外、妇、儿各科病症。如许胤宗治柳太后中风不语，用大剂黄芪防风汤熏蒸而苏醒是治疗内科重病的例证。该书是隋唐时代的代表作，为后世中医学发展发挥不可磨灭的贡献。与孙思邈同代的王焘在《外台秘要》中也收集了大量外治方，如用苦参煎汤淋浴治小儿身热等。隋唐时期，还发明了许多脐疗膏药，如今仍沿用的有紫金膏、太乙膏、阿魏化痞膏等，脐疗同时体现了穴位外治的雏形。由汉至唐，中医外治法也得到了很大发展，中医外治理论逐渐形成，外治方药种类增多，方法开始丰富，为后世中医外治的专科化创造了有利条件。

宋金元时期，由于工商业发展，官府重视，中医学得到空前的发展。这一时期的医家在前代理论和实践的基础上，结合自己的阅历和经验，提出了许多独到的见解，中医外治剂型不断丰富、外治方法不断创新、外治机制开始探讨，在百家争鸣的气氛中，中医的理论体系也取得了突破性的进展。《太平圣惠方》《圣济总录》《太平惠民和剂局方》等官修方书的出现，对中医外治法的蓬勃发展起到了良好的推动作用。如外用摩腹中说道："治卒中恶暴闭，用灵宝丹五粒，以醋调，摩脐中千余遍，从脐至四肢渐暖。"研究发现，《太平圣惠方》是历代记载膏摩方最多的医书，而且所载的膏摩方已逐渐向专病专方靠拢，在膏摩的部位上也有了一定的突破和创见。宋金元时期运用肚脐疗法者众多，对脐疗运用之广、方剂之多、方法之精、医家之众、运用之验、制法之精是前所未有的。宋代，除脐疗外，也出现了其他特定穴位贴敷疗法的记载，可见于多种医学著作，诸如《太平圣惠方》《圣济总录》《普济本事方》《南阳活人书》等都有穴位敷贴疗法的记载。《太平圣惠方》载："治疗小儿脐疮病方，黄连半两为末，胡粉半两。上件药，合研令细，以敷脐中。"《圣济总录》云："治小便不通，脐下急痛，胀闷欲绝。盐熨方，盐（二升），上一味，铛中炒令极热，布帛裹熨脐下，以小便通快为度。"《南阳活人书》用葱白烘热敷脐，治"阴毒腹痛"。陈自明著的《妇人大全良方》广搜博采，引述百家之言，使妇科外治得到充实。该书所收外治方达70首之多，所治病20余种。治法上广泛地运用外敷、热熨、冲洗、坐药等，也充分地应用"下病上取"之嚏鼻、塞鼻、吹药入鼻的方法治疗"宫冷不孕""倒经""胎衣不下"等疾病。宋金元时期，中医外治法的具体治法研究蓬勃发展，且其作用机制也开始逐步被探讨。如《圣济总录》中指出："治外者，由外以通内，膏熨蒸浴粉之类，藉以气达者是也。"指出了外治经皮给药首以通气行气为先，认为渍浴法能"疏其汗孔，宣导外邪"，熨法则"因药之性，资火之神，由皮肤而行血脉，使郁者散，屈者伸"。此时期已经进入中医外治法的理论研究阶段。

明清时期，中医药发展到历史最高水平，大量知名医学家涌现，著名外治专著问世，中医外治法已经进入了一个全新的时期。明代薛己校注、宋代陈自明撰写的《妇人良方》收载外治方 67 首，广泛地运用外敷、热冒、冲洗、坐药等法，如治疗湿痒阴蚀阴疮等症，多采用熏洗法。明代李时珍在《本草纲目》中总结明代以前的外治经验，荟萃了涂、擦、抹、敷、塞等近 40 种药物外治方法；收载了捣、煎、烧、调配等外用药的加工配制方法；详述外治施药部位，除直施病所外，还有上病施下、下病施上、左病施右、右病施左等，其适用范围涉及临床各科。张介宾的《类经图翼》对脐的生理及重要性作了理论上的阐述，并载有一些验方，如隔盐、川椒灸脐治疗不孕症等。

外治法渊源虽早，其研究范围并不十分明确，历代诸多著作中均有涉及。纵观整个外治法发展历程，鼎盛时期及独立成书应属清代。程鹏程所撰的《急救广生集》（又名《得生堂外治秘方》）是迄今发现的最早一部外治专著，载方 1500 余首。全书分门别类，眉目清晰，颇便寻览。因其"为救急而设"，故书中载方简便易得，有不少方剂沿用至今。如在虚汗门中，详细介绍了汗证的一些外治法，自汗不止，用何首乌末津调敷脐中；盗汗者取五倍子末填脐中等。程鹏程推崇外治，并非排斥内治，谓其著："予汇此集，非谓尽外治之法，可以废汤饮之剂也，不过取便于仓猝，使病者勿药有喜之意。"其关于内治、外治的观点，当为后世之鉴。吴师机所著《理瀹骈文》的问世使中医外治法更加成熟完善，标志着中医外治法理论体系的建立，是一部划时代的医学著作，其提出："外治之理，即内治之理，外治之药，亦即内治之药。所异者，法耳。"阐明内治、外治原理的一致性，是我国目前发现最早、最详细的中医外治法理论阐述。提出"内病外取，须分三焦论治"，即"上用嚏，中用填，下用坐"，将内治理论巧妙地运用到外治法上，极大地丰富了外治法的理论内容。提出"外治必如内治者，先求其本。本者何？明阴阳，识脏腑也"，强调在外治法的运用中，必须以中医基础理论为指导，诊病当"先辨证，次论治，次论药"，并申明辨证包括 5 个方面：一审阴阳，二察四时五行，三求病机，四度病势，五辨病行。如此方可辨证分明，做到明阴阳，识脏腑，故内治外治其理同一。吴师机在外治疾病时始终将各种外治法纳之于中医基本理论指导之下。而且在外治药物的选择上，吴师机"就中去平淡无力味，易于他方厚味之品""假猛药、生药、香药，率领群药，开结行滞，直达其所"，说明当时中药外治法给药理论已较为成熟。由此可以看出，吴师机在中医外治中充分利用中医"整体观念和辨证论治"精髓，将中医外治法发展成成熟的理论体系，为后世医学发展做出了卓越贡献。清代除上述两部外治法巨著外，对外治法做出不同程度的贡献者，还有赵学敏的《串雅内编》《串雅外编》、邹存淦的《外治寿世方》、陈修园的《医学从众录》《女科要旨》等。

中华人民共和国成立以来，在党的中医政策指引下，随着祖国医学事业的发展，科学技术水平的不断提高，中医外治法这门古老而独特的学科又增添了新内容，从治疗到预防，从新型保健产品的高消费到步入平民百姓之家，中医外治法日益被世人所重视，从而更加推动祖国医学的发展。从单味外用中药到复方配伍，从粗放的传统剂型到更为科学合理的现代剂型，从简单的外治石具到更精密安全的针具，从零散的经验总结到更深层次的理论探索，中医外治法逐步形成理、法、方、药（器）完备的现代中医外治体系。在外治法的应用方面，大量的外治法基础研究与临床研究文章发表，外治产品层出不穷，新的中医外治方法不断出现，外治法的发展已经进入到一个全新的时期。伴随着医学模式的改变，"以人为本"的思想在医疗活动中尤显重要，人们在追求临床疗效的同时，更注重药物使用的简单性、方便性和无毒性，现代药物透皮技术的发展无疑为临床给药提供了更广阔的空间，也使古老的中药外治焕发了勃勃生机。

总之，中医外治法作为中医学的一个重要的分支，其发展的最终目标依然是为人民群众提供更便捷、更有效、更安全的健康服务。期待未来中医外治法的研究，无论是在对传统理、法、方、药的深层挖掘，还是利用现代技术的突破创新，都能不断地互相借鉴、融合发展，让中医外治法无论在理论、技术还是临床研究中都能焕发出新的活力与应用价值。

第三章
中医外治法的作用机制

"外治之理，即内治之理，外治之药，亦即内治之药，所异者法尔。"是吴师机在《理瀹骈文》中开宗明义提出的观点。他多次在《理瀹骈文》中提到这一机制，可见外治与内治一样均是以中医基本理论为指导，针对人体阴、阳、表、里、寒、热、虚、实之不同而补其虚、泻其实，通过药物来调整人体脏腑气血阴阳平衡，从而达到治病防病之效。

综观吴师机全书，分析古今治验名方，外治方剂的组方"膏方取法，不外于汤药"，临床施治"大凡外治用药，皆本内治，而其中有巧妙之外，则法为之也"，无不在这一原则的指导下进行。吴认为"内外治殊途同归之旨，乃道之大原也"，人体脏腑在内、毛窍在外，全身经络系统使之相互联系，药性通过肌肤、孔窍深入腠理，由经络入脏腑，进而发挥治疗作用。外治与内治在理、法、方、药四个环节基本相同，均可"殊途同归"，达到祛除病邪、治疗疾病之目的，只是用药途径或剂型不同而已。

外病外治，内病外治，大而言之，主要基于中医学的整体论学术思想。中医学认为，人体体表与内在脏腑是一个不可分割的整体，在功能上有着若干联系。例如心，其华在面，其充在脉，把脉与心联系在一起，心又开窍于舌，而舌乃心之苗，察舌之候，可知心病之变。其他脏腑亦是如此。分而言之，一主其外，一主其内；合而言之，则为一整体系统，施治于外，即可作用于内。所以，无论内病还是外病，皆可用外治。吴师机云："疑夫内治者之何以能外取也？不知亦取诸气而已矣，今夫当风而浴则寒气得而入之，触暑而行则热气得而入之。入之者在内，其所以入之者外也。非内也。人身八万四千毫孔皆气之所由出入，非仅口鼻之谓。其可见者。热而汗气之出也，汗而反气之入也。"指出外有风、寒、暑、湿、燥、火六淫通过人体全身皮肤，不仅仅是口鼻侵入体内，变其经脉之负，变其经脉之内气血精微之负，使气血、精微流行不畅，结聚不通而为病，使经脉败漏，熏于五脏，五脏受伤而为病。

人体的体表与内在的脏腑不仅在功能上是相互联系的，在病理上也是相互影响的。脏腑的病变往往可在体表的某一部位出现相应的病理征象，例如少阳肝胆疾病，两胁多可出现疼痛；脾胃病变，双足三里穴常有压痛点等。相反，体表的病变亦可影响脏腑的功能而出现相应的症状，例如疔疮可毒走脏腑等。因此，吴师机说，外治"按其位，循其名，核其形，就病治病，皮毛隔而毛窍通，不见脏腑恰直通脏腑也"。内病外治的道理即缘于此。

总而言之，外治法对于外部病症主要通过局部的调节机制而起作用；对于内部病症，主要依赖于全身阴阳、气血的调节而发挥效用。事实上，任何一种外治法都具备局部与全身治疗作用，包含着局部与整体两种治疗机制。不仅外病外治而痊愈，而且内病外治亦有良验。

第四章
中医外治法的特点

外治法具有作用迅速、疗效显著、副作用少、运用方便、操作简单、取材容易、能够直接观察、随时掌握、易于被接受等多种优点，弥补了内治法的不足，临床运用不仅可以缩短治疗周期，也可以提高临床疗效。

一、操作简便、取材容易

外治法较少受时间、地点、条件影响，如吴尚先认为"且治在外则无禁制，无窒碍，无牵制，无黏滞"。临床中，一些外治中药剂型大多可因病取方，因方调制，不但医生可自行制备，患者也可遵医嘱自行配置、自行治疗。如外敷、外搽、外洗的中药粉剂或膏剂。中药外用大多作用于人体经穴和特定部位，而这些大多是易于辨认的部位，操作也比较容易掌握。比如药枕疗法、穴位贴敷疗法、点眼法、塞耳鼻法等。有些药材甚至可以就地取材或用鲜品，比如葱、姜、蒜、醋、盐等。中医外治法一般所需药物剂量较小，可以节省大量的药物资源，减少开支，与当今其他治法相比较，外治法相对低廉，可减轻患者经济负担。

二、安全稳妥、毒副作用小

中医外治法一般具有局部反应性刺激和药效双重作用，所用药量远小于内服药量。尤其对老幼虚弱之体，攻补难施之时，或不肯服药之患者，或不能服药之病症，更为适宜。另外，临床某些药物毒副作用较大，内服常易损伤脾胃和肝脏，而应用外治法，通过患病局部直接吸收而发挥作用，可避免药物对肝肾及脾胃等脏器的毒害作用，故更为安全可靠。即使使用一些有毒药品，但是因其用量较少，仍然安全稳妥，毒副作用极少。临床运用，只要辨证准确，施治得当，操作细致，一般来说，外治法是比较安全的。

三、多途径给药、直达病所、起效快

传统的口服给药由于给药的时间及剂量的关系，药物经口服进入体内后，沿途受到化学物质或酶的分解破坏，疗效常受到影响。而外治法对病情标本缓急均有使用可能，因其具有多种可供选择的给药途径，对于不能口服或鼻饲困难以及儿童难以服药、久病体虚或脾胃运化功能障碍、难以攻补之人，均可施用，能起到内治所不能起到的作用，或弥补内治之不足。外治法将药物施治于患部或穴位，使药物的作用力能直接、集中，其病变局部内的药物浓度显著高于血药浓度，直达病所，最大限度地发挥药物的治疗作用，奏效迅捷。外治法可以或为主或为辅，与其他治法结合协同进行综合治疗，使之能相得益彰、提高疗效。

四、种类繁多，适应证广

中医外治法历史悠久，经过漫长的岁月和临床实践的反复验证，不断总结和创新，方法日益增多，目前大约有130多种，应用于临床各科，适应证极为广泛。随着呼吸系统疾病（感冒、慢性阻塞性肺疾病等）、脑血管疾病、循环系统疾病、急性热性病、疼痛性疾病等内科系统疾病治疗中的有效病种逐渐增多，治疗方法也呈多样化并且逐渐普及。外科疾病多为局部发病，且病变部位多固定不移，病灶距体表较近，外治用药可直接作用于患处，使药力直达病所，更易祛除疾病，在皮肤病、男科疾病、肠道疾病（消化性溃疡、腹泻等）、乳腺疾病、周围血管疾病等的治疗中均被较多研究证实有效。妇科临床常采用熏洗、热熨、敷贴、针灸、坐浴、中药灌肠等外治法治疗阴道炎、月经不调、盆腔炎等常见妇科病。儿科方面，运用灌肠、小儿推拿、脐疗、针灸等治疗小儿发热、遗尿、咳喘、消化不良、泄泻等。骨科疾病如膝骨关节炎、腰肌劳损、骨折、术后并发症等均可采用艾灸、中药敷贴、热熨等疗法进行治疗。治疗皮肤病如湿疹、皮肤瘙痒、放射性皮炎等常采用中药外洗、针灸等。

第五章
中医妇科常用的外治法

中医妇科外治法在妇科治疗学中是一类重要的治病方法，与内治法互相补充，具有异曲同工之处。妇科外治法内容丰富，有热熨、熏蒸、熏洗、冲洗、灌肠、贴敷、纳入、嗅鼻、发疱、佩戴、药枕、针灸诸法。其中阴部直接冲洗、纳入、熏蒸的局部治疗是其他内治法无可比拟的，在妇科疾病的治疗上颇具特色。妇科炎症性疾病及产后诸疾等通过外治法能迅速痊愈，熟练掌握这些方法并用于临床，可以大大丰富临床治疗手段，缩短治疗周期，提高治疗效果。

一、热熨法

热熨法治疗疾病历史悠久，是一种传统中医疗法，距今已有 2000 多年历史，在《黄帝内经》中就有相关记载，《素问·血气形态篇》曰："行苦志乐，病生于筋，治之以熨引。"其所述"熨"法即指热敷法。

1. 适应证

慢性盆腔炎、痛经、子宫腺肌症、宫腔粘连、月经量少、月经不调、不孕症、复发性流产、异位妊娠保守治疗后、卵巢过度刺激综合征、产后乳房胀痛、产后尿潴留、产后通气不良、产后身痛、产后风湿、子宫切口愈合不良以及妇科术后盆腔粘连、腹胀、尿潴留等。

2. 操作方法

根据操作方式的不同，可分为直接熨（将热的物体直接敷在皮肤表面）、间接熨（将物体敷在患处，再把加热的物体置于上面的疗法）两种。所选用的药物一般为辛香温热的药物，辛香开窍更有利于药性的发挥，如小茴香、吴茱萸等，将药物放入药包加热 30 min，待温度适宜后，置于人体的患病部位或是身体的某一特定位置（如穴位）上，每次 20～30 min。近年来，创造了新型的热熨疗法，如红外线热熨袋、日本聚能瓷罐等，弥补了传统热熨法热度不均、不持久等不足之处。

3. 疗法特点

借助温热之力，药性由表达里通过皮肤腠理循经运行，内达脏腑，使局部毛细血管扩张，血液循环改善，代谢增强，利用其药效和温度达到温经通络、调和气血、舒筋活络、消肿止痛、祛湿散寒、扶正祛邪的治疗效果。热熨法不是热的单独作用，而是热和药的相互协同、相互影响。在给药途径方面，该法从皮肤给药，现代药理研究认为，药物经皮肤吸收，主要过程包括两方面：①透吸收，透过皮肤表面结构到达细胞外间质；②相吸收，药物通过皮肤微循环到血液循环。

4. 注意事项

①高热、急性炎症等实热证禁用；②皮肤损伤、感染者、不明肿块或有出血倾向者不宜使用；③严重糖尿病、截瘫、偏瘫等感觉神经功能障碍者不宜使用；④孕妇腹部及腰骶部禁用；⑤药物刺激性大、毒性大的药物慎用；⑥热熨温度以舒服适宜为主，防止烫伤；⑦热熨治疗后避免感冒，喝大量温开水，不可喝冷水或冰水。

临床上，张迎春自制有热奄包（运用温经通络、活血止痛的中草药研末封包加热外用敷脐及腹部，治疗盆腔炎性疾病、痛经等疾病），中药外敷包（用活血化瘀、温经通络的中药草做成药包蒸热外敷，用于治疗盆腔炎、人流术后气滞血瘀或寒邪客于胞宫所致的内膜薄、宫腔粘连等疾病），膏药联合微波（用中草药研磨成粉，加入调和剂调成糊状，外敷于相应治疗部位，同时配合微波治疗 20 min。自制有消液膏、消癥膏、消囊膏等用于治疗卵巢过度刺激综合征、盆腔积液、子宫肌瘤、卵巢囊肿等疾病）。

二、灌肠法

灌肠法是由《伤寒论》中的蜜煎导法逐步发展演变而来的，是外治法中最常用的治疗干预疾病的方法之一。中药灌肠疗法是将中药制剂通过肛门灌入直肠、结肠，使药液保留肠道内，通过肠黏膜吸收达到疾病治疗与预防的目的。

1. 适应证

盆腔炎性疾病后遗症，如慢性盆腔炎、盆腔痛、异位妊娠、盆腔炎性包块；痛经、癥瘕、妇科术后盆腔粘连、改善子宫内膜容受性、宫腔粘连、产后腹痛、不孕症、便秘、痤疮、更年期综合征等疾病。

2. 操作方法

（1）保留灌肠法：将药液保留肠道内以发挥治疗作用。

（2）非保留灌肠法：灌肠后立即引起排便。

保留灌肠法在妇科领域应用广泛。治疗时，患者取左侧卧位，将 100 ～ 200 ml 的中药液加热至适宜温度（37 ～ 38℃），准备肛管，外面涂少量液状石蜡使之润滑，然后将肛管缓慢地插入肛门内 10 ～ 15 cm，双膝屈曲，将灌肠器内的药液缓缓灌入肠内，然后缓慢地抽出肛管。灌肠后，嘱患者仰卧 5 min，在右侧卧位，每次保留药液至少在 30 min 以上。每天 1 次，月经期停用。

3. 疗效特点

灌肠一方面避免了胃酸、消化酶对药物的影响和药物对胃肠的刺激，大部分药物可以避免肝脏首过效应，减轻了对肝脏的副作用；另一方面，药物经吸收直接进入盆腔静脉丛，局部药物浓度更高，治疗作用增强，比口服吸收快而规律，作用时间长，生物利用度高，疗效更佳。

4. 注意事项

①注意药液温度，温度过高会损伤结肠及直肠黏膜，温度过低会引起腹痛、腹泻；②保留灌肠药液量 100 ～ 200 ml，非保留灌肠药液量常在 200 ～ 300 ml；③灌肠器要消毒，或使用一次性用品；④插入肛管速度宜缓，避免损伤；⑤月经期、阴道出血及妊娠期停用。

临床上，张迎春通过辨证选方，将灌肠疗法广泛用于异位妊娠保守治疗和术后治疗、更年期综合征、输卵管炎性不孕、盆腔炎、妇科术后盆腔粘连、改善子宫内膜容受性、痛经、宫腔粘连、癥瘕（盆腔炎性包块）等疾病中。

三、熏蒸、熏洗疗法

中药熏蒸历史悠久，最早见于《五十二病方》，现代医学又称为中药气雾透皮疗法，是通过蒸煮中药至沸腾产生的蒸汽熏蒸全身或局部患处；或者用温热药液淋洗局部及相关部位，以达到治疗疾病、养生保健目的的中医外治法。

1. 适应证

产后身痛、产后风湿、产后小便不通、术后尿潴留、阴道炎、外阴炎、盆腔炎、阴痒、宫颈糜烂、不孕症、痛经、闭经、妊娠期湿疹及荨麻疹、妊娠感冒、新生儿黄疸等疾病。

2. 操作方法

熏蒸法中的蒸汽熏蒸法，可以将煮好的中药倒入盆内，将患部放在盆上，利用药物散发的蒸汽进行局部熏蒸，熏蒸时注意患处皮肤与盆的距离，避免烫伤。熏洗法，将煎煮好的中药去渣留汁，冷却至合适的温度后外洗于患处。随着中药熏蒸疗法的广泛应用，越来越多的熏蒸治疗设备研发出来，根据临床应用部位不同，可分为全身熏蒸仪和局部熏蒸仪。临床上根据疾病种类及部位不同，合理运用熏蒸仪器进行中药熏蒸、熏洗治疗。

3. 疗法特点

中药熏蒸、熏洗时，药物中的有效成分直接作用于皮肤孔窍、腧穴等部位，深入腠理、脏腑各部位，直接吸收，输布全身，以发挥其药理作用。同时，药物直接接触病灶，起到清热解毒、消肿止痛、祛风止痒、拔毒祛腐等作用。除了药物之外，温热刺激、机械物理等对局部的刺激，通过经络系统的调节起到纠正脏腑、阴阳、气血的偏盛偏衰，补虚泻实，扶正祛邪等作用。

4. 注意事项

①注意药液的温度，以及与患者接触的距离，避免患者皮肤烫伤；②保证室内空气流通，避免房间密闭或室内湿度太大，引起患者的不适；③治疗过程中和治疗后要注意保暖，避免患者受寒；④凡阴道出血或患处出血禁用此法；⑤月经期、妊娠期根据疾病慎重选用治疗方式。

临床上，张迎春自制有止痒洗剂治疗孕期湿疹、荨麻疹、阴道炎等疾病，祛黄洗剂治疗新生儿黄疸。辨证施治中药煎煮取汁，多配合各种熏蒸仪器联合使用，如局部熏蒸仪器常用于治疗阴道炎、产后关节痛、妊娠感冒等疾病；全身熏蒸仪器治疗产后风湿、产后身痛等疾病。

四、针刺疗法

针刺疗法作为我国古老的保健疗法，已经有两千多年的运用经验，因其显著的疗效，已经在世界各地广为人们所接受。针刺疗法是用适当的针具，以不同的手法针刺人体的腧穴与经外奇穴，通过针刺效应来预防和治疗疾病的方法。近年来根据针具的不同形式、用途、针刺方式等，创造出许多新针法，包括毫针、皮肤针、皮内针、火针、水针、揿针、电针、刺络疗法等。

1. 适应证

月经不调、多囊卵巢综合征、痛经、闭经、不孕症、盆腔炎、崩漏、卵巢储备功能下降、卵巢早衰、癥瘕、辅助生殖技术、妊娠呕吐、妊娠小便不通、妊娠便秘、妊娠失眠、梦交、卵巢过度刺激综合征、产后乳汁不足、产后乳腺炎、产后风湿、产后尿潴留、产后大便不通、更年期综合征等疾病。

2. 操作方法

根据患者疾病的性质、部位，分别选取合适的针刺方法。针刺治疗前将针刺部位及针具严格消毒，患者选择合适的体位，根据相应的针刺方法进行治疗。

3. 疗法特点

针刺疗法的应用是建立在经络学说以及气血运行的理论基础上的。经络"内属于脏腑，外络于肢节"，运行气血是其主要的生理功能之一，经络不通，则气血运行受阻。针刺疗法通过经络腧穴和针灸手法的作用，促使气血运行正常、经络通畅，从而调节机体阴阳的偏盛、偏衰，使机体恢复阴平阳秘的状态。临床根据不同病症的特点、经脉与脏腑相关性特点、常用腧穴的特性及腧穴配伍对治疗效果的影响，辨证实施针刺疗法，达到更佳的治疗效果。

4. 注意事项

①取穴准确、手法合适，局部严格无菌操作。②过于疲劳、精神高度紧张、饥饿者不宜针刺；年老体弱者针刺应尽量采取卧位，取穴宜少，手法宜轻。③怀孕妇女针刺手法不宜过强，腹部、腰骶部及能引起子宫收缩的穴位如合谷、三阴交、昆仑、至阴等禁止针刺。④小儿因不配合，一般不留针。⑤有出血性疾病的患者，或常有自发性出血，损伤后不易止血者，皮肤有感染、溃疡、瘢痕，或肿瘤部位不宜针刺。⑥眼区、胸背、肾区、颈部以及胃溃疡、肠粘连、肠梗阻患者的腹部，尿潴留患者的耻骨联合区针刺时应掌握深度和角度，禁用直刺，防止误伤重要脏器。⑦针刺对某些病症确实有极好的疗效，但并非万能，特别是一些急重病的治疗，应根据情况及时采用综合治疗，才能更有利于患者，也可充分发挥针刺的作用。

针刺疗法是我国传统外治疗法中常用的疗法之一，随着医疗经验的不断积累，针具的改革，扩大了针刺疗法的应用范围，提高了治疗效果，促进了针刺法的发展。下面主要介绍张迎春在妇科临床中常用的颇具临床特色、疗效显著的新针法。

（一）穴位埋线

穴位埋线是现代针刺疗法的创新，其理论依据源于《黄帝内经》中的留针理论，如《灵枢·九针十二原》"毫针者，……静以徐往，微以久留之……"以及《素问·离合真邪论》"静以久留，无令邪布……以得气为故"等。穴位埋线是将医用羊肠线植入相应腧穴，通过羊肠线对腧穴的长期持续刺激作用，提高腧穴的兴奋性和传导性，达到良性、双向性调节的目的。

1. 适应证

月经不调、多囊卵巢综合征、卵巢储备功能下降、卵巢早衰、更年期综合征、辅助生殖技术中的应用。

2. 操作方法

患者选取适当体位，常用仰卧位或俯卧位，对选定的穴位进行常规消毒，根据穴位的可刺深度及穴区组织结构、病情证型情况，选取一段粗细合适约 1.5 cm 的医用羊肠线，放置在穴位埋线针内，将羊肠线埋植在穴位皮下组织或肌层内，出针后用消毒干棉球按压针孔 10～15s。以防出血，针孔处可敷盖创可贴。10～15d 埋线 1 次，6 次为 1 个疗程，避开月经期。

3. 疗法特点

穴位埋线是将穴位封闭效应、针刺效应、刺血效应、穴位处机体组织损伤的后作用效应、留针及埋针效应、组织疗法效应等融为一体，同时发挥作用后会形成一种复杂的、持久而柔和的非特异性刺激，可以增强和延长针刺效应的一种手法，巩固提高针刺疗效。本疗法由于每次治疗间隔时间较长，患者无须频繁往来于医院。既减少患者服药的剂量及频率，又减轻了药物副作用，满足了现代人快节奏、高质量的生活要求，易于被患者接受，依从性较好。

4. 注意事项

①严格无菌操作，勿将线头暴露皮外以防感染；②严格掌握埋线深度，埋线的部位应不妨碍机体的正常功能和活动，要避免伤及内脏、脊髓、大血管和神经干，不应埋入关节腔内；③局部有皮肤病、炎症或溃疡、皮肤破损处不应埋线；④糖尿病患者、严重过敏体质者、晕针者、严重心脏病者不宜使用，孕妇的小腹部、腰骶部以及其他一些慎用针灸的穴位慎用；⑤埋线当天不洗澡，埋线后 3～5d 应避免剧烈运动，勿吃辛辣刺激食物；⑥注意埋线后反应，有异常现象时，应及时处理。

（二）揿针

揿针，又称为揿钉型皮内针，是针尾呈环形并垂直于针身的皮内针。皮内针刺法又称"埋针法"，是以特制的小型针具刺入并固定于腧穴部位皮内或皮下，进行较长时间埋藏的一种方法。通过给某些作用部位微弱而较长时间的刺激，以达到防治疾病的目的。

1. 适应证

妊娠呕吐、妊娠小便不通、妊娠便秘、产后尿潴留、产后腹胀便秘、崩漏、月经过多等疾病。

2. 操作方法

临床常用揿针类型有两种：①麦粒型皮内针，一般长 1 cm，针柄形似麦粒，针身与针柄呈一直线。操作方法：严格无菌操作，用镊子的尖端夹持皮内针圆环中之针体，对准腧穴与皮肤成 15°横刺入皮内 5～7 mm，用胶布固定，按之有酸胀感为宜，可留针 3～4d，取针时用镊子夹住皮下有针体的一头胶布，并向另一头方向剥离，皮内针即能退出。②图钉形皮内针，长 0.2～0.3 cm，针柄呈环形，针身与针柄垂直，定部位皮下，留针固定。操作方法：严格无菌操作，用镊子夹持带有揿针的胶布，揿针针尖对准穴位，垂直慢慢按下，揿入皮内，要求圆环平整地贴在皮肤上，并用指腹按压，无刺痛即可，可留针 3～4d，取针时用镊子夹住胶布向外拉出。

3. 疗效特点

揿针是久留针的一种发展。针埋入皮下后，可产生持续而稳定的刺激，在不影响患者的日常活动下给予患者持续性的刺激和治疗，这也是针刺治疗与运动治疗的结合，共同起到行气活血、疏通经络、促进代谢的治疗目的。传统针灸容易出现断针、弯针、滞针现象，给患者带来痛苦和不适感。但揿针十分安全，只及皮下不达深层，不会伤及脏腑、神经干及大血管。因为揿针针体短小，故少有刺痛感，且揿针持续埋藏于皮内或皮下，能给特定腧穴以持久而柔和的良性刺激，晕针现象也比传统针刺疗法更少发生，更容易被患者接受。

4. 注意事项

①严格无菌操作；②关节处、局部红肿、皮肤化脓感染、紫癜和瘢痕处，均不宜埋针；③皮肤过敏者、出血性疾病患者也不宜埋针；④孕妇要慎重选用穴位，某些穴位严禁揿针治疗；⑤埋针处不宜用水浸泡。若埋针处发红、疼痛，有感染

现象立即取针，及时处理。

（三）电针

电针是指毫针刺入腧穴得气后，在针具上通以微量脉冲电流，利用针和电的两种刺激，激发并调整经络之气以防治疾病的一种方法。

1. 适应证

痛经、闭经、月经不调、排卵障碍性不孕、更年期综合征等疾病。

2. 操作方法

选取相应的穴位（一般选用同侧肢体的 1～3 对穴位为宜），毫针刺入穴位得气后，先将输出电位器调至"0"位，再将相应导线连接在针柄上。打开电源开关，选好波形，慢慢调高至所需输出电流量。根据病情决定治疗时间，一般为 20 min 左右。达到预定治疗时间后，先将输出电位器退至"0"位，再关闭电源开关，取下导线，最后起针。

3. 疗效特点

电针疗法是把稳定持续的电刺激经毫针传导到腧穴，电刺激参数包括频率、强度、时间和性质。针刺穴位不同，电刺激的疏密、频率、强度的不同都会带来不同的治疗效果。研究表明，电针疗法刺激神经传递信号到脊髓和大脑，从而促进神经递质和神经激素的释放，可以产生镇静、镇痛的作用，同时电针疗法还对免疫、内分泌以及许多炎症因子有调节作用。

4. 注意事项

①每次治疗前，检查电针机输出是否正常，导线接触是否良好。治疗后，将输出调节按钮全部退至零位，随后关闭电源，撤去导线。②一般将同一对输出电极连接在身体的同侧，不可将两个电极跨接在身体两侧。③电针感应强，通电后会产生肌肉收缩，须事先告知患者，使其有所准备。④电流刺激量较大，要防止晕针。体质虚弱、精神紧张者，应注意电流量不宜过大。⑤心脏附近、安装心脏起搏器者、颈动脉窦附近禁用电针。

（四）水针

水针，又称穴位注射法，通过结合腧穴的功能主治作用和药物的药理作用，采用小剂量中西药注入穴位以治疗疾病的一种方法，它是一种将腧穴、经络和药物作用相结合的综合治疗手段。

1. 适应证

未破裂卵泡黄素化综合征、不孕症、宫腔粘连、子宫内膜薄、闭经、月经量少、痛经、多囊卵巢综合征、荨麻疹、妊娠剧吐等疾病。

2. 操作方法

患者选取合适体位，根据所选穴位、用药剂量选择合适的注射器及针头。局部皮肤常规消毒，快速将注射针头刺入腧穴或阳性反应点，然后慢慢推进，针下得气后回抽，若无回血，即可将药液注入。

3. 疗效特点

穴位注射有穴位特异性，某种药效都有其较佳的选择穴位，而且较佳穴位归属的经络大体与该药某种作用靶器官所归属的经络一致。穴位注射能够放大药效，少量浓度的药品注射后就可以达到或超过肌内注射甚至静脉注射的效果，而且起效时间更短。

4. 注意事项

①严格无菌操作，防止感染，如注射后局部红肿、发热等，应及时处理；②治疗前应对患者说明治疗的特点和可能出现的反应；③体质过分虚弱、敏感者或有晕针史的患者不宜采用本法；④注意药物的性能、药理作用、剂量、配伍禁忌、副作用及过敏反应，并检查药物的有效期、药液有无沉淀变质等情况；⑤禁止将药物注入血管内，一般也不宜注入关节腔或脊髓腔，以免产生不良反应；⑥回抽针芯见血或积液时，应立即出针，更换注射器和药液后重新注射。

临床上，张迎春在月经不调、不孕症、子宫内膜异位症、未破裂卵泡黄素化综合征、荨麻疹、妊娠剧吐等疾病的治疗中常使用穴位注射疗法。如月经过少、子宫内膜异位症、未破裂卵泡黄素化综合征选取丹参注射液，妊娠剧吐选取维生素 B_6 等，均取得较好疗效。临床治疗荨麻疹（包括孕妇患者），采用自血穴位注射疗法，亦效果显著。（自血疗法是将患者的静脉血液抽出后再注入其自身相应经络穴位以治疗疾病的一种方法。）

（五）刺络疗法

刺络疗法是中医学的一种独特的针刺治疗方法，是用三棱针、梅花针、毫针或其他工具刺破人体某些腧穴、病灶处、病理反应点或浅表小静脉，放出适量血液而治疗疾病的一种方法。

早在《灵枢》中就记载了多种不同的刺络放血法，其中包括毛刺、络刺、赞刺等不同的操作方法，其适用疾病的范围也有所不同。如"毛刺者，刺浮痹皮肤也"，毛刺是浅刺于表皮部位，适用于皮肤病；"络刺者，刺小络之血脉也"，即在浅表脉络或是四肢末端点刺出血，适应证有发热、咽喉肿痛等；"赞刺者，直入直出，数发针而浅之出血，是谓治痈肿也"，赞刺主要是在疗疮疖痈局部多次点刺出血，起到泄热排毒的作用。

1. 适应证

主要用于各种实证、热证和痛证，如急性乳腺炎、乳汁不足、荨麻疹、痤疮、带状疱疹、失眠、梦交、颈椎病、腰椎间盘突出、发热等疾病。

2. 操作方法

现代临床常用点刺法、散刺法。①点刺法：多用于指、趾末端及头面、耳部等穴位。点刺前，在拟刺部位上揉按使局部充血，常规消毒，对准所刺部位快速刺入退出，然后轻轻挤压针孔周围，使出血少许，最后以无菌干棉球按压针孔。②散刺法：在病灶周围进行多点点刺的一种方法。根据病变部位的大小，常规消毒后，由病变外缘环形向中线点刺 10～20 针。针刺深度根据局部肌肉厚薄、血管深浅而定。本法常与拔罐疗法联合运用。

3. 疗效特点

刺络疗法具有疏通经络、活血化瘀、清热解毒、消肿散结、镇静止痛、和血养血、调整阴阳的作用。刺络放血疗法可以帮助改善机体的微循环，促进机体新陈代谢；可以提高人体免疫功能，提高免疫力。部分特殊穴位的放血对神经细胞可产生保护作用，改善脑血流和缺氧状态，改善局部血液循环、加速炎症渗出物和致痛物质的吸收，促进损伤组织修复，发挥镇痛效应。

4. 注意事项

①局部皮肤和针具要严格消毒，以免感染；②熟悉解剖部位，切勿刺伤大动脉；③操作过程中医者须避免直接接触患者血液；④点刺、散刺时，针刺宜浅宜快，手法轻快，出血不宜过多；⑤血管瘤部位、不明原因的肿块部位禁刺；⑥凝血功能障碍者禁用。

五、灸法

艾草是艾灸治疗的主要原料，又名冰台、艾蒿、医草等，是一种菊科多年生草本药用植物，性辛温。关于艾叶，清代吴仪洛在《本草从新》中记载："艾叶苦辛，生温熟热，纯阳之性，能回垂绝之阳，通十二经，走三阴，理气血，逐寒湿，暖子宫，止诸血，温中开郁，调经安胎……以之灸火，能透诸经而除百病。"《名医别录》记载"艾味苦，微温，无毒，主灸百病"，一方面提示了艾草在温灸治疗中的重要作用，另一方面也提示艾灸治疗的适应证广泛。

灸法在中国古代是治疗疾病的主要手段。艾灸疗法是使用艾绒或其他药物放置体表的腧穴或疼痛处烧灼、温熨，借灸火的温和热力及药物作用，通过经络的传导，以温通经脉、调和气血、协调阴阳、扶正祛邪，达到治疗疾病、防病保健、养生美容之功效的治疗方法。临床常与针刺疗法合用，二者相互补充，相辅相成。

（一）灸法种类

灸法种类很多，常用灸法包括艾灸法和非艾灸法。艾灸法包括艾条灸、艾炷灸、温针灸、温灸器灸、直接灸以及间接灸，直接灸即将艾绒制作而成的艾炷点燃后直接放置于皮肤上进行艾灸治疗，包括瘢痕灸和非瘢痕灸，间接灸是艾灸器具不接触皮肤，与穴位之间保持一定距离进行艾灸，以灸得皮肤微微发红，皮肤温热为宜，其艾灸手法包括雀啄灸、回旋灸及循经灸等。此外，张迎春根据30年临床经验独创止血灸、供血灸、止吐灸、升提灸、转胎灸、安神灸、长卵灸、长膜灸、利水灸、感冒灸、妇科灸、温胃灸12种特色艾灸疗法。

1. 直接灸之瘢痕灸

瘢痕灸是将艾炷直接置于皮肤上施灸，待艾炷燃尽熄灭以后，除去灰烬再换新的艾炷点燃或在艾炷将灭未灭之时再加上新的艾炷使火力不中断的一种灸法，因灸疮愈合后会留瘢痕影响美观，临床上较少采用。

2. 直接灸之非瘢痕灸

非瘢痕灸则是将艾炷直接灸灼穴位皮肤，灸至局部皮肤出现红晕而不起疱为度的一种灸法。隔物灸隶属于非瘢痕灸的一种，其中又包括隔姜灸、隔蒜灸、隔盐灸、隔附子片灸、隔药饼灸等。

（1）隔姜灸：隔姜灸是以姜片作为间隔物而施灸的一种灸法，取大块且厚薄均匀2～3 mm姜片并用针刺若干小孔，将艾炷置于姜片上点燃施灸，快燃尽时续接另一艾炷，以局部皮肤潮红湿润为宜。

附：改良隔姜灸

临床上，张迎春采用隔物灸、改良隔姜灸、针刺配合艾灸等疗法来治疗妇科疾病。如用止血粉配合艾灸治疗崩漏，常规隔姜灸配合穴位埋针治疗妊娠剧吐。

下面主要介绍自制改良隔姜灸。

改良隔姜灸根据治疗作用部位的不同包括脐灸、八髎灸、督脉灸。在经络腧穴和艾灸的理论基础上，将生姜、艾灸、中药粉三者融合为一体，达到温通经络，通达全身经脉，增加局部血流，散寒补虚，扶正祛邪的目的。

1.适应证

不孕症、复发性流产、盆腔炎、官腔粘连、痛经、月经不调、子官内膜薄、试管不着床、产后风湿、产后身痛等疾病。

2.操作方法

将补肾、温经、活血的中草药研末填于神阙穴或八髎穴，生姜绞碎去汁取渣，做成碗状（直径约 1.5 cm）置于脐部，放适量艾绒于凹陷处施灸，待艾绒燃尽，再放适量艾绒施灸，以皮肤微微发红但不起疱为度。每次治疗时间为 1.5h，避开月经期。督脉灸是将生姜滓做成长方形，覆盖于患者背部督脉走形处，再放置适量艾绒于其上进行施灸。

3.疗效特点

脐灸是选取神阙穴为治疗部位，神阙为心肾交通的门户，是任脉上的要穴，任脉主胞胎，冲、任、督、带脉均主生殖，并且与妇女的经、带、胎、产息息相关，故药物温脐可以调理冲任，温补下元。八髎灸则选取八髎穴为治疗部位，八髎穴位于足太阳膀胱经上，其对称分布于脊椎两侧，上髎、次髎、中髎和下髎各两个穴位，故称八髎穴。八髎能通所有的妇科病，还可改善腰酸、腰痛及腰部怕冷等症状。督灸选取督脉为治疗部位，督脉起一身之阳气，总督一身之阳经，为"阳脉之海"，可调节全身阳经之气血。而人体冲、任、督脉一源三歧，故督脉又可调节人体的生殖功能。除了治疗妇科疾病，还可用于治疗全身畏寒、产后身痛、产后风湿等疾病。临床研究发现，隔姜灸脐法可以改善盆腔局部供血，促进子官血液循环，提高子官内膜容受性，形成利于胚胎着床的子官环境，提高妊娠率及妊娠成功率。张迎春隔姜灸疗法已广泛应用于临床治疗中，得到广大患者的高度认可。

4.注意事项

除了遵循灸法的注意事项外，还要注意：①生姜对皮肤有一定的刺激性，皮肤易过敏患者慎用；②治疗部位皮肤破损或者各种炎症感染的，不宜使用；③施灸过后要注意保暖、避风寒，治疗当天不宜淋浴、游泳；④若治疗后皮肤过敏或灼伤，应及时处理。

（2）隔蒜灸：隔蒜灸则是取新鲜独头蒜切成 2～3 mm 蒜片，并用针刺若干小孔，将艾炷置于蒜片上点燃施灸，快燃尽时续接另一艾炷，以局部皮肤潮红湿润为宜。

（3）隔盐灸：隔盐灸仅用于神阙穴，取适量青盐炒至温热填满脐窝略高于 0.1 cm，将艾炷置于盐上施灸，稍感烫时更换新的艾炷，以患者自觉腹腔发热为宜。

（4）隔附子片灸：隔附子片灸则是取熟附子用水浸透后切成 3～4 mm 薄片并用针刺若干小孔，将艾炷置于附子片上点燃施灸，待快燃尽时续接另一艾炷。

（5）隔药饼灸：隔药饼灸操作方法同隔姜灸，根据不同的疾病，治疗采用不同的药饼，例如治疗气滞血瘀型痛经采用川芎、红花、蒲黄、五灵脂、延胡索、乌药研成细末，黄酒调制而成的药饼。

（6）雷火灸：雷火灸是将中药粉加入艾绒中制成艾灸条在穴位上施灸的一种灸法，通过悬灸的方法刺激相关穴位，其热效应激发经气，使局部皮肤机制开放，药物透达相应穴位内，起到疏经活络、活血利窍、改善周围组织血液循环的作用。

3. 非艾灸法之灯火灸

非艾灸法包括灯火灸和天灸，灯火灸是民间沿用已久的简便灸法，用灯芯草一根，以麻油浸之，点燃后对准穴位或患处，迅速点灸皮肤，一触即起。

4. 非艾灸法之天灸

天灸是将一些具有刺激性的药物涂敷于穴位或患处，使局部充血、起疱，犹如灸疮，又称发疱灸。

（二）艾灸手法

1. 雀啄灸

雀啄灸是指将艾条燃着的一端在施灸部位上做一上一下、忽远忽近的一种灸法，形如雀啄。每次可灸 3～5 壮，直至患者皮肤出现红晕，且每壮之间可间隔片刻，以防止烫伤起疱。

2. 回旋灸

回旋灸是以施灸穴位为中心，将艾炷围绕中心做直径为 1～3 cm 圆弧形旋转的一种灸法，艾灸时距离皮肤 2～3 cm，以防止烫伤起疱。

3. 循经灸

循经灸则是将点燃的艾炷距皮肤约 3 cm 并沿经脉循行方向匀速往返施灸的

一种灸法，以患者自觉灸得皮肤温热为宜，此灸法适用于正气不足、感传较弱的患者。

4. 温和灸

温和灸属悬灸的一种，是将艾灸燃着的一端与施灸部位的皮肤保持 1 寸距离，使患者感温热而无灼痛的一种方法，一般灸 10 ～ 15 min，以皮肤红晕为度。

（三）张迎春特色艾灸疗法

1. 止血灸

治疗疾病：非孕期崩漏、异常子宫出血、经期延长；先兆流产或 B 超提示宫腔积血。

穴位：非孕期选择隐白、神阙，神阙穴填入止血粉再行艾灸；孕期选择百会、隐白。

疗效特点：《针灸资生经》有云，"人身有四穴最急应，四百四病皆能治之，百会盖其一也"。头乃诸阳之会，百会位于巅顶，为百脉之所会，具有升阳举陷、温通经脉的功效。脾经与冲任二脉关系密切，而隐白穴为脾经井穴，井穴又为"经气所出，如水之源头"，选隐白治疗孕期或非孕期患者出血乃治水之源，可健脾益气、调经摄血。

2. 供血灸

治疗疾病：孕期子宫动脉血流阻力偏高、D- 二聚体偏高、血栓前状态。

穴位：三阴交、百会等穴位。

疗效特点：三阴交为足三阴经之交汇穴，具有补肾、健脾、调肝之功，通调三经，使气血和畅。足三阴经交汇穴用灸法，取阴中求阳之意，使机体阴阳平衡，气血通畅，从而提高机体免疫力。

3. 止吐灸

治疗疾病：妊娠剧吐。

穴位：足三里、中脘等穴位。

疗效特点：足三里是足阳明胃经之下合穴，具有和胃降逆止呕的功效，是治疗脾胃疾患之要穴，现代医学研究表明，足三里对食管、小肠运动功能都具有双向调节效应，其作用机制可能通过神经反射或神经 - 体液的综合性调节来实现，中脘属任脉，可降逆止呕，尤善治疗寒性呕吐。

4. 升提灸

治疗疾病：胎盘低置、子宫脱垂。

穴位：足三里、百会等穴位。

疗效特点：百脉之所会，"可上可下、可补可泻、可开可合"，即上可升阳举陷，下可平肝潜阳；开可醒脑开窍，合可温阳固脱；补可益脑安神，泻可祛风散寒。既直接作用于脑部、充实脑髓、安和元神，又可振奋阳气，使阳气在阳脉中流注交贯通畅，极大地鼓动阳气的升提，配合多气多血之足三里健脾胃，益精气。

5. 转胎灸

治疗疾病：胎位不正、难产。

穴位：至阴。

疗效特点：至阴为足太阳膀胱经之井穴，所出为井，井为地下源头，为经气所出的地方，又膀胱与肾相表里，膀胱精气由此传于足少阴肾经。张介宾在《类经图翼》中谓："一治横逆难产，危在顷刻……急于本妇右脚小指尖，灸三壮，炷如小麦，下火立产如神，盖此即至阴穴也。"艾灸此穴可促进气血运行，疏通经络，调整阴阳，矫正胎位。临床上，张迎春一般采用转胎灸辅助患者进行大及小排畸检查，胎儿所在位置不便于超声科医师检查时，先艾灸至阴穴 10 min 再行检查。

6. 安神灸

治疗疾病：失眠。

穴位：百会、涌泉。

疗效特点：百会穴属于督脉与足太阳经的交会穴，而二者皆络属于脑，且脑为髓海，神明之府。《针灸大成》："思虑过多，无心力，忘前失后，灸百会。"涌泉穴位于足少阴肾经上，为五输穴之井穴，具有填精益髓，引火归元之功效。

7. 长卵灸

治疗疾病：卵泡发育不良。

穴位：关元、气海等。

疗效特点：关元穴为肾经、肝经及脾经与任脉交会的穴位，对于三经可起调节作用，艾灸关元穴，使患者细胞组织吞噬功能进一步提高，在增强其免疫能力的同时，调理冲任、补肾固本及调肝理脾，从而促进卵泡发育。气海穴为任脉腧穴，为诸气之海，具有大补元气，总调下焦气机，益气助阳的功效。艾灸气海能通任脉，助阳气升发于四肢百骸，有温阳补气的作用，可增强膀胱气化而通利小便。

8. 长膜灸

治疗疾病：子宫内膜薄。

穴位：神阙、足三里等。

疗效特点：神阙穴作为神气通行之门户，具有回阳苏厥、温补脾肾、调补冲任、养生延年的作用，子宫内膜下丰富的血液供应是子宫内膜重要的生长条件，艾灸产生的红外线可以穿透人体，进入机体内部，从而达到改善微循环、扩张血管的作用，通过对患者生殖内分泌系统进行调节，从而使内膜厚度有效改善。

9. 利水灸

治疗疾病：妊娠羊水过多、产后尿潴留、卵巢过度刺激综合征（OHSS）。

穴位：阴陵泉、百会。

疗效特点：阴陵泉属于足太阴脾经合穴，有健脾化湿、通利三焦、调理膀胱的作用，《百症赋》云："阴陵、水分，去水肿之脐盈。"

10. 感冒灸

治疗疾病：感冒。

穴位：大椎、肺俞。

疗效特点：肺俞为肺之背俞穴，归属于足太阳膀胱经，是治疗肺脏疾病的要穴，善于治疗肺系疾患，如感冒、咳嗽、气喘。大椎穴是督脉与诸阳经的交会穴，居上属阳，有向外、向上之性，既能散寒解表，疏风散热，主治外邪侵袭所致的表证；又能疏散阳邪，兼清里热，是治疗热证的要穴。

11. 妇科灸

治疗疾病：外阴白斑、阴道炎、外阴瘙痒、盆腔炎。

穴位：会阴部。

疗效特点：艾灸能较好地促进盆腔血液循环，调节血管的舒缩功能，加快局部的血流速度，增加血流量，加快盆腔组织器官代谢，改善组织的营养状态，有利于间质水肿及炎症细胞的浸润逐渐减轻和消散，促进盆腔炎症的吸收与消除，因为阴道炎的本质还是慢性盆腔炎症。

12. 温胃灸

治疗疾病：腹泻、腹痛。

穴位：中脘、神阙。

疗效特点：中脘穴为胃之募穴，又为小肠经、三焦经、胃经、任脉交会穴，与 4 条经脉相通，小肠分清秘浊，三焦为气机、水液通道，胃经多气多血，任脉总调一身阴经气血。此外，中脘还是腑会，六腑经气所会，为脾胃系统疾病治疗之要穴，艾灸此穴可补助机体阳气，疏理中焦气机、升清降浊、温阳利水。

13. 止咳灸

治疗疾病：咳嗽。

穴位：风门、肺俞等。

疗效特点：风门为督脉及足太阳膀胱经的交会穴，位于肺俞上方，为肺气出入的必经之处，古代医家认为风门穴乃风寒之邪入侵机体之门户，灸之可疏风宣肺，护卫固表，使肺脏得润，清气得施，气机畅达，明代张景岳把咳嗽分为外感与内伤，感染后咳嗽属于外感咳嗽，仍以表证为主，或多或少兼有里证，故艾灸肺俞、风门等穴位以扶正祛邪、调整阴阳。

六、拔罐法

拔罐法最早可以追溯到《五十二病方》中的角法，最早以兽角为罐具。曰："以小角角之，如熟二斗米顷，而张角，系以小绳，刿以刀，其中有如兔，若有坚血如末而出者，即已。"记载了角法的操作工具、操作部位、吸拔方法及吸拔时间。赵学敏的《本草纲目拾遗》首次出现了"火罐"一词，并沿用至今。

拔罐法作用于体表皮肤产生良性刺激，由表及里，起到通经活络、行气活血、消肿止痛、祛风散寒等作用。历经数千年的发展，拔罐法的应用形式越来越丰富，现在已有的应用形式包括留罐、刺络拔罐、闪罐、走罐、针罐、温针罐、药罐、水罐等。

1. 适应证

更年期综合征、月经不调、不孕症、子宫腺肌症、失眠、颈椎病、亚健康状态等疾病。

2. 操作方法

操作前指导患者选择合适的体位，根据不同的疾病及治疗目的选择合适的罐具，利用燃烧、抽吸、蒸气等方法造成罐内负压，使罐吸附于腧穴或治疗部位。留罐需将罐具在皮肤上留置相应时间，通常为 5 ～ 15 min；走罐需要事先在操作部位涂抹凡士林等润滑剂，再将吸附的罐具沿着一定路线往返推动，直至走罐部位皮肤红润、充血甚至瘀血时，将罐起下；闪罐是将罐具反复吸拔于作用部位，操作宜迅速、准确，手法要轻巧；刺络拔罐法是在治疗部位点刺或叩刺出血后，在出血部位拔罐、留罐，以加强治疗效果。

3. 疗效特点

拔罐疗法与针灸疗法同属于体表刺激疗法，都是通过刺激特定的经络腧穴或体表部位而起到治疗疾病的目的。拔罐产生的真空负压具有较强的吸拔之力，其吸拔之力作用在经络穴位上，使体内的病理产物通过皮肤毛孔排出体外，从而使经络气血得以疏通，脏腑功能得以调整。现代研究发现，拔罐通过升高局部温度、扩张血管、提高血流量，从而增加组织氧供及加快新陈代谢而产生治疗效果；也可以促进局部免疫细胞和免疫因子的释放，激发穴位局部免疫调节达到治疗效果。

4. 注意事项

①选择合适的体位、合适的罐具及肌肉相对丰满的部位；②操作手法要熟练，动作要轻、快、准、稳；③操作时不可烧灼罐口，以免烫伤皮肤；④留罐时间不宜超过 20 min，否则会损伤皮肤；⑤起罐时不可硬拉或旋转罐具，以免引起疼痛或损伤皮肤；⑥皮肤感染、溃疡、水肿及心脏、大血管部位，均不宜拔罐。

基于闪罐疗法的特点，临床上张迎春治疗妇科疾病时，此疗法常用于促进成熟卵泡排出的破卵治疗；右侧有优势卵泡闪右侧，左侧有优势卵泡闪左侧。

附：火龙罐疗法

火龙罐是基于艾灸、拔罐、刮痧、推拿等传统中医疗法，经现代改良研制出的一种用器皿承装艾条或艾绒作为灸疗火源、于皮肤表面灼艾的特殊罐灸疗方法。

1. 适应证

火龙罐普遍应用于风寒湿邪引起的疼痛性疾病，张迎春及唐小玲创造性拓展性应用于妇产科疾病；卵巢储备功能下降、卵巢早衰、宫腔粘连、子宫内膜炎、子宫内膜薄、辅助生殖技术中的应用、痛经、月经不调、妊娠剧吐、妊娠感冒、乳腺炎、乳汁不足、产后尿潴留、产后腹胀便秘、颈椎病、更年期综合征、失眠等疾病。

2. 操作方法

施罐时，指导患者选择合适的体位，以仰卧位和俯卧位居多，充分暴露治疗部位，并于治疗部位皮肤处涂抹适量的液状石蜡等润滑油。操作前，施罐者检查罐口有无破损，将艾炷置于罐体内充分燃烧，待罐口温度适宜时，再作用于患者皮肤，操作时根据情况交替使用火龙罐揉、按、碾、点、摇、闪、震、烫、熨等不同手法。

3.疗效特点

火龙罐罐口设计为规则花瓣状结构，以发挥其刮痧按摩之功，罐体由玄石加紫砂混合后烧制而成，赋予其土的特性，意在厚土以伏火，以制灸疗火源走而不守之弊。具有温、补、通、调之功。火龙罐集推拿、刮痧、艾灸、按摩、点穴、烫熨于一体，结合揉、按、碾、点、摇、闪、震、烫、熨九种手法，同时配合按摩，具有调和阴阳、疏经通络、行气活血、温阳补气、扶正祛邪、平衡脏腑功能之效。

4.注意事项

①治疗时，室内要保持空气流通，天冷时要注意室内温度适宜，避免受凉；②操作过程中要注意询问患者感受，避免烫伤；③接触性过敏或艾烟过敏者慎用；④孕妇腰骶部和腹部慎用；⑤糖尿病末梢神经损伤者、患有急性疾病者慎用；⑥传染性疾病禁用；⑦过饱或过饥、过度疲劳时、情绪不稳定时不宜使用；⑧治疗后注意保暖。

七、刮痧疗法

刮痧疗法的历史可以追溯到先秦时代，《五十二病方·婴儿瘛》记载揺法的所用工具、技术要领、方法、步骤、要求、医疗效果、适应证等，是刮痧疗法的早期雏形。刮痧疗法与砭石、针灸、热熨、推拿、拔罐、放血等方法源流紧密联系、相互演变而产生，是借助特制器具，在中医经络腧穴理论的指导下，采用相应的手法在体表进行刮拭，以出现皮肤潮红，或红色粟粒状，或紫红色，或暗红色的血斑、血疱等出痧变化，从而活血化瘀、祛邪排毒以防治疾病的一种外治法。刮痧疗法是中医针灸代表性的临床技术之一。

1.适应证

刮痧疗法普遍应用于风寒湿邪引起的疼痛性疾病，张迎春及唐小玲拓展性应用于妇产科疾病；痛经、月经不调、经期发热、经前期综合征、不孕症、卵巢早衰、卵巢储备功能下降、宫腔粘连、子宫内膜薄、复发性流产、急性乳腺炎、感冒、颈椎病、失眠、更年期综合征等疾病。

2.操作方法

首先选择合适的刮痧器具及刮痧油。刮痧时，一般按照先头面后手足、先腰背后胸腹、先上肢后下肢的顺序，逐步操作。刮痧方向一般按由上而下，由内而外，单方向刮拭，并尽可能拉长距离。通常每个患者每次选 3～5 个部位，每个部位刮拭 20～30 次，至皮肤出现潮红、紫红色等颜色变化，或出现丘疹样斑点、条索状斑块等形态变化，并伴有局部热感或轻微疼痛。

3. 疗效特点

刮痧疗法通过对十二皮部的良性刺激，达到疏通经络、行气活血、调整脏腑功能的作用。现代医学认为，刮痧可调节机体的免疫功能及抗氧化能力。刮痧通过调节神经及血清中相关疼痛物质以减轻疼痛，平衡神经的兴奋和抑制过程，加强对机体的调节和控制。现代研究表明，刮痧对慢性疲劳综合征、人体亚健康状态等疗效显著。

4. 注意事项

①治疗时，室内要保持空气流通，天冷时要注意避风寒；②操作治疗前要检查刮痧工具有没有破损；③刮痧时用力要均匀，力度由轻到重，以患者能够承受为度，并时时蘸刮痧油保持湿润，避免刮伤皮肤；④刮完后要擦干油或水渍，让患者休息片刻。刮痧后注意避风寒，忌食生冷；⑤皮肤感染、溃疡、传染性皮肤病、体表肿瘤、新手术瘢痕部位等，不宜直接在病灶部位刮拭；⑥对有严重心脑血管疾病、肝肾功能不全、极度虚弱或消瘦者，以及血小板减少性疾病、过敏性紫癜、白血病等有出血倾向者，禁用本法。

附：虎符铜砭刮痧法

虎符铜砭刮痧疗法在刮痧疗法的基础上进一步发展，是指用黄铜制作的刮痧板置于相应经络穴位，通过徐而和的手法对皮肤进行反复旋转刮磨，产生一定的刺激作用，从而达到治病的目的。

虎符铜砭刮痧是利用金属材料黄铜所制的刮痧板进行操作，利用黄铜导热速度快、与人体产生的共振频率强、更有利于引痧于表的特点。主要以调气为主，通过黄铜所制的虎符铜砭刺激体表相应腧穴，旋转刮摩皮肤使邪气出于皮肤之上，更有利于化解脉内瘀结，将气通达至更远更深处，直至到达脏腑。且普通刮痧法的操作范围多仅限于患病部位，因而操作时间也较短，但虎符铜砭刮痧法采用的则是中医整体观的思维，能在扩大原有操作范围的基础上配合选取特定经络腧穴，采用较普通刮痧疗法更为柔和的操作手法，根据不同的穴位经络特点施以点刮、线刮或磨刮，以刮透为标准，进而对全身皮肤进行施治，最终达到疏经通络、改善脏腑功能、未病先防、既病防变的治疗目的。

临床中，张迎春及唐小玲将虎符铜砭刮痧法广泛运用于不孕症、卵巢早衰、卵巢储备功能下降、宫腔粘连、子宫内膜薄、复发性流产、辅助生殖技术中、更年期综合征、亚健康调理等。

八、贴敷疗法

中药贴敷疗法是中医外治法的代表形式之一，相对于中医内治法更显简便，是在中医药理论指导下，将中草药制剂应用于体表皮肤、腧穴孔窍及病变局部等部位的防病治病方法。

《黄帝内经》记载"桂心渍酒、以熨寒痹"，也有"豕膏"治痈的记述："痈发于嗌中 ……合豕膏，冷食，三日而已。……涂以豕膏，六日已。"被后世誉为膏药之始。随着中医药理论和外治方法的不断发展进步，把贴敷疗法和经络腧穴的特殊功能结合起来的穴位贴敷法等开始出现，中医药贴敷疗法和其他学科相互渗透结合运用，疗效逐步提高。

1. 适应证

月经不调、痛经、多囊卵巢综合征、子宫内膜异位症、黄体功能不全、未破裂卵泡黄素化综合征、更年期综合征、卵巢早衰、带下过多、经行乳房胀痛、妊娠剧吐、先兆流产、复发性流产、异位妊娠、妊娠贫血、妊娠便秘、产后小便不通、产后发热、产后恶露不尽、产后子宫切口愈合不良、产后汗证、产后腹痛、产后乳汁不足、慢性盆腔炎、不孕症、宫腔粘连、盆腔包块、术后尿潴留、术后腹胀便秘、术后肠粘连、术后局部血肿等疾病。

2. 操作方法

操作时指导患者选择合适的体位，充分暴露操作部位，根据疾病的不同，选择不同的药物调制成不同的剂型（散剂、丸剂、膏剂、饼剂等），作用于不同的穴位或治疗部位；然后用纱布或胶布固定，以防药物脱落。

3. 疗效特点

贴敷中药同内治一样，随辨证配伍组方，借助贴敷中药的四气五味之偏性、升降浮沉之运动趋势、作用归经之导向，纠正机体之寒热虚实、气血盛衰，以达扶正气、通营卫、调升降、理阴阳、调五脏以资化源之功。贴敷之药除遵从内服之用药原则外，多选用辛香走窜和引经活络之品来促进药物透皮吸收、疏通脏腑、直达病所，如肉桂、吴茱萸等。《理瀹骈文》中有言："膏中用药味，必得通经走络，开窍透骨，拔病外出之品为引……""膏中之药必得气味俱厚者，方能得力。"穴位贴敷疗法正是根据贴敷中药的这些属性，经过严谨的辨证施治、组方遣药，一是通过药物对穴位的持续刺激作用、激发经气、经络发挥其传导效应，使药效直达病所，从而使机体达到"阴平阳秘，精神乃治"的状态；二是通过贴敷药物经皮毛腠理吸收，达到对全身或局部的药理作用。综合了经络穴位和贴敷药物的双重作用，根据所用药物和选经取穴的不同，穴位贴敷能祛邪外出、扶助正气、提高人体抗病能力以达治疗作用。中医药贴敷疗法简便、实用、治疗病种广泛、对胃肠刺激和肝肾损害小、药物释放时间长，疗效肯定，是一种较为理想的中医治疗技术，有效弥补了内治法不足，在临床中应用范围甚广。

4. 注意事项

①凡用溶剂调敷药物时，需随调配随敷用，以防蒸发；②若用膏药贴敷，在温化膏药时，应注意温度，以免烫伤或贴不住；③对刺激性强、毒性大的药物，贴敷穴不宜过多，贴敷面积不宜过大，贴敷时间不宜过长，以免发泡过大或药物中毒；④对久病、体弱、消瘦以及有严重心脏病、肝脏病等的患者，药量不宜过大，时间不宜过久，贴敷期间注意观察；⑤对于孕妇、幼儿，应避免贴敷刺激性强、毒性大的药物；⑥对于残留在皮肤的药膏等，不可用刺激性的物品擦洗。

临床上，张迎春治疗妇科疾病自制有多种穴位敷贴，如三伏贴、三九贴、止血贴、止咳贴、止吐贴、通便贴、通气贴、安胎贴、升提贴、暖宫贴、痛经贴、安神贴、减肥贴、止痒贴、止泻贴、消癥贴、鼻炎贴、止汗贴、开胃贴等，以及自制有多种中药外敷膏，如乳腺增生膏、止血膏、祛瘀膏、金黄散、金黄膏、消癥膏、积液膏、通气膏、通便膏、痔疮膏等。在实际临床中，常有不耐汤药之苦者，不忍针灸之痛者，而穴位贴敷在达到同样临床疗效的前提下，还可避免针刺之痛、汤药之苦，故临床应用十分广泛。

附一：张迎春特色穴位敷贴

（一）三伏贴

"三伏"时节是一年里最为炎热的时期，三伏贴即是选在此时将性温的药物贴在相应的穴位上，通过药物、腧穴、经络以平衡人体阴阳，增强机体功能，同时借三伏天之阳气，使患者虚阳恢复正常，增强抗病祛驱邪能力，达到有效预防冬季易发疾病的目的。

"冬病夏治"是根据"春夏养阳，秋冬养阴"的原理，在人体阳气最充沛的时候治疗某些虚性、寒性疾病，一方面借助夏季阳气升发，人体阳气有随之旺盛之趋势疏解机体内凝寒之气；另一方面又可以为秋冬储备阳气，以祛除痰湿之邪，达到扶正固本的目的。

"冬病夏治"方法众多，但是最为人们熟知，也是应用最为广泛的当属"三伏贴""三伏灸"了。三伏贴融合了针灸、经络与中药学的理论，以中药直接贴敷在人体特定穴位，经由中药对穴位产生微面积化学性、热性刺激，达到治病、防病的功效。三伏灸就是选取特定穴位施以艾灸的一种方法，可以很好地起到温通经络、温补阳气的作用。

三伏贴的主要适应证如下。

（1）呼吸系统疾病：慢性支气管炎、支气管哮喘、慢性咳嗽、反复感冒、过敏性鼻炎、慢性咽炎、体质虚弱。

（2）儿科疾病：过敏性鼻炎、腺样体增生、支气管哮喘、慢性支气管炎、小儿慢性咳嗽、反复上呼吸道感染、慢性鼻炎、慢性咽炎等多种肺系疾病；消化不良、腹胀、腹泻、腹痛、厌食、脾胃虚弱；体虚感冒等。

（3）妇科疾病：痛经、月经量少、月经后期、宫寒性不孕症、慢性盆腔炎、产后体虚等。

（4）风湿免疫性疾病：关节疼痛及肢体麻木、颈椎病、肩周炎、膝关节炎、腰椎间盘突出症等。

（5）消化系统疾病：慢性胃炎、慢性肠炎、消化不良等。

（6）耳鼻喉科疾病：慢性鼻窦炎、慢性咽喉炎等。

（7）其他：冻疮、湿疹、荨麻疹、失眠、胃寒、遗尿、虚寒怕冷、湿重体质的人群。

禁忌证如下。

（1）有严重心、肝、肾、脑疾病患者、恶性肿瘤患者、严重糖尿病患者、严重过敏体质者、皮肤有破损者。

（2）处于疾病发作期（如发热、正在咳喘等）的患者。

（3）1岁以下儿童及孕妇慎用。

（4）体质壮实易上火之人。

注意事项如下。

（1）敷贴时间：成人2～3h，儿童0.5～1h。

（2）敷贴后，若出现局部皮肤红肿、灼热、疼痛、瘙痒、起疱、起疹等症状，应立即取下"三伏贴"，用清水冲洗局部，必要时于皮肤科就诊。

（3）小儿皮肤敏感，家长应密切观察小儿敷贴部位皮肤变化，若出现以上症状，应立即取下"三伏贴"。

（4）敷贴时，不宜搓、抓、挠贴敷部位，不宜使用洗浴用品，局部用清水冲洗即可，减少局部刺激。

（5）三伏贴期间，注意防寒、保暖，避免大量出汗，防止敷贴脱落；敷贴当日静止游泳、淋雨。

（6）敷贴时，禁冷饮，清淡饮食，禁辛辣刺激食物、海鲜、牛肉、羊肉等，以免诱发过敏反应。

（二）三九贴

三九贴是冬病冬治的传统疗法，人们常说："三九贴一冬，来年无病痛。"在冬季"三九"时节，将调配好的药物贴敷于人体不同的穴位上，可以起到扶正祛邪、调补阴阳，激活人体免疫力，增强机体抵抗力的作用，同时也能巩固和加强夏季三伏贴的疗效。

主治疾病如下。

（1）呼吸系统疾病：慢性支气管炎、支气管哮喘、反复感冒、过敏性鼻炎、慢性咽炎、慢性咳嗽等。

（2）儿科疾病：过敏性鼻炎、支气管哮喘、慢性支气管炎、慢性咳嗽、反复感冒、慢性鼻炎、慢性咽炎、厌食、抵抗力低下、消化不良等多种呼吸系统和消化系统疾病。

（3）妇产科疾病：痛经、月经量少、月经后期、宫寒性不孕症、产后风湿、关节疼痛等。

（4）痛证：风湿性关节炎、颈肩腰腿痛、老寒腿、关节痛、肾虚腰痛、胃痛、网球肘等。

（5）皮肤科疾病：湿疹、荨麻疹等。

（6）其他：冻疮、失眠、慢性肠炎、消化不良、胃寒、遗尿、体质虚弱、亚健康调理等。

※ 三伏贴及三九贴敷贴选穴

呼吸系统疾病（过敏性鼻炎、咽炎、支气管炎、慢性咳嗽、体虚易感等）：天突、膻中、大椎、肺俞、足三里，鼻炎加迎香穴。

消化系统疾病（消化不良、腹泻、腹痛、便秘等）：中脘、天枢、气海、关元、足三里。

妇科疾病（宫寒怕冷、痛经、月经不调等）：气海、关元、子宫、血海、足三里、三阴交、肾俞；血海、足三里、三阴交每次贴单侧，交替贴。

颈椎病：大椎、肺俞、肩井、肾俞。

腰椎病：肾俞、命门、大肠俞、腰阳关。

膝关节疾病：血海、梁丘、内膝眼、外膝眼、足三里。

注意事项：①敷贴时间。1～3岁儿童每次20～30 min；3～7岁儿童每次20～30 min；8～12岁儿童每次50～60 min。成人1～2h。迎香穴5～10 min。②如果敷贴过程中有灼烧感、皮肤发红等不适则立即取下，不可继续再贴，敷贴后有过敏、起水疱等情况及时去医院处理。

（三）止咳贴

治疗疾病：咳嗽、哮喘。

选穴：天突、大椎。

操作方法：取细辛、干姜、吴茱萸、杏仁、白芥子、枳壳等药研粉调成糊状，制成敷贴贴于天突穴、大椎穴。

疗程：每天1次，1次保留3h，孕妇早孕期可隔天1次，非孕妇每次保留4h，每天1次。

注意事项：嘱患者注意贴敷时间，且贴敷期间不可接触水，不可剧烈运动，防止药饼脱落，若出现皮肤过敏或皮肤烧灼疼痛等症状，需及时取下。

（四）止血贴

治疗疾病：崩漏、先兆流产、经间期出血、月经淋漓不尽。

选穴：神阙。

操作方法：将杜仲、苎麻根、艾叶炭、茜草、煅牡蛎等混合研粉调制成敷贴并贴于神阙穴。

疗程：每天1次，每次保留4～6h，连续治疗7d，2次治疗需间隔4h以上，非孕妇连续用药1个月经周期为1个疗程，孕妇连续贴5～7d，阴道无褐色分泌物时再贴2d巩固治疗。

注意事项：嘱患者注意贴敷时间，且贴敷期间不可接触水，不可剧烈运动，防止药饼脱落，若出现皮肤过敏等症状，需及时取下。

（五）止吐贴

治疗疾病：妊娠恶阻、妊娠剧吐、反流性食管炎、急性胃肠炎、慢性胃肠炎。

选穴：内关、中脘。

操作方法：姜半夏、丁香、砂仁、陈皮、苏梗等共研为细末，用清水适量调为糊状敷于上述穴位，外用纱布、胶带固定。

疗程：每贴保留4～6h，每天1次。

注意事项：嘱患者注意贴敷时间，且贴敷期间不可接触水，不可剧烈运动，防止药饼脱落，若出现皮肤过敏等症状，需及时取下。

（六）安胎贴

治疗疾病：胎动不安、先兆流产。

选穴：涌泉或神阙。

操作方法：菟丝子、山萸肉、杜仲、桑寄生等共研为细末，用清水适量调为糊状敷于神阙或涌泉穴，外用纱布、胶带固定。

疗程：每贴保留4～6h，每天1次。

注意事项：嘱患者注意贴敷时间，且贴敷期间不可接触水，不可剧烈运动，防止药饼脱落，若出现皮肤过敏等症状，需及时取下。

（七）止泻贴

治疗疾病：经行泄泻、急性腹泻、慢性腹泻。

选穴：神阙、天枢。

操作方法：取丁香、吴茱萸、肉桂、白芍、小茴香等药研末，用蜂蜜调成糊状，外敷于神阙穴。

疗程：脐部贴8h，经行泄泻者，经期每天1次。

注意事项：嘱患者注意贴敷时间，且贴敷期间不可接触水，不可剧烈运动，防止药饼脱落，若出现皮肤过敏等症状，需及时取下。

（八）升提贴

治疗疾病：先兆流产、低置胎盘、产后压力性尿失禁、产后恶露不尽、产后体虚、子宫脱垂。

选穴：神阙、气海。

操作方法：将黄芪20 g，白术、防风各10 g，升麻15 g研磨成粉，再用蜂蜜、姜汁以及植物油调和成膏状，制成药饼贴敷于神阙及气海穴。

疗程：每次贴4h，隔天1次，10次为1个疗程，经期停用。

注意事项：嘱患者注意贴敷时间，且贴敷期间不可接触水，不可剧烈运动，防止药饼脱落，若出现皮肤过敏等症状，需及时取下。

（九）暖宫贴

治疗疾病：痛经、宫寒性不孕症、月经过少、子宫腺肌症。

选穴：神阙、关元、三阴交。

操作方法：将干姜30 g，小茴香30 g、当归20 g、川芎20 g、赤芍20 g、延胡索15 g、香附15 g、蒲黄15 g研磨成粉，加入鲜姜汁调和混匀成膏状，制成药饼，经前3d外敷于神阙、关元、三阴交穴。

疗程：每次贴6h，每天1次，3个月经周期为1个疗程。

注意事项：嘱患者注意贴敷时间，且贴敷期间不可接触水，不可剧烈运动，防止药饼脱落，若出现皮肤过敏等症状，需及时取下。

（十）通便贴

治疗疾病：便秘。

选穴：天枢、神阙。

操作方法：将大黄10 g、芒硝6 g、厚朴15 g、枳实15 g、黄芪15 g、白术10 g、当归9 g、桃仁9 g研磨成粉，加入醋汁调和混匀成膏状，制成药饼贴敷于神阙、天枢穴。

疗程：每次贴6h，每天1次，15 d为1个疗程。

注意事项：嘱患者注意贴敷时间，且贴敷期间不可接触水，不可剧烈运动，防止药饼脱落，若出现皮肤过敏等症状，需及时取下。

（十一）通气贴

治疗疾病：腹胀。

选穴：天枢、神阙、中脘。

操作方法：选用吴茱萸、小茴香、丁香、槟榔、肉桂等，用黄蜡、麻油调成膏状，制成药饼贴敷于患者中脘、神阙、天枢穴。

疗程：每次贴 6h，每天 1 次，5 d 为 1 个疗程。

注意事项：嘱患者注意贴敷时间，且贴敷期间不可接触水，不可剧烈运动，防止药饼脱落，若出现皮肤过敏等症状，需及时取下。

（十二）安神贴

治疗疾病：不寐、多梦。

选穴：三阴交、照海、涌泉。

操作方法：取黄连、肉桂、吴茱萸等碾磨，然后将碾磨后的粉剂加入蜂蜜制成膏状敷贴于照海、涌泉及三阴交穴。

疗程：每天 2 次，睡前贴于上述穴位，于第 2 日晨起时取下，3 周为 1 个疗程。

注意事项：嘱患者注意贴敷时间，且贴敷期间不可接触水等，不可剧烈运动，防止药饼脱落，若出现皮肤过敏或皮肤烧灼疼痛等症状，需及时取下。

（十三）鼻炎贴

治疗疾病：过敏性鼻炎、感冒。

选穴：天突、迎香。

操作方法：将白芥子、延胡索、细辛、辛夷花、鹅不食草、干姜、冰片等药物研磨成粉后筛出细粉，与生姜（榨汁）60 g、凡士林药物细粉混合后调配成膏状。

疗程：每天 1 次，每次 2～4h，连续贴 7d，急性发作期和呼吸道感染时可停止贴敷治疗。

注意事项：嘱患者注意贴敷时间，且贴敷期间不可接触水，不可剧烈运动，防止药饼脱落，若出现皮肤过敏或皮肤烧灼疼痛等症状，需及时取下。

（十四）止汗贴

治疗疾病：多汗症。

选穴：神阙。

操作方法：将无虫五倍子、煅牡蛎适量研磨成粉，加入适量蜂蜜和水调匀成膏状，制成药饼贴敷于脐部。

疗程：每天 1 次，睡前贴于神阙穴，次晨取下，5 次为 1 个疗程。

注意事项：嘱患者注意贴敷时间，且贴敷期间不可接触水，不可剧烈运动，防止药饼脱落，若出现皮肤过敏或皮肤烧灼疼痛等症状或局部有炎症及破溃者暂停使用，局部忌用肥皂等刺激性物品清洗。

（十五）消癥贴

治疗疾病：子宫肌瘤。

选穴：神阙。

操作方法：将水红花子、土鳖、三棱、莪术等药物研磨成粉后筛出细粉，和凡士林药物细粉混合后调配成膏状。

疗程：每天1次，每次4～6h，连续贴7d为1个疗程。

注意事项：嘱患者注意贴敷时间，若出现皮肤过敏或皮肤烧灼疼痛等症状，需及时取下。

（十六）痛经贴

治疗疾病：痛经。

选穴：神阙。

操作方法：将当归、吴茱萸、乳香、没药、肉桂、细辛等药物研磨成粉后筛出细粉，与生姜（榨汁）60 g、凡士林药物细粉混合后调配成膏状。

疗程：经期使用，每天1次，每次4～6h，连续贴7d。

注意事项：嘱患者注意贴敷时间，若出现皮肤过敏或皮肤烧灼疼痛等症状，需及时取下。

（十七）通尿贴

治疗疾病：产后及术后尿潴留。

选穴：神阙。

操作方法：将小茴香、肉桂、川芎、薤白、巫妖等药物研磨成粉后筛出细粉，与生姜（榨汁）60 g、凡士林药物细粉混合后调配成膏状。

疗程：每天1次，每次4～6h，连续贴5d。

注意事项：嘱患者注意贴敷时间，若出现皮肤过敏或皮肤烧灼疼痛等症状，需及时取下。

（十八）减肥贴

治疗疾病：肥胖。

选穴：神阙。

操作方法：将决明子、大黄、炒白术、茯苓、桂枝等药物研磨成粉后筛出细粉，与生姜（榨汁）60 g、凡士林药物细粉混合后调配成膏状。

疗程：每天 1 次，每次 4～6h，连续贴 7d。

注意事项：嘱患者注意贴敷时间，若出现皮肤过敏或皮肤烧灼疼痛等症状，需及时取下。

（十九）祛斑贴

治疗疾病：黄褐斑。

选穴：神阙。

操作方法：将当归、丹参、鸡血藤、白芷、细辛、白僵蚕等药物研磨成粉后筛出细粉，与生姜（榨汁）60 g、凡士林药物细粉混合后调配成膏状。

疗程：每天 1 次，每次 4～6h，连续贴 7d。

注意事项：嘱患者注意贴敷时间，若出现皮肤过敏或皮肤烧灼疼痛等症状，需及时取下。

（二十）壮阳贴

治疗疾病：阳痿。

选穴：神阙。

操作方法：将细辛、五味子、蛇床子、肉桂、五味子等药物研磨成粉后筛出细粉，与生姜（榨汁）60 g、凡士林药物细粉混合后调配成膏状。

疗程：每天 1 次，每次 4～6h，连续贴 7d。

注意事项：嘱患者注意贴敷时间，若出现皮肤过敏或皮肤烧灼疼痛等症状，需及时取下。

（二十一）眩晕贴

治疗疾病：子晕、眩晕。

选穴：神阙。

操作方法：将吴茱萸、川芎、牛膝等药物研磨成粉后筛出细粉，与生姜（榨汁）60 g、凡士林药物细粉混合后调配成膏状。

疗程：每天 1 次，每次 4～6h，连续贴 7d。

注意事项：嘱患者注意贴敷时间，若出现皮肤过敏或皮肤烧灼疼痛等症状，需及时取下。

附二：张迎春特色中药外敷膏

（一）乳腺增生膏

主治疾病：乳腺增生、乳腺结节及囊肿。

操作方法：将大黄、黄芪、蒲公英、瓜蒌仁、郁金、天花粉、白芷、天南星、姜黄、厚朴烘干并研磨成细粉，过筛，再将凡士林和蜂蜜加热成液状，与上述中药粉调成膏状，静置冷却，将膏药均匀涂抹敷于乳腺最痛处或可触及肿块处或整个乳房，避开乳晕及乳头处。

疗程：每天 1 次，每次敷 6h，6 次为 1 个疗程。

注意事项：若出现皮肤过敏的症状，可酌情减少外敷的时长。

（二）消液膏

主治疾病：盆腔积液、卵巢过度刺激综合征、卵巢囊肿。

操作方法：将丁香、川椒、车前子、薏苡仁、茯苓、大血藤、泽泻、滑石、木通、桂枝、丹参烘干并研磨成细粉，过筛，备用（此为一服药量），每次外敷时先取 50 g 药粉，再加芒硝 10 g，将药粉调成糊状敷于小腹处，后用清水洗净或用湿纸巾将药物拭去。

疗程：每天 1 次，每次敷 6h，6 次为 1 个疗程。

注意事项：若出现皮肤过敏的症状，可酌情减少外敷的时长。

（三）积血膏

主治疾病：人流术后宫腔积血。

操作方法：将艾叶、重楼、荠菜、当归、川芎、桃仁、桂枝、茺蔚子烘干并研磨成细粉，过筛，备用（此为一服药量），每次外敷时先取 50 g 药粉，加入适量温水和白醋调制成糊状，将药膏敷于小腹处，6h 后撕去防水贴并用清水洗净或用湿纸巾将药物拭去。

疗程：每天 1 次，每次敷 6h，6 次为 1 个疗程。

（四）止血膏

主治疾病：宫腔积血。

操作方法：将艾叶、苎麻根、三七、白芷、白及、杜仲、茜草烘干并研磨成细粉，过筛，备用（此为一服药量），每次外敷时先取 50 g 药粉，加入适量温水和白醋调制成糊状，将药膏敷于小腹处，6h 后撕去防水贴并用清水洗净或用湿纸巾将药物拭去。

疗程：每天 1 次，每次敷 6h，6 次为 1 个疗程。

注意事项：若出现皮肤过敏的症状，可酌情减少白醋剂量或外敷的时长。

（五）祛瘀膏

主治疾病：急性盆腔炎、慢性盆腔炎、乳汁不通、乳腺结节、急性乳腺炎及一切肿痛。

操作方法：将鱼腥草、透骨草、夏枯草、皂角刺、小茴香、香附、艾叶、延胡索、细辛、木鳖子烘干并研磨成细粉，过筛，备用（此为一服药量），每次外敷时先取 50 g 药粉，加入适量温水和白醋调制成糊状，将药膏敷于小腹部或者患病的乳房局部，用两层纱布覆盖，最后用防水贴固定，6h 后撕去防水贴并用清水洗净或用湿纸巾将药物拭去。

疗程：每天 1 次，每次敷 6h，6 次为 1 个疗程。

注意事项：若出现皮肤过敏的症状，可酌情减少白醋剂量或外敷的时长。

（六）金黄消肿散

主治疾病：急性乳腺炎、慢性乳腺炎、疔疮、丹毒及外伤跌扑肿痛。

操作方法：将丹参、川芎、大黄、甘草、姜黄、白芷、陈皮、厚朴、苍术、天南星、黄柏、土鳖虫烘干并研磨成细粉，过筛，备用（此为一服药量），每次外敷时先取 50 g 药粉，加入适量温水和芒硝调制成糊状，将药膏敷于患处部位，用两层纱布覆盖，最后用防水贴固定，6h 后撕去防水贴并用清水洗净或用湿纸巾将药物拭去。

疗程：每天 1 次，每次敷 6h，6 次为 1 个疗程。

注意事项：若出现皮肤过敏的症状，可酌情减少外敷的时长。

（七）金黄膏

主治疾病：外伤跌扑肿痛。

操作方法：苍术、甘草、厚朴、制天南星各100 g，白芷、天花粉、姜黄、黄柏、大黄各200 g。将以上中药烘干并研磨成细粉，过筛，备用，每次外敷时先取50 g药粉，加入适量温水和白醋调制成糊状，将药膏敷于患处，用两层纱布覆盖，最后用防水贴固定，6h后撕去防水贴并用清水洗净或用湿纸巾将药物拭去。

疗程：每天1次，每次敷6h，6次为1个疗程。

注意事项：若出现皮肤过敏的症状，可酌情减少白醋剂量或外敷的时长。

（八）回乳膏

主治疾病：产后乳汁淤积、乳腺炎、终止哺乳。

操作方法：苍术、甘草、厚朴、制天南星各100 g，白芷、天花粉、姜黄、黄柏、大黄，加芒硝适量。将以上中药烘干并研磨成细粉，过筛，备用，每次外敷时先取50 g药粉，加入适量温水和白醋调制成糊状，将药膏敷于患处，用两层纱布覆盖，最后用防水贴固定，6h后撕去防水贴并用清水洗净或用湿纸巾将药物拭去。

疗程：每天1次，每次敷6h，连续外敷3d。

注意事项：若出现皮肤过敏的症状，可酌情减少白醋剂量或外敷的时长。

（九）消癥膏

主治疾病：子宫肌瘤、巧克力囊肿、宫颈囊肿及盆腔包块。

操作方法：将天花粉、莪术、三棱、桂枝、延胡索、桃仁、红花、细辛、乳香、没药、赤芍、牡丹皮、土鳖虫、川芎等中药烘干并研磨成细粉，过筛，备用（此为一服药量），每次外敷时先取50 g药粉，加入适量温水和白醋调制成糊状，将药膏敷于患处，用两层纱布覆盖，最后用防水贴固定，6h后撕去防水贴并用清水洗净或用湿纸巾将药物拭去。

疗程：每天1次，每次敷6h，6次为1个疗程。

注意事项：若出现皮肤过敏的症状，可酌情减少白醋剂量或外敷的时长。

（十）通气膏

主治疾病：腹胀、胃肠动力不足、麻药术后腹胀。

操作方法：将黄柏、槟榔、大黄、小茴香、乌药、丁香、白芥子、川椒等中药研磨成细粉，过筛，备用，每次外敷时先取50 g药粉，加入适量蜂蜜调制成糊状，将药膏敷于脐周围或者中脘处，用两层纱布覆盖，最后用防水贴固定，6h后撕去防水贴并用清水洗净或用湿纸巾将药物拭去。

疗程：每天1次，每次敷6h，6次为1个疗程。

注意事项：若出现皮肤过敏的症状，及时取下，不可继续外敷。

（十一）通便膏

主治疾病：便秘。

操作方法：将大黄150 g、厚朴100 g、枳实100 g、麻子仁50 g、芍药80 g、杏仁30 g研磨成细粉，过筛，备用，每次外敷时先取50 g药粉，加入适量黄酒调制成糊状，将药膏敷于神阙穴或者天枢穴处，用两层纱布覆盖，最后用防水贴固定，6h后撕去防水贴并用清水洗净或用湿纸巾将药物拭去。

疗程：每天1次，每次敷6h，6次为1个疗程。

注意事项：若出现皮肤过敏的症状，可酌情减少外敷的时长。

（十二）痔疮膏

主治疾病：内痔、外痔、混合痔、便血、肛门疼痛、肛门水肿。

操作方法：将大腹皮300 g、生大黄100 g、枳壳300 g、香附150 g、路路通300 g、槟榔200 g、青皮300 g烘干并研磨成细粉，过筛，备用，每次外敷时先取50 g药粉，加入适量芒硝及麻油调为糊状，将药膏敷于患处，用两层纱布覆盖，最后用防水贴固定，6h后撕去防水贴并用清水洗净或用湿纸巾将药物拭去。

疗程：每天1次，每次敷6h，6次为1个疗程。

注意事项：若出现皮肤过敏的症状，可酌情减少麻油剂量或外敷的时长。

（十三）通乳膏

主治疾病：产后乳汁淤积。

操作方法：苍术、甘草、厚朴、制天南星各100 g，白芷、天花粉、姜黄、黄柏、大黄，加少量芒硝。将以上中药烘干并研磨成细粉，过筛，备用，每次外敷时先取50 g药粉，加入适量温水和白醋调制成糊状，将药膏敷于患处，用两层纱布覆盖，最后用防水贴固定，6h后撕去防水贴并用清水洗净或用湿纸巾将药物拭去。

疗程：每天1次，每次敷6h，连续外敷3d。

注意事项：若出现皮肤过敏的症状，可酌情减少白醋剂量或外敷的时长。

九、按摩疗法

按摩疗法最早见于《黄帝内经》："中央者，其地平以湿，天地所生万物也众。其民食杂而不劳，故其病多痿厥寒热，其治宜导引按蹻。故导引按蹻者，亦从中央出也。"其中阐述的导引按蹻即按摩。按摩又称推拿，是祖国医学宝库中最具特色的一种医疗保健方法。它是施术者用双手或肢体的其他部位，在受术者的体表一定部位或穴位上施以各种手法操作，以达到防治疾病、延年益寿的一种物理疗法。

1. 适应证

月经不调、崩漏、闭经、痛经、经期头痛、不孕症、盆腔炎、先兆流产、妊娠剧吐、妊娠小便不通、妊娠便秘、妊娠感冒、产后小便不通、产后大便难、产后身痛、产后恶露不尽、产后缺乳、乳腺炎、更年期综合征、术后肠粘连等疾病。

2. 操作方法

按摩的手法有很多种，常用的包括按法、摩法、推法、拿法、捏法、拍法、击法、滚法、扳法、拉法、振法、摇法、理法、切法、点法、搓法、踩法、摸法、扣法、扭法、抓法、抖法、揪法、搔法、握法、挪法、弹法、拔法、刮法等，根据疾病的需要，选择不同的手法。

3. 疗效特点

按摩疗法具有调和脏腑、通络活血、祛风散寒、扶正祛邪、纠正解剖位置，促进代谢循环，提高免疫力等作用。一是使局部血管扩张，增加血液和淋巴液等循环，以改善局部组织的营养状态，促进新陈代谢及滞留体液或病理渗出物的吸收；二是诱导深部组织的血液流向体表，或使一部分血液瘀滞于局部，或使深部组织充血，以减轻体内或其他部位的充血现象，促进病理产物的消散；三是调节肌肉功能，增强肌肉弹性、张力和持久性，缓解病理紧张并促进有毒代谢产物的排出；四是影响神经功能，使其兴奋或镇静，振奋精神，或解除疲劳，从而达到治疗的目的。按摩疗法以手法为主，从体表施治，使患者免受针药之苦，有特殊的优越性。其舒适、安全、副作用小，而且疗效显著，对某些疾病有特殊的疗效，为其他疗法所不及。

4. 注意事项

①根据不同疾病与按摩部位的不同，采用合适的按摩体位。②按摩的操作程序、强度、时间需根据患者的全身与局部反应及治疗后的变化随时调整。③过饥、

过饱以及醉酒后均不适宜按摩，一般在餐后2h按摩为宜。做腰背和下腹部的按摩，应先排空大小便。④按摩时操作者的双手要保持清洁、温暖，修剪指甲，不要损伤被按摩部位的皮肤。⑤操作时，要注意室温及被按摩部位的保暖，以免受寒。⑥在单独检查异性患者和进行按摩时，态度要庄重、严肃。尤其给女患者按摩时，应避开乳房、阴部。如治疗上需要，应先与患者讲明，取得患者同意后进行治疗，同时要有第三者在场。⑦按摩后要注意适当休息，避免寒凉刺激，更不要再度损伤。应配合治疗，保持治疗效果。

十、脐疗法

脐疗法是在古代药熨、敷贴的基础上发展起来的。《五十二病方》为脐疗法提供了文字依据，其中就记载有"治齐（脐）法"，即在脐部填药、敷药、涂药等。脐疗是指将药物做成适当剂型（如糊、散、丸、膏等）敷于脐部，或在脐部给予某些物理刺激（如艾灸、针刺、热熨、拔罐等）以治疗疾病的一种方法。是以脐（即神阙穴）处为用药或刺激部位，来激发经气，疏通经络，促进气血运行，调节人体阴阳与脏腑功能。

1. 适应证

不孕症、复发性流产、先兆流产、妊娠剧吐、妊娠便秘、妊娠失眠、痛经、月经不调、闭经、崩漏、产后腹胀便秘、产后尿潴留、子宫切口愈合不良、更年期综合征、辅助生殖技术等。

2. 操作方法

脐疗的操作方法很多，目前大体分为贴敷脐部法、灸疗脐部法、按摩脐部法。①贴敷脐部法：用中药制成一定的剂型（如散、膏等）外敷于脐部的方法，其中又包括填法（将药物填于脐部，多用散剂或丸剂，用药部位一般局限于神阙穴）、敷法（将鲜药捣烂敷于脐部，或用干的药末用水或蜜、酒、唾液等调和成膏状敷于脐部，用药部位可不局限于脐孔内，较填法范围大）、覆法（将用量较多的药物捣烂或研末或调糊膏，覆盖在脐部及脐周围，用药范围较大，已不局限于神阙穴）、熨法（将药物切粗末炒热布包，乘热外敷脐部）、贴法（将药物制成膏药贴于脐部）、掩法（将药物掩盖于脐部并加以固定的方法）等。②灸疗脐部法：是指在脐部运用灸疗的方法，包括悬起灸（点燃艾条，手持之在脐部上方悬起灸之，距离以脐部觉温热但又能耐受为度）、隔物灸（先在脐部或脐内放置药物，再放艾炷或艾条灸之，即艾炷与脐部皮肤之间有药物间隔）、蒸脐法（是将药物研细末填满脐部，上置艾炷灸的一种方法）、温灸器灸（用专门制作的灸疗器械在脐部施灸）等。③按摩脐部法：是运用推拿手法刺激脐部，常用手法有揉脐法、摩脐法、按脐法。按摩脐部法简便可行，可让患者自己按摩。

3. 疗效特点

脐名神阙，为经络之总枢，经气之汇海，通过任、督、冲、带四脉而统属全身经络，联系五脏六腑。在正常情况下，冲任督带经气相通，阴阳相济，调节各脏腑、经脉的正常生理活动。若各部气血阴阳发生病理改变，通过刺激神阙穴调整任督冲带的功能，可达到"阴平阳秘，精神乃治"的目的。从现代医学观点来看，刺激神阙可能通过神经体液的作用而调节神经、内分泌和免疫系统，从而改善各组织器官的功能活动，促使其恢复正常。药物贴脐，既有药物对穴位的刺激作用，又有药物本身的作用，而且在一般情况下，往往是两种作用的综合，是在触发、调动和增强机体组织能力的前提下或同时实现的，其实质是一种综合的调节作用。

4. 注意事项

①一般宜采取仰卧位，充分暴露脐部，以方便取穴、用药和治疗；②脐孔内常有污垢，应用脐疗时，一般应先用75%的酒精棉球对脐部进行常规消毒，以免发生感染；③脐疗用药虽有自己的特点，但一般情况下仍宜辨证用药，方能提高治疗；④脐部皮肤娇嫩，在用有较强刺激性的药物时，或隔药灸脐法壮数比较多时，宜先在脐部涂一层凡士林后再用药或治疗，可避免脐部皮肤气泡；⑤脐疗给药时一般用胶布或伤湿止痛膏等固封，个别患者会对胶布等发生过敏反应，可见局部瘙痒、红赤、丘疹等现象，可暂停用药，外涂消炎膏，待脱敏后再继用，也可改用儿童肚脐贴或者纱布包扎固定；⑥慢性病和预防保健应用脐疗药物时，宜采取间断用药的方法，如两次换药之间宜间隔数小时或1d，每个疗程间可休息3～5d。一般不应长期连续使用，以免引起脐部过敏反应。

十一、耳穴压豆疗法

耳穴是腧穴的一类，是分布在耳郭的反应点，与脏腑经络、四肢百骸相互沟通，可以反映机体的生理病理现象，可诊治疾病。耳穴疗法即耳郭穴位刺激法，包括贴压、按摩、放血、磁疗等刺激方法。耳穴压豆法是临床常用方法之一，即用胶布将药豆准确地粘贴于耳穴处,给予适度的揉、按、捏、压,使其产生酸、麻、胀、痛等刺激感应,从而达到疏通经脉气血、平衡阴阳、调和脏腑、防病保健的一种外治疗法。

1. 适应证

失眠、腹痛、盆腔炎、月经不调、闭经、痛经、经行头痛、经行不寐、经前面部痤疮、卵巢早衰、盆腔炎、妊娠剧吐、妊娠失眠、产后尿潴留、产后汗证、产后头痛、产后不寐、产后乳汁不足、更年期综合征、颈椎病等。

2. 操作方法

临床常采用王不留行耳穴压豆操作,根据中医辨病辨证选取耳穴点。操作时采用酒精棉签消毒单侧耳郭,左手托持患者耳郭,右手用镊子夹取王不留行贴敷,将其贴紧于所选耳穴,并轻轻按压,以患者耳朵出现酸麻胀痛或发热感为度。每次以贴压 5 ~ 7 穴为宜,每次按压 1 ~ 2 min,每天 3 ~ 5 次,治疗 3d 后选用另一侧耳朵继续进行耳穴埋豆,两耳可交替或同时贴用。

3. 疗效特点

《灵枢》曰:"耳者,宗脉之所聚也。""十二经脉,三百六十五络,其血气皆上于面而走空窍,其精阳之气上走于目而为睛,其别气走于耳而为听。"在经脉循行中,手足三阳经均过耳,六条阴经虽然不直接入耳,但经由十二经别离、合、出、入与阳经相合,因此十二经脉都直接或间接上达与耳,与耳有着密切的联系。由此可见耳穴与五脏六腑、四肢百骸关系密切,是沟通机体表与里、局部与整体联系的重要部位。现代医学发现,耳部血管神经丰富,来自脑神经、脊神经、中枢神经分支汇聚于耳郭耳甲,刺激耳部的相应穴位可加强周围神经与中枢神经联系,激发相应神经 – 体液 – 免疫应答,达到镇痛、镇静、调节自主神经功能的作用。耳穴埋豆技术操作简便,不良反应少,安全可靠,临床应用广泛。

4. 注意事项

①贴压耳穴应注意防水,以免脱落;②夏天易出汗,贴压耳穴不宜过多,时间不宜过长,以防胶布潮湿或皮肤感染;③如对胶布过敏者,可用黏合纸代之;④耳郭皮肤有炎症或冻伤者不宜采用;⑤对过度饥饿、疲劳、精神高度紧张、年老体弱、孕妇按压宜轻,急性疼痛性病症宜重手法强刺激。

十二、药浴疗法

药浴疗法历史悠久，《黄帝内经》中就有"摩之浴之""其有邪者，渍形认为汗"等药浴疗法的记载。药浴疗法是通过用药煎汁洗浴全身或局部的方式，借药力和热力使药物的有效成分通过皮肤、黏膜、经络进入人体，发挥治疗作用的一种治疗方法。

1. 适应证

不孕症、痛经、带下病、盆腔炎、外阴炎、阴道炎、妊娠瘙痒、产后身痛、产后风湿、更年期综合征、荨麻疹等疾病。

2. 操作方法

药浴疗法根据患者身体浸入药液的多少分为全身和局部药浴。全身药浴是将头以下的部位全部浸泡在配制好的药浴液中 20 ～ 30 min，每天或隔天 1 次；局部药浴是肢体某一部位浸泡在药浴液中或频频接触药浴液，包括足浴。

3. 疗效特点

中医药浴疗法来源于生活，与日常沐浴紧密结合，在临床中应用广泛。中药经熬煮加工后，其有效治疗成分充分溶解于水或散发在水蒸气中，肌体通过浸泡、洗浴、薰浴等药液作用于腠理、行于经络、内达脏腑，由表及里产生效应，达到治疗疾病的目的。药浴疗法的作用可以通过浴液的热力作用和药物的治疗作用实现。热水浴本具有开宣腠理、发汗的作用。药液浸润体表，一是具有药物直接的治疗作用，二是药液可刺激局部的腧穴，激发经气，因体表与脏腑通过经络相互联系，基于经络腧穴的整体调节作用，从而起到调节脏腑、平衡阴阳，治疗疾病的目的。现代医学研究认为，皮肤是人体最大的器官，具有感觉、渗透、吸收、分泌等功能，药浴时药物可直接接触皮肤黏膜产生药效。药物在熏蒸浴疗过程中经皮肤、黏膜等渗透与扩散到体内，发挥了药理作用，还避免了对消化道的刺激及首过效应，达到治疗疾病的目的。

4. 注意事项

①药浴疗法在饭前、饭后 30 min 内不宜进行，饭前易造成虚脱，饭后易引起胃肠不适。②药浴后应缓慢起身，以免出现直立性低血压。③药浴时间不可太长，尤其是全身热水浴，以免体液丢失过多、氧含量减少，特别是严重心肺功能不全或低下的患者不宜全身热水药浴；一旦发生不适，应及时出浴，并服用白开水或糖水；也可冷水冲脚，促进头部供血。④皮肤有伤口、开放性骨折及经期妇女禁

用药浴。⑤皮肤过敏者应慎用此疗法。

附：足浴疗法

临床上，张迎春治疗妇科疾病，辨证与寒、痰、湿、瘀等因素相关的疾病，以及情绪焦虑、紧张者等相关疾病，经常使用自制泡脚方。

1. 适应证

宫寒不孕、复发性流产、痛经、子宫内膜异位症、失眠、更年期综合征等疾病。

2. 操作方法

足浴方（桂枝、艾叶、红花、小茴香、丁香、透骨草等），每剂煎煮 3 000 ml，将煎好的药液盛于桶内，加入适量温开水，水量以没过脚踝为宜，每次浸泡 25～30 min，至双脚皮肤红晕，背部微微发汗为度。

3. 疗效特点

据统计，人体双脚踝以下共有 66 个穴位，中药泡脚可以起到类似艾灸这些穴位的效果，有利于调节经络、推动血运、疏通气血、温煦脏腑。此外，也有研究认为，刺激局部的神经末梢，能够通过神经系统对机体进行调节，从而治疗焦虑、失眠等不适。

4. 注意事项

①足浴温度适宜，以微微汗出为宜，不可大汗淋漓；②浸泡时，以双足红晕为宜，避免足部皮肤烫伤；③注意保暖，暴露部位可加盖浴巾，避免受风寒。

十三、纳药疗法

纳药疗法是指将药物研末或捣烂，以纱布、丝帛等包裹之，或将药粉制成各种剂型，塞入耳、鼻、阴道、肛门等体窍，以防治疾病的方法。临床治疗妇科疾病常用的是阴道纳药疗法。早于汉代张仲景就在《金匮要略》中提到，用矾石丸纳阴中，以蛇床子散坐药治疗带下病，记载颇为详细。

1. 适应证

子宫颈炎、宫颈糜烂、阴道炎。

2. 操作方法

将蛇床子、白鲜皮等中药煎煮，取药汁浸泡无菌棉球，操作者首先将患者阴道擦洗干净，再用药汁浸泡的无菌棉球纳入阴道，5 min 后取下，每周治疗 2～3

次，2周为1个疗程。

3. 疗效特点

阴道纳药疗法能使药物在阴道内与病灶直接接触，充分发挥药物的作用。中医外治法治疗宫颈糜烂可避免其他物理疗法引起的阴道出血、感染、瘢痕性宫口狭窄等不良反应，通过涂敷外治，药物可直达病所，疗程短，疗效好，连续用药没有副作用，治愈后宫颈弹性好，无瘢痕，特别适用有生育要求的患者。

4. 注意事项

①治疗部位应常规清洁或消毒；②盆腔炎急性发作期，暂不用阴道纳药；③新产后宜慎用阴道纳药法，妊娠期注意用药禁忌；④阴道纳药治疗期间，禁止同房。

十四、宫腔灌注

宫腔灌注是指将中药制成注射剂并注入宫腔及输卵管腔内，以了解输卵管畅通情况，或治疗宫腔及输卵管粘连、阻塞造成的月经不调、不孕、盆腔炎等疾病，有改善局部血液循环，抗菌消炎，促进粘连松解及吸收，以及加压推注的钝性分离等综合治疗作用，目前已成为治疗宫腔、输卵管阻塞或粘连的有效方法之一。

1. 适应证

宫腔粘连、输卵管堵塞、慢性盆腔炎、子宫内膜炎等疾病。

2. 操作方法

将丹参、当归、川芎、红花、莪术、鱼腥草等中药制成注射剂，如复方丹参注射液、复方当归注射液、鱼腥草注射液等，在常规外阴、阴道、宫颈消毒后，将药量为 $20 \sim 30$ ml 的药剂使用小于 180 mmHg 的压力进行推注注入宫腔及输卵管腔内，月经干净后 $3 \sim 7d$ 进行，可隔 $2 \sim 3d$ 1 次，月经后至术前禁止性生活。

3. 疗效特点

宫腔灌注能治疗生殖系统问题，比传统的手术治疗更为安全和有效，且恢复期较短，通常需要进行多次宫腔灌注才能达到治疗效果，每次间隔时间应在月经周期中选定一段时间。

4. 注意事项

①治疗部位应常规清洁或消毒；②注射时观察有无阻力、药液回流、患者有无腹痛等情况；③月经后至术前禁止性生活。

十五、鼻嗅疗法

鼻嗅疗法是让患者用鼻嗅吸药气或药烟以治疗疾病的一种方法。

1. 适应证

妊娠剧吐。

2. 操作方法

将苏叶、竹茹、陈皮、砂仁等药研末，装入布袋中，置于患者鼻下，让患者吸其药气；或将上述药物煮汤，趁热让患者以鼻嗅其蒸汽。

3. 疗效特点

鼻嗅法是使药物通过鼻黏膜迅速吸收进入血液以发挥治疗作用。适用于不便服药或一些难以服药之症。妊娠恶阻患者往往不欲饮食，而芳香药物入鼻能降逆止呕、悦脾醒胃，此时让患者进食少许，往往便能受纳，不再呕恶。

4. 注意事项

鼻嗅吸药物蒸汽时，鼻与药物之间应当保持适当距离，不可太近，以免烫伤。

十六、佩戴疗法

佩戴疗法又称香佩疗法，是将芳香性药物装入小布袋或荷包内，佩戴在身上以防治疾病的一种方法。本疗法历史悠久，春秋战国时期就有佩戴芳香性植物以防秽辟邪的记载。《山海经》载："熏草，佩之可以已疠。"到了明清时期，本疗法更有发展，吴尚先的《理瀹骈文》记载，一些药堂已制作专门香佩出售，以防治疾病。

1. 适应证

妊娠剧吐、失眠、更年期综合征、鼻炎等疾病。

2. 操作方法

根据治疗疾病的不同，辨证用药，将所选的中药研末，装入布袋，佩挂于胸前，或放置于枕边。

3. 疗效特点

佩戴疗法以芳香开窍药物为主，使药物发挥之气味作用于口鼻、肌肤、经络穴位，经过气血经脉的循行遍布全身，因而起着防治疾病的目的。现代药理研究表明，香佩疗法所精选的药物多含有挥发油类物质，具有消炎、抗菌、抗过敏及提高机体免疫力和降血脂、改善血液循环等作用。

4. 注意事项

①凡急症、重症患者、对药物气味过敏者不宜使用本法；②制作香囊的布不宜过厚、过密，不可使用化纤布料，应选择薄棉布、纱布、绢布等进行缝制；③香佩应保持干燥、芳香，佩戴时间过长、香味减弱时，应及时更换。

临床上，张迎春自制有中药特色香囊，治疗妊娠恶阻常选用砂仁、苏叶等芳香止呕安胎药物；鼻炎常选用细辛、川芎、白芷、苍耳子等药物。

十七、药枕疗法

药枕疗法历史悠久，古人们早就发现，用装了药物的枕头来睡觉，能起到良好的防病保健的作用，并可以治疗多种慢性病，从而形成了独特的"药枕疗法"。早在晋代葛洪《肘后备急方》中就有大豆装入枕中，制成豆枕，用以治疗失眠患者的记载。药枕疗法是将具有疏通经络、调畅气血、芳香开窍、益智醒脑等作用的药物经过炮制后装入枕芯，制成药枕以治疗疾病的一种中医外治法。

1. 适应证

失眠、更年期综合征、鼻炎等疾病。

2. 操作方法

根据治疗疾病的不同，辨证用药，将所选的中药研末，装入布袋，制成枕芯。

3. 疗效特点

药枕疗法即借助人体头部与药枕较长时间的接触，使药物缓缓地刺激头部的穴位，并通过经络对人体气血阴阳、脏腑生理功能产生一定影响。同时药物之气通过皮毛孔窍，入于经络，入走脏腑，达于病所而发挥其治疗作用。

4. 注意事项

①因人施枕，药枕要根据辨证施治的原则选择制作。②定期翻晒枕芯，定期更换药物。切忌将药枕放在太阳光下曝晒，以免药物气味挥发过快。③使用药枕时间不宜太短，至少坚持使用 1 个月。每晚用枕时间不应少于 6h，时间太短也可影响疗效。④药枕与头颈接触的隔层不宜过厚。

十八、中药离子导入疗法

中药离子导入疗法是通过直流电将中药离子经皮肤或黏膜引入病变部位从而发挥作用的治疗方法，是一种改良的经皮给药治疗方式。

1. 适应证

盆腔炎性疾病、痛经、阴道炎、产后乳汁不足等疾病。

2. 操作方法

根据疾病的部位指导患者选择合适的体位，连接并开通电源，将电极片正确放置合适的部位并加压固定，调节至合适的程序。治疗过程中密切关注患者局部及全身的情况，如有不适，及时停止治疗。

3. 疗效特点

①本疗法采用经皮给药方式，降低了注射带来的风险，消除了口服方式导致的药物利用度下降问题，也没有药物对胃肠的刺激的弊端，避免了药物通过肝脏的首过效应；②使药物直接进入病灶，使局部药物浓度保持较高水平，保证治疗效果；③将中药、经络穴位与离子导入有机融合，既有穴位刺激作用，又有中药治疗作用，同时发挥了直流电本身的扩张血管，促进局部血液循环等功效，从而达到明显的疏通经脉、祛风散寒、调和气血的作用。

4. 注意事项

①评估离子导入部位皮肤；②药物、皮肤过敏者慎用；③操作环境宜温暖，暴露治疗部位，注意保护患者隐私；④选择合适的电流强度，治疗过程中注意询问患者的感受，如有不适，及时调整电流强度；⑤注意观察患者局部及全身的情况，若出现不良反应，须及时处理；⑥两电极不可同时置于心脏前后，靠近胸部使用电极会增加心脏纤颤的危险；⑦使用植入式电子装置（如心脏起搏器）的患者及孕妇禁用。

第六章

中医妇科外治法的临床特点及注意要点

一、重视辨证论治

人体为统一整体，内治注重整体观念，理法方药完备，外治亦然。八纲辨证是中医辨证论治的总纲，在中医外治领域同样起到提纲挈领的作用。中医外治法须以中医理论为指导，收集患者的四诊资料，分析疾病现阶段的主要矛盾，进而采取不同的方药和治疗手段治疗疾病，即所谓"先辨证，次论治"。辨证是论治的前提和基础，《理瀹骈文》提到施治之法有五：审阴阳、察四时五行、求病机、度病情、辨病形。审阴阳以知病之表里寒热、邪正虚实，察四时五行以知四时六气之所伤，求病机以明症之原委，度病情以析五志所伤之为病，辨病形以确定病之所在何脏何腑，如此审慎细辨，才能根据对疾病本质的认识，结合患者所处的环境及个体的具体情况，因人因地因时制宜以选择合适的方法进行治疗。

外治法虽比内治法安全稳妥，但在具体应用时，也必须辨证论治，方能取得较好的疗效。如果虚实不明，寒热不辨，表里混淆，阴阳不分地使用外治法，不但不能取得应有的效果，有时还会导致病情恶化，这是应该特别注意的。吴尚先说："外治之法，间有不效者，乃看证未的，非药之不效也。"又说："大凡外治用药，皆本内治之理，而其中有巧妙处，则法为之也。"总之，外治法是需要用阴阳五行、脏腑经络等理论来指导临床，把四诊八纲，理法方药融会贯通在一起来使用的。对中医妇科外治法的辨证论治要领归纳于下。

（一）脏腑辨治原则

妇科病的脏腑辨证以肝、脾、肾三脏为主，心、肺二脏为辅。肝藏血，主疏泄，为女子之先天；肾主生殖及生长发育，肾精充盛，才能孕育胞胎；脾运化水谷精微，为气血化生之源，经血的定期盈亏，又需脾气散精化血以补充。妇科病多处用到脏腑辨证，如肝气郁滞之痛经，多在止痛药中加入行气疏肝之品贴敷；崩漏属脾不统血者，常用党参、黄芪、白术入药贴熨以补气摄血；胎动不安，或滑胎伴腰酸，或带下清稀者，多责之于肾虚不固，常在敷脐药中加入杜仲、续断等温肾补肾之药。

（二）根据八纲辨证用药

1. 辨寒热

寒热是辨别疾病性质的两纲，是用以概括机体阴阳盛衰的两类证候，分清寒热即是要分清疾病的阴阳属性。辨别寒热是治疗时使用温热药或寒凉药的依据，所谓"寒者热之，热者寒之"。如虚寒性带下，多用蛇床子、丁香、肉桂等配药阴塞或敷脐，而湿热性带下则用黄柏、苦参、龙胆草、车前子等煎汤熏洗或阴道冲洗。

2. 审虚实

虚实是辨别人体的正气强弱和病邪盛衰的两纲。一般而言，虚指正气不足，实指邪气过盛。《素问》言："邪气盛则实，精气多则虚。"虚证虽正气不足，邪气也不盛；实证是正邪剧烈相争的证候。分清虚实之属性便于攻补得宜，原则乃是"虚则补之""实则泻之"。如肾虚滑胎，治以补肾安胎，约束带脉为主，常选用杜仲、续断、桑寄生等制成膏药贴腰眼等穴；热病所致胎动不安，实热不去则胎难保无虞，常用保胎方，即大黄、芒硝等用米汤调糊敷脐，以收清热安胎之效。

3. 分表里

表里是说明病变部位深浅和病情轻重的两纲。一般来说，皮毛、肌表和浅表的经络属表；脏腑、血脉、骨髓以及体内经络属里。表证病位浅而病情轻，里证病位深而病情重。妇科病里证多，表证少。里证温凉补泻各有所宜，唯表证治法与一般内科方法不同。例如经期感冒，在解表药中宜加调经药四物汤类使经气调畅；妊娠感寒或感温病，不单要考虑祛寒解表或清热解毒透邪，还应加入顾护胎方之品，使胎孕得以安定；产后伤风可用桂枝汤变汤为散敷脐，同时加牡蛎、浮小麦粉扑身止汗，以免伤产后虚体之气血。

4. 察标本

"标本"是个相对的概念，也是一种主次的关系。临床常运用标本关系分析病症的主次，以确定治疗的步骤。在一般情况下，治本是一个根本法则。《理瀹骈文》载:"外治必如内治者,先求其本,本者何? 明阴阳、识脏腑也。"充分体现了治病求本的思想。但在某些情况下,标病甚急,可能危及患者生命时,则应采取"急则治标、缓则治本"的法则,先治其标病,后治本病。如妇科的崩漏,治疗时应根据病情的缓急轻重、出血的久暂,灵活运用治崩三法,即塞流、澄源、复旧三法。塞流即是止血,澄源即是求因治本,复旧即是调理善后。塞流、澄源、复旧有分别,又有内在联系,必须结合具体病情灵活运用。

二、强调三因制宜

中医学"天人相应"的自然辨证观,说明了大自然的千变万化时刻影响着人体的生理、病理。疾病的发生、发展与转归受多方面因素的影响,如时令气候、地理环境、体质强弱、年龄大小等。因而在治疗上须依据疾病与气候、地理、患者三者之间的关系,制定适宜的治疗方法,才能取得良好的治疗效果。外治法和内服药物的治法一样要按照患者的体质、性别、年龄、生活习惯以及既往史等具体情况而采取适宜的治疗,决不能孤立地看待病症,机械地使用外治。还有种种特殊情况,个体差异,都应因人制宜,适当处理。使用外治法还应当注意当地气候特点对人体的影响,根据地域环境的特点,采取适宜的治疗方法,比如严寒地区,选用药要考虑用温热药物;炎热地区,要适当考虑寒凉药物。当然还是要根据病情而定。四时气候变化对人体的生理功能、病理变化均产生一定的影响,要根据不同季节气候的特点来考虑治疗法则,采取适宜的治法。例如"冬病夏治"三伏贴应在三伏天中的晴天中午进行敷贴。

三、合理选择外治疗法

中医外治疗法众多,有人曾总结了贴敷涂洗等50余种外治法,其中在妇科疾病中应用的外治法种类就很繁多。女性因其特殊的生理结构及解剖特性,妇科疾病的发病特点多为局部发病,部位固定不移,病灶距体表较近,外治用药更易发挥作用。外治法中使用较多的是直肠给药、阴道用药、脐部给药、皮肤用药以及物理疗法等。临床治疗时,要根据疾病特点、发病部位、临床疗效等选择最合适的外治疗法。

1. 直肠给药

女性特殊的生理解剖特性,病灶主要在盆腔,直肠与子宫附件邻近,直肠用药其有效成分经直肠黏膜吸收,直接作用于盆腔病变组织,对盆腔瘀血状态具有显著改善作用，局部浓度最高、疗效较好，为妇科外治法常用的方法之一。常用于治疗急慢性盆腔炎性疾病。

2. 阴道用药

通过阴道用药使药物附着于阴道穹隆部，可直接被盆腔组织吸收，具有给药途径直接、药效持久的特点，对提高治愈率、缩短疗程有十分重要的作用。常用于治疗宫颈、阴道、盆腔疾病。

3. 脐部给药

脐胚胎发育过程中为腹壁最后闭合处，表皮角质层最薄，且脐下无脂肪组织，渗透性较强，药物分子较易透过脐部的角质层进入细胞间质，迅速弥漫入血而通达全身，起到整体与局部兼顾的治疗作用，故临床应用较广。

4. 皮肤用药

即经皮肤给药，药物通过局部皮肤直接渗透和吸收或经络穴位传导使药物发挥其整体调节作用，临床运用极其广泛。比如外敷膏药、敷贴、熏蒸、热熨、药浴等治疗方法。

5. 物理疗法

声、光、电、磁不仅本身具有良好的治疗作用，而且又具有一定能量，可促进药物的吸收。这些技术与中药外治法结合创造的医疗器具如熏蒸治疗床、超短波治疗机、离子导入法等使中药外治法上升到一个新层次。

四、重视综合治疗

疾病的过程是一个复杂的正邪斗争过程。某些疾病，并非一方一法所能取效。因此，应用外治法和强调内病外治，就必须掌握综合的治疗方法。

1. 多种外治法联合运用

中医妇科外治法种类很多，临床运用须根据患者的疾病特点以及治疗过程中病情的变化，选择两种或多种合适的外治法，以缩短疗程，提高疗效。

2. 外治与内治相结合

中医学的治病理念是按照《黄帝内经》"司外揣内，司内揣外"的思想，凭借四诊合参，分析判断体内脏腑气血功能的盛衰虚实，然后通过药物、针灸、贴敷等方法对其进行调节，恢复人体正常水平，达到阴平阳秘的气血冲和状态。吴师机主张外治"与内治并行，而且能补内治之不及者""内治外治，皆足以防世急，而以外治佐内治，能两精者，乃无一失"。正所谓"寸有所长，尺有所短"，内治法作用直接，但具有不可逆性，对行医者本身的专业能力要求极高；外治法起效较缓，但治疗手法灵活多变，且治疗风险较低。无论内治法还是外治法都只是治疗手段，关键在于通过因势利导、扶正祛邪的方式，激发和调动人体内部潜在的生命力和自愈能力，依靠人体自身组织机制，促进系统的自我调节和有序化运行。二者是辨证统一、相辅相成的，在中医治疗体系之中都占有重要的地位，我们在临床实践中应将二者相互结合，取长补短，达到内外合一的理想境界。

　　总之，临床在治疗妇科疾病时，不仅要熟练掌握各种外治法，还必须根据病情需要及所选外治法在该疾病中的治疗地位、疗效等，有的放矢，灵活选配针灸、推拿等多种外治疗法或与内治疗法相结合应用，标本兼治，以提高临床疗效，缩短病程，达到远期治疗效果。

第二部分 各 论

第七章
月 经 病

月经病是以月经的周期、经期、经量异常为主症，或伴随月经周期，或于经断前后出现明显症状为特征的疾病。月经病是妇科临床的常见病、多发病。本章节重点介绍适用于中医外治法的部分月经病，包括月经先期、月经后期、月经过多、月经过少、经期延长、经间期出血、崩漏、闭经、痛经、月经前后诸症、绝经前后诸症等。

第一节　月经先期

一、概述

月经周期提前 7d 以上，甚至 10 余日一行，连续两个周期以上者，称为"月经先期"，亦称"经期超前""经行先期""经早""经水不及期"等。月经先期属于以周期异常为主的月经病，常与月经过多并见，严重者可发展为崩漏，应及时进行治疗。西医学功能失调性子宫出血、卵巢储备功能下降、卵巢早衰、子宫肌瘤和盆腔炎性疾病等出现月经提前符合本病症可按本病治疗。

二、诊断要点

（一）病史

有血热病史或有情志内伤、盆腔炎、卵巢早衰、卵巢储备功能下降等病史。

（二）临床表现

月经提前来潮，周期不足 21d，且连续出现两个月经周期以上，经期基本正常，可伴有月经量过多。

（三）妇科检查

应该排除阴道、宫颈、子宫结构异常及器质性病变，确定出血来源。

（四）辅助检查

（1）尿妊娠试验或血 hCG 检测：排除妊娠相关疾病。

（2）超声检查：明确有无宫腔占位性病变及其他生殖道器质性病变等。

（3）基础体温测定（BBT）。

（4）性激素测定。

（5）刮宫或子宫内膜活检。

三、辨证分型

（一）气虚证

1. 脾气虚证

主症：月经周期提前，或经量多，色淡红，质清稀；神疲肢倦，气短懒言，小腹空坠，纳少便溏；舌淡红，苔薄白，脉细弱。

2. 肾气虚证

主症：周期提前，经量或多或少，色淡暗，质清稀；腰膝酸软，头晕耳鸣，面色晦暗或有暗斑；舌淡暗，苔白润，脉沉细。

（二）血热证

1. 阳盛血热证

主症：经来先期，量多，色深红或紫红，质黏稠；或伴心烦，面红口干，小便短黄，大便燥结；舌质红，苔黄，脉数或滑数。

2. 阴虚血热证

主症：经来先期，量少或量多，色红，质稠；或伴两颧潮红，手足心热，咽干口燥；舌质红，苔少，脉细数。

3. 肝郁血热证

主症：月经提前，量或多或少，经色深红或紫红，质稠，经行不畅，或有块；

或少腹胀痛，或胸闷胁胀，或乳房胀痛，或烦躁易怒，口苦咽干；舌红，苔薄黄，脉弦数。

四、中医外治法

（一）毫针刺法

主穴：关元、三阴交、血海、气海。气虚证加脾俞、足三里、肾俞、百会，用补法；湿热证加行间、曲池，用泻法；郁热证加太冲、行间，用泻法，针刺得气后留针 30 min，每周治疗 1～2 次，经期月经量大时停止治疗，3 个月经周期为 1 个疗程。

（二）穴位贴敷法

气虚型：升提贴贴神阙穴；血热妄行出血量多者用止血贴。

（三）刺络法

在阳关穴至腰俞穴间任选一点，以位置较低者为好。用三棱针挑治，挑刺深 0.1～0.15 cm，其范围不宜过大，挑治后用消毒敷料覆盖，每月 1 次，3 次为 1 个疗程。或者耳尖放血，此法简便易行，最常用。刺络法适用于血热证及瘀血证的月经先期。

（四）火龙罐综合灸

选穴：至阳、命门、肾俞、八髎、十七椎、神阙、归来、子宫等。

操作手法：检查罐口无破损后，把定制的蕲艾炷置于罐体内并将其表面充分点燃，把火龙罐放在少腹部进行操作，沿患者背部督脉—至阳穴—命门穴两侧膀胱经各纵向刮拭 30 次，肾俞、命门熨法，腰骶部及八髎穴区左右横向推法、揉法、闪法，对次髎穴、十七椎两穴位重点以拨、刮法刺激，出现痧点即停，而后持火龙罐以正旋、反旋作用腹部通 10 遍任脉，逆时针与顺时针捏揉腹部各 5 遍，对神阙、关元、气海、子宫、归来、中极以按法、拨法，以皮肤红润、患者感受到有热度为宜，以振法对小腹部按摩 20 min，对腹部进行横向推拿按摩，共 10 次，局部操作 15 min，待皮肤微微汗出、出现痧点即停止操作，用干净纸巾擦去皮肤表面精油。

注意事项：①操作时根据罐内温度高低适当调整运罐速度，并注意观察患者神情变化，询问其感受。②嘱患者 4 h 内避免冲凉、接触冷水冷饮等。

疗程：每 5d 行 1 次治疗，每次 30 ～ 40 min，经期均可治疗，若月经量大时停止治疗，待月经结束后继续治疗，3 个月经周期为 1 个疗程，共持续 1 个疗程。

（五）穴位埋线

选取天枢、中脘、气海、曲池、足三里、丰隆等穴，医者洗手、消毒后戴上无菌手套，将 3-0 医用羊肠线剪取 1 ～ 1.5 cm 段若干，浸泡在 75% 酒精内备用，6 号注射器针头作套管，制成简易埋线针；用消毒镊取已消毒好的羊肠线置于针头尖端放入注射针中，以羊肠线不超出针头为宜；背部穴位在局部下方向上平刺，下腹部穴位直刺（排尿后），下肢穴位直刺，刺至所需深度，右手持埋线针，左手辅助固定穴位处皮肤，快速刺入穴位 1.5 ～ 2.0 cm 后快速出针，用消毒棉球按压针孔片刻，确保不存在线头外露现象，并用胶布固定，敷贴患者针孔 24h，嘱患者 24h 内不能沾水，以防感染。每 10d 埋线 1 次，避开经期，5 次为 1 个疗程。

五、预防与调护

（一）饮食有节

不过食厚腻、寒凉、燥烈之食物，以免损伤脾胃功能。

（二）调畅情志

避免忧思恼怒等不良情绪，保持心情舒畅。

（三）适度劳逸

经期不宜剧烈活动，以免气耗不能统血。

（四）节制房事

避免房劳多产或经期交合，以免损伤冲任、感受邪毒造成月经病。

第二节 月经后期

一、概述

月经周期延后 7d 以上，甚至 3～5 个月一行者，称为"月经后期"，亦称"经行后期""月经延后""月经落后""经迟"等。一般认为需连续出现两个周期以上，若每次仅延后三五天，或偶然延后 1 次，下次仍如期来潮者，均不作月经后期论。此外，青春期月经初潮后 1 年内，或围绝经期，周期时有延后，而无其他证候者，亦不作病论。本病包括西医学中的卵巢早衰、卵巢储备功能下降、多囊卵巢综合征等疾病。

二、诊断要点

（一）病史

禀赋不足，或有感寒饮冷、情志不遂史。

（二）临床表现

月经周期延后 7d 以上，甚至 3～5 个月一行，可伴有经量及经期的异常，一般认为需连续出现两个月经周期以上。

（三）妇科检查

子宫大小正常或略小。

（四）辅助检查

（1）尿妊娠试验或血 hCG 检测：排除妊娠相关疾病。

（2）超声检查：明确有无宫腔占位性病变及其他生殖道器质性病变等。

（3）基础体温测定（BBT）。

（4）性激素测定。

三、辨证分型

（一）肾虚证

主症：周期延后，量少，色暗淡，质清稀，或带下清稀；腰膝酸软，头晕耳鸣，面色晦暗，或面部暗斑；舌淡，苔薄白，脉沉细。

（二）血虚证

主症：周期延后，量少，色淡红，质清稀，或小腹绵绵作痛；或头晕眼花，心悸少寐，面色苍白或萎黄；舌质淡红，脉细弱。

（三）血寒证

1. 虚寒证

主症：月经延后，量少，色淡红，质清稀，小腹隐痛，喜暖喜按；腰酸无力，小便清长，大便稀溏；舌淡，苔白，脉沉迟或细弱。

2. 实寒证

主症：月经周期延后，量少，色暗有块，小腹冷痛拒按，得热痛减；畏寒肢冷，或面色青白；舌质淡暗，苔白，脉沉紧。

（四）气滞证

主症：月经周期延后，量少或正常，色暗红，或有血块，小腹胀痛；或精神抑郁，经前胸胁乳房胀痛；舌质正常或红，苔薄白或微黄，脉弦或弦数。

（五）痰湿证

主症：经期错后，量少色淡质黏，体胖头晕，脘闷恶心，带下量多，舌淡胖，苔白腻，脉滑。

四、中医外治法

（一）李氏熏脐法

取麝香、龙骨、乳香、没药各等分，研末。药末放脐内，上隔槐树皮或姜片，用艾炷灸之，隔天1次。

（二）毫针刺法

主穴选气海、归来、三阴交；血虚证加足三里、血海；肾虚证加肾俞、太溪；

气滞配太冲；实寒证加天枢、神阙、子宫；虚寒证加命门、关元；痰湿配丰隆、水分，得气后留针 30 min 左右。

（三）温针灸

选取关元、归来、三阴交，提插捻转得气后，艾条插于针柄之上施灸，每穴施灸 2 壮，1 周治疗 3 次，连续治疗 3 个月经周期，月经期停止治疗。此法适用于血虚寒凝之月经后期。

（四）耳穴压豆

取脾、肾、内分泌等穴位，用王不留行耳贴按压相应穴位，每次按压 3 min，每天按压 2～3 次，第 1 次治疗从月经第 5 天开始，共治疗 3 个月经周期，月经期停药。

（五）穴位埋线

选取天枢、子宫、气海、关元、中极、足三里、三阴交等穴，医者洗手、消毒后戴上无菌手套，将 3–0 医用羊肠线剪取 1～1.5 cm 段若干，浸泡在 75% 酒精内备用，6 号注射器针头作套管，制成简易埋线针；用消毒镊取已消毒好的羊肠线置于针头尖端放入注射针中，以羊肠线不超出针头为宜；背部穴位在局部下方向上平刺，下腹部穴位直刺（排尿后），下肢穴位直刺，刺至所需深度，右手持埋线针，左手辅助固定穴位处皮肤，快速刺入穴位 1.5～2.0 cm 后快速出针，用消毒棉球按压针孔片刻，确保不存在线头外露现象，并用胶布固定，敷贴患者针孔 24h，嘱患者 24h 内不能沾水，以防感染。每 10d 埋线 1 次，避开经期，5 次为 1 个疗程。

（六）火龙罐综合灸

选穴：中脘、气海、中极、关元、归来、子宫、三阴交等。

操作手法：检查罐口无破损后，把定制的蕲艾炷置于罐体内并将其表面充分点燃，嘱患者仰卧位，先灸关元、循足太阴脾经走罐，施罐时手掌的小鱼际先接触皮肤，然后落罐，结合点、振、叩、捻、推、按、拨、揉、熨、烫等不同手法正旋、反旋、摇拨、摇振罐体作用于皮肤肌肉组织，以患者耐受为度，运罐速度可根据罐内温度高低进行调整，注意干预时间的把控，以皮肤微微出汗为宜。罐内余温用来灸中脘，至没有余温时取罐，灸中脘的同时可换小号火龙罐施罐于足部的三阴交穴。局部操作 15 min，待皮肤微微汗出、出现痧点即停止操作，用干净纸巾擦去皮肤表面精油。

注意事项：①操作时根据罐内温度高低适当调整运罐速度，并注意观察患者神情变化，询问其感受。②嘱患者 4 h 内避免冲凉、接触冷水冷饮等。

疗程：每 5d 行 1 次治疗，每次 30～40 min，经期均可行火龙罐，若月经量大时，停止治疗。每 3 个月经周期为 1 个疗程，共持续 1 个疗程。

（七）虎符铜砭刮痧

嘱患者平卧，选取双侧合谷、三阴交穴。刮痧部位皮肤常规消毒后涂抹润滑剂（红花油、活络油等有活血作用者更好），用刮痧板单方向刮 15 次（忌来回操作，易磨损皮肤），刮拭长度为 5 cm 左右，以刮痧板与皮肤夹角 30°～45° 为佳，用力稍沉，力度适中均匀，以局部皮肤潮红为度，每天 1 次。

五、预防与调护

（一）调摄寒温

经期注意调摄寒温，适时增减衣物，不可冒雨、受风、暴晒等。

（二）节制饮食

不过食厚腻、寒凉、燥烈之食物，以免损伤脾胃功能。

（三）调畅情志

避免忧思恼怒等不良情绪，保持心情舒畅。

第三节　月经过多

一、概述

月经量较正常明显增多，而周期基本正常者，称为"月经过多"，亦称"经水过多"。一般认为月经量以 30～50 ml 为宜，超过 80 ml 为月经过多。本病可与周期、经期异常并发，如月经先期、月经后期、经期延长伴月经量多，尤以前者多见。本病包括西医学中的黄体功能不全、子宫肌瘤、子宫腺肌症等。

二、诊断要点

（一）病史

可有大病久病、精神刺激、饮食失宜、经期或产后感邪或房事不洁史，或宫内节育器避孕史。

（二）临床表现

月经量明显增多，但在一定时间内能自然停止。月经周期、经期一般正常，也可伴月经提前或延后，或行经时间延长。病程长者，可有血虚之象。或伴有痛经、不孕、癥瘕等病症。

（三）妇科检查

功能失调性子宫出血患者及宫内节育器致月经过多者，盆腔器官无明显器质性病变，而子宫肌瘤等导致月经过多者多有阳性体征。

（四）辅助检查

卵巢功能测定、子宫内膜病理检查、B超、宫腔镜检查等。

三、辨证分型

（一）气虚证

主症：行经量多，色淡红，质清稀，神疲体倦，气短懒言，小腹空坠，面色㿠白，舌淡，苔薄，脉缓弱。

（二）血热证

主症：经行量多，色鲜红或深红，质黏稠，或有小血块；伴口渴心烦，尿黄便结；舌红，苔黄，脉滑数。

（三）血瘀证

主症：经行量多，色紫暗，有血块；经行腹痛，或平时小腹胀痛，舌紫暗或有瘀点，脉涩。

四、中医外治法

（一）毫针刺法

主穴选隐白、中极、气海、三阴交；气虚证加脾俞、百会、足三里，用补法；血热证加曲池、行间，用泻法；血瘀证加合谷、太冲、血海，采用泻法。得气后留针 30 min 左右。

（二）艾灸法

取百会、隐白等穴位行艾条温和灸，以患者能耐受为度，每次 30 min 左右，多适用于气虚不摄经量较多者。

（三）耳尖放血

于双侧耳尖放血，用采血针进行点刺，放血 3～5 滴，血热者为宜。

（四）脐疗法

取党参、白术、黑炮姜、海螵蛸各 15 g，研细末，以醋调如泥，敷于神阙穴。每天 1 次，每次保留 4h。

（五）火龙罐综合灸

选穴：神阙、子宫、关元、三阴交、足三里、隐白、血海、十七椎、次髎穴。

操作手法：沿患者背部督脉—至阳穴—命门穴位两侧膀胱经各纵向刮拭 30 次，肾俞、命门熨法，腰骶部及八髎穴区左右横向推法、揉法、闪法，对次髎穴、十七椎两穴位重点以拨、刮法刺激，出现痧点即停，而后持火龙罐以正旋、反旋、作用腹部通 10 遍任脉，逆时针与顺时针捏揉腹部各 5 遍，对神阙、关元、子宫、血海、隐白以按法、拨法，以皮肤红润、患者感受到有热度为宜，以振法对小腹部按摩 20 min，对腹部进行横向推拿按摩，共 10 次。

注意事项：①操作时根据罐内温度高低适当调整运罐速度，并注意观察患者神情变化，询问其感受。②嘱患者 4 h 内避免冲凉、接触冷水冷饮等。

疗程：每 3d 行 1 次治疗，每次 30～40 min，待月经结束后治疗，3 个月经周期为 1 个疗程，共持续 1 个疗程。

（六）穴位贴敷

选穴：关元、气海、中极。

操作方法：取海螵蛸、茜草、地榆炭、侧柏炭按照 1:1:1:1 的比例研末成粉并加水进行调和，制成约 1 元硬币大小的药饼，贴敷于关元、气海、中极三个穴位上。

疗程：从月经第 1 天开始，每次贴敷 2h，每天 1 次，连续 10d。

注意事项：嘱患者注意贴敷时间，且贴敷期间不可接触水，不可剧烈运动，防止药饼脱落，若出现皮肤过敏等症状，需及时取下。

五、预防与调护

（一）调彩畅情志

保持良好的情绪，避免不良情绪刺激。

（二）节制饮食

不过食辛温燥烈之食物。

（三）适劳逸结合

注意劳逸结合，避免过度劳累及剧烈活动。

第四节　月经过少

一、概述

月经周期正常，月经量明显减少，或经行时间不足 2d，甚或点滴即净者，称为"月经过少"，亦称"经水少"。一般认为月经量少于 20 ml 为月经过少。本病一般周期尚正常，但有时也与周期异常并见，如先期伴月经量少，后期伴月经量少，后者往往为闭经的前驱症状。本病包括西医学中的卵巢早衰、卵巢储备功能下降、子宫粘连等。

二、诊断要点

（一）病史

可有失血、结核病、反复流产等病史及刮宫史。

（二）临床表现

经量明显减少，甚或点滴即净，月经周期可正常，也可伴周期异常，如与月经后期并见。

（三）妇科检查

盆腔器官基本正常或子宫体偏小。

（四）辅助检查

内分泌激素测定、B超检查、诊断性刮宫、宫腔镜检查、子宫碘油造影等。

三、辨证分型

（一）肾虚证

主症：经量素少或渐少，色暗淡，质稀；腰膝酸软，头晕耳鸣，足跟痛，或小腹冷，或夜尿多；舌淡，脉沉弱或沉迟。

（二）血虚证

主症：经来血量渐少，或点滴即净，色淡、质稀；或伴小腹隐痛，头晕眼花，心悸怔忡，面色萎黄；舌淡红，脉细。

（三）血瘀证

主症：经行涩少，色紫暗，有血块；小腹胀痛，血块排出后胀痛减轻；舌紫暗，或有瘀斑、瘀点，脉沉弦或沉涩。

（四）痰湿证

主症：经行量少，色淡红，质黏腻如痰；形体肥胖，胸闷呕恶，或带多黏腻；舌淡，苔白腻，脉滑。

四、中医外治法

（一）毫针刺法

行经期选穴：不予针刺（月经周期第 1～4 天）。

经后期选穴：太溪、三阴交、血海、足三里（月经周期第 5～14 天）。

经间期选穴：关元、气海、肾俞、太溪、足三里、三阴交（月经周期第 15～23 天）。

经前期选穴：脾俞、肾俞、三阴交、委中（月经周期第 24～28 天）。

（二）耳穴压豆

主穴：内生殖器（子宫）、皮质下（卵巢）、肾、肝。配穴：内分泌、缘中（脑点）。食少纳差加胃、脾穴；失眠多梦加神门穴。治疗方法：采取王不留行籽贴压上述穴位，3d 换 1 次穴贴。

（三）穴位埋线

选关元、肝俞、足三里、三阴交、肾俞、次髎、血海、太溪等穴位。医者洗手、消毒后戴上无菌手套，将 3-0 医用羊肠线剪取 1～1.5 cm 段若干，浸泡在75% 酒精内备用，6 号注射器针头作套管，制成简易埋线针；用消毒镊取已消毒好的羊肠线置于针头尖端放入注射针中，以羊肠线不超出针头为宜；背部穴位在局部下方向上平刺，下腹部穴位直刺（排尿后），下肢穴位直刺，刺至所需深度，右手持埋线针，左手辅助固定穴位处皮肤，快速刺入穴位 1.5～2.0 cm 后快速出针，用消毒棉球按压针孔片刻，确保不存在线头外露现象，并用胶布固定，敷贴患者的针孔 24h，嘱患者 24h 内不能沾水，以防感染。每月治疗 1 次，3 个月为 1 个疗程。

（四）火龙灸

患者取俯卧位，暴露背部，常规清洁皮肤，背部督脉铺上温热的姜汁纱块，铺一层干毛巾，再覆盖单层湿毛巾，循督脉，铺艾绒，艾绒在毛巾上铺成 3 条纵行长龙状，头尾互相连接，用 95% 酒精进行喷洒，在艾绒连接处点火，嘱患者不能移动身体，受试者诉不能耐受火龙灸的热度时，立刻用 2 条湿毛巾铺盖灭火，循经络按摩，促进热力、药力的渗透，待毛巾没有温热感后，准备灸下一壮，如此反复 5 壮，在月经前 5～7d 开始治疗，每天 1 次，连续治疗 3 个月经周期。

（五）八髎隔姜灸

患者取俯卧位，选择八髎穴的灸治范围（长约 8 cm，宽约 5 cm），首先将生姜汁均匀涂抹以上部位，之后将自制研磨的暖宫粉均匀铺在灸治区域（暖宫粉处方包括肉桂 10 g、茜草 15 g、乳香 10 g、白芥子 12 g、小茴香 10 g、当归 12 g、细辛 8 g、没药 10 g、甘遂 9 g、樟脑 3 g、玄胡 15 g）。之后铺上宣纸，宣纸上方放置生姜末，最后铺上 3 根长 20 cm 的艾条，施灸 3 壮，每次治疗约 1.5h，每天治疗 1 次，经期暂停。

（六）火龙罐综合灸

选穴：腰阳关、至阳、命门、肾俞、八髎、气海、关元、神阙等穴。

操作手法：检查罐口无破损后，把定制的蕲艾炷置于罐体内并将其表面充分点燃，嘱患者俯卧位，在腰骶部及八髎穴区域均匀涂上适量的蕲艾精油，当罐口温度适宜，艾炷燃烧升温均匀后，把火龙罐放在腰骶部（长强至腰阳关）及八髎穴区域上进行操作。施罐时手掌的小鱼际先接触皮肤，然后落罐，结合点、振、扣、碾、推、按、拨、揉、熨、烫等不同手法正旋、反旋、摇拨、摇振罐体作用于皮肤肌肉组织，局部操作 15 min，待皮肤微微汗出、出现痧点即停止操作，用干净纸巾擦去皮肤表面精油。以患者感受到有热度为宜，以振法对小腹部按摩 20 min，对腹部进行横向推拿按摩，共 10 次。

注意事项：①操作时根据罐内温度高低适当调整运罐速度，并注意观察患者神情变化，询问其感受。②嘱患者 4 h 内避免冲凉、接触冷水冷饮等。③嘱患者平素可服用健脾益气祛湿之品。

疗程：每 3d 行 1 次治疗，每次 30～40 min，经期均可行火龙罐，若月经量大时停止治疗，待下次月经前 15d 再次行治疗。每 3 个月经周期为 1 个疗程，共持续 1 个疗程。

（七）中药外敷包

将活血化瘀、温经通络的中草药研磨成粉装进棉布袋中，将布袋口缝好，放进蒸锅里蒸 15～20 min，蒸好后取出，用干毛巾包好（避免烫伤），外敷于小腹部，敷至药包冷却为止，经期照常使用，此操作睡前完成效果最佳，药包可重复使用 10～15d。

取木香、三棱、莪术、艾叶等药，将上述药物共同研成细末，瓶装备用。治疗时取适量药粉，以温开水调成糊状敷于下腹部，胶布固定，隔天换药 1 次。

（八）中药保留灌肠

将益母草、鸡血藤、全当归、川芎、生鸡内金、甘草等中药加水煎至 150 ml，温度控制在 37～39 ℃。患者每晚睡前排空大小便，采取侧卧体位，将灌肠管缓慢插入肛门 15～20 cm，将药液缓缓注入，操作完毕后嘱患者将臀部抬高，静卧，使得药物充分吸收，每天 1 次，每次约 60 min，15d 为 1 个疗程，经期加用赤芍、白芍、黄芪、枸杞子等药，连续治疗 3 个月经周期。

五、预防与调护

（1）保持良好的情绪，避免不良情绪刺激。

（2）不过食辛温燥烈之食物。

（3）注意劳逸结合，避免过度劳累及剧烈活动。

（4）节制房事，避免房劳多产损伤冲任气血。

第五节　经 期 延 长

一、概述

月经周期基本正常，行经时间超过 7d，甚或淋漓半月方净者，称为"经期延长"。又称"月水不断""经事延长"等。西医学的黄体功能萎缩不全、盆腔炎、子宫内膜炎、子宫内膜息肉、子宫腺肌症及宫内节育环所引起的经期延长符合本定义者可参照本病治疗。

二、诊断要点

（一）病史

可有饮食、起居、情志失调，盆腔炎症或有上环及剖宫产手术史等。

（二）临床表现

行经时间超过 7d，甚至淋漓半月始净，月经周期基本正常，或伴有经量增多，慢性盆腔炎、子宫内膜炎、子宫内膜息肉、黏膜下肌瘤患者可伴有下腹痛，腰骶坠痛或白带增多或赤带、黄带等症。

（三）妇科检查

多无明显器质性病变；慢性盆腔炎者，妇科检查有宫体压痛，附件增粗、压痛等阳性体征。

（四）辅助检查

基础体温检测，内分泌激素测定，妇科超声检查，适时的宫腔镜、子宫内膜组织学检查等，均有助于诊断。

三、辨证分型

（一）气虚证

主症：经血过期不净，量多，色淡，质稀；倦怠乏力，气短懒言，小腹空坠，面色㿠白；舌淡，苔薄，脉缓弱。

（二）血热证

1. 虚热证

主症：经行时间延长，量少，色鲜红，质稀，无血块；咽干口燥，或见潮热颧红，或手足心热；舌红，苔少，脉细数。

2. 湿热证

主症：经行时间延长，量不多，或色暗如败酱，质黏腻，或带下量多，色赤白或黄。或下腹热痛，舌红，苔黄腻，脉濡数。

（三）血瘀证

主症：经行时间延长，量或多或少，经色紫暗，有块；经行小腹疼痛，拒按；舌质紫暗或有瘀点，脉弦涩。

四、中医外治法

（一）毫针刺法

取隐白、太溪、三阴交、关元、中极、水道、归来、子宫、肾俞等穴位，于月经来潮前 5～7d 开始治疗，行经期不停针，至月经结束，3 个月经周期为 1 个疗程。

（二）脐疗法

将马齿苋、黄芪、人参、升麻、白术等药研成细末，每次取细末 10 g 清水调和，涂在神阙穴，然后用无菌纱布盖在穴位上，胶布固定，每 3d 换 1 次药，换药 10 次为 1 个疗程。

（三）耳穴压豆

取子宫、内分泌、内生殖器、脾、肝穴，王不留行籽贴压双耳穴敏感点处，每天按压 3～4 次，每次 1～2 min，于月经周期第 5 天及贴耳穴后 1 周各贴 1 次耳穴。

（四）止血灸

穴位：神阙、隐白。

嘱患者仰卧位，充分暴露肚脐及足部，将止血粉填入神阙穴且高于肚脐约 0.1 cm，用毛巾覆盖于腹部，将一艾炷裁切成若干个约 3 cm 小段放入小型艾灸盒中并点燃，再将艾灸盒置于肚脐上进行艾灸，每次灸 1 壮，待艾炷燃尽后取下艾灸盒；同时点燃 2 壮艾炷放置距离两侧隐白穴 3～7 cm 处进行艾灸，不可待艾炷完全燃尽再取下，以免烫伤，艾灸治疗结束后嘱患者平时注意保暖，不喝凉水、不吹风，避免寒邪入体。

（五）中药外敷包

将活血化瘀、温经通络的中草药研磨成粉装进棉布袋中，将布袋口缝好，放进蒸锅里蒸 15～20 min，蒸好后取出用干毛巾包好（避免烫伤），外敷于小腹部，敷至药包冷却为止，经期停用，此操作在睡前完成效果最佳，药包可重复使用 10～15d。

五、预防与调护

（1）劳逸适度、经期不宜过度劳累及剧烈活动。

（2）节制房事，经期禁止同房。

（3）保持良好的心态，避免不良情绪的影响。

第六节　经间期出血

一、概述

两次月经中间，即氤氲之时，出现周期性的少量阴道出血者，称为经间期出血。西医学排卵期出血可参照本病治疗，若出血量增多、出血期延长、失治误治则可发展为崩漏。

二、诊断要点

（一）病史

可有青春期月经不调史，手术流产史。

（二）临床表现

两次月经中间，在周期的 12～16d 出现规律性的少量阴道出血，出血持续 2～3d 或数天，可伴有腰酸，少腹两侧或一侧胀痛、乳胀，白带增多，质地透明如蛋清样，或赤白带下。

（三）妇科检查

宫颈黏液透明呈拉丝状，夹有血丝或赤白带下。

（四）辅助检查

基础体温检测、内分泌测定等均有助于诊断。

三、辨证分型

（一）肾阴虚证

主症：两次月经中间，阴道少量出血或稍多，色鲜红，质稍稠；头晕腰酸，夜寐不宁，五心烦热，便艰尿黄；舌体偏小，脉细数。

（二）湿热证

主症：两次月经中间，阴道出血量稍多，色深红，质黏腻，无血块。平时带下量多色黄，小腹时痛；神疲乏力，骨节酸楚，胸闷烦躁，口苦咽干，纳呆腹胀，小便短赤；舌质红，苔黄腻，脉细弦或滑数。

（三）血瘀证

主症：经间期出血量少或多少不一，色紫黑或有血块，少腹两侧或一侧胀痛或刺痛；情志抑郁，胸闷烦躁；舌质紫或有紫斑，脉细弦。

四、中医外治法

（一）艾灸

经间期出血选隐白、三阴交、血海、神阙等穴位进行温和灸，以患者能耐受为度，每天1次，每次30 min，隔天1次。

（二）穴位贴敷——止血贴

选穴：神阙。

疗程：于经间期贴于神阙穴，每天1次，每次保留4h，连续治疗7d。

注意事项：嘱患者注意贴敷时间，且贴敷期间不可接触水，不可剧烈运动，防止药饼脱落，若出现皮肤过敏等症状，需及时取下。

（三）毫针疗法

主穴：关元、肾俞、子宫、血海、三阴交；伴胸胁胀满加太冲、地机；伴腹冷腰酸加命门。针刺得气后留针30 min左右，配合TDP灯照射。

（四）穴位埋线

取脾俞、肾俞、气海、关元、中极、子宫、血海、足三里、三阴交、地机、太冲等穴，医者洗手、消毒后戴上无菌手套，将3-0医用羊肠线剪取1.0～1.5 cm段若干,浸泡在 75% 酒精内备用,6 号注射器针头作套管,制成简易埋线针;用消毒镊取已消毒好的羊肠线置于针头尖端放入注射针中,以羊肠线不超出针头为宜;背部穴位在局部下方向上平刺,下腹部穴位直刺(排尿后),下肢穴位直刺,刺至所需深度,右手持埋线针,左手辅助固定穴位处皮肤,快速刺入穴位 1.5 ~ 2.0 cm 后快速出针,用消毒棉球按压针孔片刻,确保不存在线头外露现象,并用胶布固定,敷贴患者的针孔 24h,嘱患者 24h 内不能沾水,以防感染。每次月经结束后开始治疗,每 2 周 1 次,避开月经期和排卵期出血的时间段,连续治疗 3 个月经周期。

(五)耳穴压豆

取肝、脾、肾、内分泌、缘中、内生殖器、心、神门穴,王不留行籽贴压双耳穴敏感点处,每天按压 3 ~ 4 次,每次 1 ~ 2 min,于月经周期第 5 天及贴耳穴后 1 周各贴 1 次耳穴。

五、预防与调护

(1)劳逸结合,特别是出血期间不宜过度劳累,保持外阴清洁。
(2)出血期间避免食用辛香温燥之食物。
(3)保持心情舒畅,避免忧思恼怒等不良情绪。

第七节 崩 漏

一、概述

妇女不在行经期间阴道突然大量出血,或淋漓下血不断者,称为"崩漏",前者称为"崩中",后者称为"漏下"。若经期延长达 2 周以上者,应属崩漏范畴,称为"经崩"或"经漏"。一般突然出血,来势急,血量多的叫崩;淋漓下血,来势缓,血量少的叫漏。崩与漏的出血情况虽不相同,但其发病机制是一致的,而且在疾病发展过程中常相互转化,如血崩日久,气血耗伤,可变成漏,久漏不止,病势日进，也能成崩，所以临床上常常崩漏并称。本病相当于西医学无排卵型异常子宫出血。生殖器炎症和某些生殖器肿瘤引起的不规则阴道出血亦可参照本病辨证治疗。

二、诊断要点

（一）病史

可有饮食、起居、情志失调，盆腔炎症等病史，或有上环手术史。

（二）临床表现

崩漏出血表现多样。可以为接近正常的周期性出血，量也正常。但是多数表现为周期不正常，经期也异常。如先有数周或数月停经，继之以大量出血，出血持久，连续2～3周或更长时间，不易自止，也可表现为不规则出血，时出时停，出血量也时多时少。失血过多者常表现为贫血。

（三）妇科检查

应排除阴道、宫颈及子宫结构异常和器质性病变，确定出血来源。

（四）辅助检查

（1）尿妊娠试验或血 hCG 检测：排除妊娠相关疾病。

（2）超声检查：明确有无宫腔占位性病变及其他生殖道器质性病变等。

（3）基础体温测定（BBT）。

（4）性激素测定。

（5）刮宫或子宫内膜活检。

三、辨证分型

（一）血热证

1. 虚热证

主症：经血非时而下，量少淋漓，或量多势急，血色鲜红而质稠。心烦潮热，小便黄少，或大便燥结，苔薄黄，脉细数。

2. 实热证

主症：经血非时而下，血色深红或鲜红，质或稠或有血块，口渴烦热，或有发热，小便黄或大便干结，苔黄或黄腻，脉洪数。

（二）肾虚证

1. 肾阳虚证

主症：经来无期，出血量多或淋漓不尽，色淡质清，畏寒肢冷，面色晦暗，腰腿酸软，小便清长，色质淡，苔薄白，脉沉细。

2. 肾阴虚证

主症：经乱无期，出血淋漓不尽或量多，色鲜红，质稍稠，头晕耳鸣，腰膝酸软。或心烦，色质偏红，苔少，脉细数。

（三）脾虚证

主症：经血非时而至，崩中继而淋漓，血色淡而质薄。气短神疲，面色㿠白，或面浮肢肿，手足不温，或饮食不佳。色质淡，苔薄白，脉弱或沉溺。

（四）血瘀证

主症：经血非时而下，时下时止，或淋漓不尽，或停闭日久又突然崩中下血，继而淋漓不断，色紫黑有块，小腹疼痛，舌质紫暗，苔薄白，脉涩。

四、中医外治法

（一）毫针刺法

主穴：三阴交、足三里、气海、关元，气虚加脾俞、膏肓俞；虚热加命门、复溜、然谷、阴谷；实热加血海、水泉；血瘀加地机、气冲、冲门，得气后留针 30 min，每 10～15 min 行针 1 次。

（二）温针灸

取穴：关元、气海、三阴交、隐白、地机、断红。患者仰卧，常规消毒皮肤后，用毫针刺入皮肤 0.5～1 寸，行提插捻转补泻手法，得气后留针 30 min，每 15 min 行针 1 次。在留针过程中，于针柄上裹以纯艾绒的艾团，或取约 2 cm 长之艾条一段，套在针柄之上，无论艾团、艾条段，均应距皮肤 2～3 cm，再从其下端点燃施灸。在燃烧过程中，如患者觉灼烫难忍，可在该穴区置一硬纸片，以稍减火力。每次如用艾团可灸 3～4 壮，艾条段则只需 1～2 壮，使热力透达穴内，待燃尽后出针。出血当日就诊，每天 1 次，连续使用 7d，1 周为 1 个疗程，连续治疗 1～2 个疗程即可。

（三）耳穴压豆

取穴：内分泌、脑点、子宫、卵巢等穴位，予以王不留行籽贴压，每天以最大耐受刺激量为准，每穴按揉 3 min，两耳交替，连续治疗 15d。

（四）穴位贴敷——止血贴

选穴：神阙。

疗程：每天 1 次，每次保留 4h，连续治疗 7d。

注意事项：嘱患者注意贴敷时间，且贴敷期间不可接触水等物质，不可剧烈运动，防止药饼脱落，若出现皮肤过敏等症状，需及时取下。

（五）止血灸

穴位：隐白、断红。

嘱患者仰卧，充分暴露足部，双手轻轻搭于腹部，将两段约 5 cm 的艾炷分别固定于距离断红 3～7 cm 处点燃进行艾灸，同时点燃 2 段艾炷放置隐白穴，不可待艾炷完全燃尽再取下，以免烫伤，艾灸治疗结束后嘱患者注意保暖，不喝凉水、不吹风，避免寒邪入体。

五、预防与调护

重视经期卫生、保持外阴清洁，加强经期营养，保持良好的情绪。

第八节　闭　　经

一、概述

女子年逾 18 周岁，月经尚未来潮，或月经来潮后又中断 6 个月以上者，称为"闭经"，前者称原发性闭经，后者称继发性闭经，古称"女子不月""月事不来""经水不通""经闭"等。妊娠期、哺乳期或更年期的月经停闭属生理现象，不作闭经论，有的少女初潮 2 年内偶尔出现月经停闭现象，可不予治疗。本病属难治之症，病程较长，疗效较差，因此，必要时应采用多种方法综合治疗以提高疗效。西医学的多囊卵巢综合征可参照本病诊治。

二、诊断

（一）病史

可有情志失调、环境改变、肥胖等诱因；或有泌乳及刮宫等病史。

（二）临床表现

女子年逾 18 周岁，月经尚未来潮，或月经来潮后又中断 6 个月以上。

（三）体格检查

检查全身发育状况，有无畸形、身高、体重、第二性征发育情况，有无泌乳等。妇科检查注意内外生殖器发育情况及有无畸形。

（四）辅助检查

（1）尿妊娠及血 hCG 检查排除妊娠。

（2）妇科超声检查：观察有无子宫，子宫形态，卵巢大小、形态、卵泡数目等。多囊卵巢综合征患者可见卵巢多囊性改变，B 超检查示每个切面有超过 12 个直径 2～9 mm 的卵泡和 / 或卵巢体积增大大于 10 ml。

（3）内分泌测定：性激素六项、空腹血糖、糖耐量实验及胰岛素释放实验。

（4）腹腔镜检查：可见卵巢增大，包膜增厚，表面光滑，呈灰白色，有新生血管。膜下显示多个卵泡，但无排卵征象。

三、辨证分型

（一）气血虚弱证

主症：月经周期延迟、量少、色淡红、质薄，渐至经闭不行；神疲乏力，头晕眼花，心悸气短，面色萎黄；舌淡、苔薄、脉沉缓或细弱。

（二）肾气亏虚证

主症：年过 16 岁尚未行经，或月经初潮偏迟，时有月经停闭，或月经周期建立后，经量减少逐渐停闭；或体质虚弱，第二性征发育不良，或腰膝酸软，头晕耳鸣，倦怠乏力，夜频尿多；舌淡暗，苔薄白，脉沉细。

（三）气滞血瘀证

主症：婚久不孕，月经失调，常为先后无定期，经量多少不一，色紫暗夹块，甚者经闭不行；兼症：伴经行小腹胀痛拒按，块下痛减，或性情抑郁，经前烦躁易怒，善太息，胸胁胀痛，乳房胀痛，毛发浓密，舌质紫暗夹有瘀点，脉沉弦或沉涩。

（四）阴虚血燥证

主症：月经延后、经量少、色红质稠，渐至月经停闭不行；五心烦热，颧红唇干，盗汗甚至骨蒸潮热，干咳或咳嗽唾血；舌红，苔少，脉细数。

（五）痰湿阻滞证

主症：月经延后，经量少，色淡质黏腻，渐渐致月经停闭；伴形体肥胖，胸闷泛恶，神疲肢倦，纳少痰多；舌淡苔白腻，脉滑。

四、中医外治法

（一）穴位注射

取合谷、足三里、阴陵泉、三阴交等穴位，予丹参注射液注射，每穴位注射0.5 ml，每周治疗1次。

（二）穴位埋线

取关元、中极、子宫、归来、三阴交、血海、足三里、肾俞、脾俞等穴位。医者洗手、消毒后戴上无菌手套，将3-0医用羊肠线剪取1.0～1.5 cm段若干，浸泡在75%酒精内备用，6号注射器针头作套管，制成简易埋线针；用消毒镊取已消毒好的羊肠线置于针头尖端放入注射针中，以羊肠线不超出针头为宜；背部穴位在局部下方向上平刺，下腹部穴位直刺（排尿后），下肢穴位直刺，刺至所需深度，右手持埋线针，左手辅助固定穴位处皮肤，快速刺入穴位1.5～2.0 cm后快速出针，用消毒棉球按压针孔片刻，确保不存在线头外露现象，并用胶布固定，敷贴患者的针孔24h，嘱患者24h内不能沾水，以防感染。每14d 1次，6次为1个疗程，经期停止治疗。

（三）中药栓剂

选乳香、没药、当归、川芎、益母草等药研末，用蜜和丸制成统一规格栓剂1 g。将栓剂纳入阴道后穹隆，保留 8h，每天 1 次。

（四）背部循经拔罐

部位：以大椎为起点，经肩背部沿足太阳膀胱经第一侧线、第二侧线至膀胱俞处为终点。操作：患者俯卧，以适量茶油或凡士林涂于拔罐部位皮肤，用 2号或 3 号玻璃火罐在上述拔罐部位来回闪罐，重复约 3 次，以皮肤稍红为度；然后，用闪火法将火罐吸附于皮肤，吸附松紧度以患者能忍受且火罐能自由移动为度，施术者握住火罐，将火罐略微提起，均匀用力推动罐体，上述部位反复走罐，直至皮肤潮红或稍有出痧时起罐；走罐结束后，用闪火法将火罐吸附于上述拔罐部位，留罐 10 ～ 15 min，至皮肤充血甚至出痧时起罐，以不起水疱为宜。拔罐治疗结束，嘱患者 4h 内勿沾水，隔天 1 次，每周治疗 3 次，治疗 4 周。

（五）毫针刺法

主穴：支沟、曲池、肾俞、三阴交，虚证加关元、气海、足三里、水道、天枢，采用补法；实证加丰隆、太冲、合谷，采用泻法，针刺得气后留针 30 min，隔天治疗 1 次，5 次为 1 个疗程。

（六）火龙罐综合灸

选穴：气海、关元、曲骨、中极、八髎穴等。

操作手法：检查罐口无破损后，把定制的蕲艾炷置于罐体内并将其表面充分点燃，嘱患者俯卧，先灸大椎，循督脉及两侧膀胱经走罐，施罐时手掌的小鱼际先接触皮肤然后落罐，结合点、振、叩、捻、推、按、拨、揉、熨、烫等不同手法正旋、反旋、摇拨、摇振罐体作用于皮肤肌肉组织，也可隔衣操作以防感冒，而后嘱患者转换仰卧位，罐内余温用来灸天突，至没有余温时取罐，灸天突的同时可换小号火龙罐施罐于手部的尺泽、列缺及腿部的足三里等穴，局部操作 15 min，待皮肤微微汗出、出现痧点即停止操作，用干净纸巾擦去皮肤表面精油或用湿毛巾弹下衣物上的艾灰。

注意事项：①操作时根据罐内温度高低适当调整运罐速度，并注意观察患者神情变化，询问其感受。②嘱患者 4 h 内避免冲凉、接触冷水冷饮等。

疗程：每 3d 行 1 次治疗，每次 30 ～ 40 min，经期停止治疗，待月经结束后继续治疗，3 个月经周期为 1 个疗程，共持续 1 个疗程。

五、预防与调护

保持良好的心态，正确面对生活及工作中的压力；做好计划生育，避免非医学需要的流产；少食肥甘厚腻、寒凉生冷、辛温燥烈等食物；适度锻炼，保持合理的体重。

第九节 痛 经

一、概述

凡在经期或经行前后，出现周期性小腹疼痛，或痛引腰骶，甚至剧痛晕厥者，称为"痛经"，亦称"经行腹痛"。西医学将痛经划分为原发性痛经和继发性痛经。原发性痛经又称功能性痛经，是指生殖器官无器质性病变者。由于盆腔器质性疾病如子宫内膜异位症、子宫腺肌症、盆腔炎或宫颈狭窄等所引起的，属于继发性痛经。原发性痛经以青少年女性多见，继发性痛经则常见于育龄期妇女。

二、诊断要点

（一）病史

可有饮食、起居、情志失调等诱因，或宫腔操作病史。

（二）临床表现

腹痛多自月经来潮后开始，持续 2 ～ 3d 后缓解，疼痛常呈痉挛性，伴有呕吐、腹泻、头晕、乏力等症状。子宫内膜异位症患者多呈继发性、渐进性腹痛，疼痛多位于下腹部及腰骶部，放射至阴道、会阴、肛门或大腿，病变常累及子宫直肠陷凹，引起性交痛及肛门坠胀，常有月经失调及不孕，20% 的患者无症状。

（三）妇科检查

原发性痛经患者妇科检查无阳性体征。子宫内膜异位症患者表现为盆腔粘连，子宫后倾，固定不动，病变累及卵巢多见，子宫一侧或双侧附件扪及与子宫相连，不活动的囊实性包块，有轻压痛，子宫后壁、宫骶韧带、子宫直肠窝处可触及米粒至蚕大小不等触痛结节，如阴道宫颈受累可见蓝紫结节。

（四）辅助检查

妇科超声、核磁共振、腹腔镜及 CA125、HE4 均有助于诊断。

三、辨证分型

（一）气滞血瘀证

主症：经前小腹两侧胀痛，乳胀，肛坠，经行则小腹坠胀剧烈，按之仍痛，腰骶部酸痛，向两侧大腿内侧放射。大便少而不畅，经血或多或少，或不孕，盆腔有结节或包块。舌紫暗或有瘀点，苔薄，脉弦。

（二）寒凝血瘀证

主症：经前或经期小腹冷痛拒按，得热痛减；月经周期或见推迟，量少，经色暗而有瘀块，面色青白，畏寒肢冷；舌暗苔白，脉沉紧。

（三）湿热瘀阻证

主症：经前或经期小腹疼痛或胀痛不适，有灼热感，或痛连腰骶，或平时小腹疼痛，经前加剧；经血量多或经期延长，色暗红；平素带下量多，色黄质稠有臭味；舌红，苔黄腻，脉滑数或弦数。

（四）气血虚弱证

主症：经期或经后小腹隐痛，喜按，或下腹及阴部空坠不适；月经量少，色淡，质清稀。

（五）肾气亏虚证

主症：经期或经后 1～2d 小腹绵绵作痛，伴腰骶酸痛；经色暗淡，量少质稀薄；头晕耳鸣，面色晦暗，健忘失眠；舌质淡红，苔薄，脉沉细。

四、中医外治法

（一）中药保留灌肠

将红藤、败酱草、三棱、莪术、延胡索、丹皮、白花蛇舌草、紫草根、黄柏等中药加水煎至 150 ml，温度控制在 37～39℃。嘱患者每晚睡前排空大小便，采取侧卧体位，将灌肠管缓慢插入肛门 15～20 cm，将药液缓缓注入，操作完毕后嘱患者将臀部抬高，静卧，使得药物充分吸收，每天 1 次，每次约 60 min，15d 为 1 个疗程，经期停用，连续治疗 3 个月经周期。

（二）局部上药

结节、包块位于子宫直肠陷窝，叮选用钟乳石、乳香、没药各等分，研末，月经干净后上于后穹隆处，有缩小结节、包块的作用。

（三）中药外敷包

将活血化瘀、温经通络的中草药研磨成粉装进棉布袋中，将布袋口缝好，放进蒸锅里蒸 15～20 min，蒸好后取出用干毛巾包好（避免烫伤），外敷于小腹部，敷至药包冷却为止，经期停用，此操作睡前完成效果最佳，药包可重复使用 10～15d。

（四）温针灸

月经前 7d 取太冲、归来、地机、三阴交、次髎、中极针刺，针刺得气后取长度 2 cm 左右的艾炷套在针柄上，距皮肤 2～3 cm 点燃艾炷施灸，每穴施灸 2 壮，待艾炷燃尽后拔针，每天 1 次，经期停止，连续治疗 3 个月经周期。

（五）中药足浴

取蒲黄 20 g、五灵脂 20 g、香附 20 g、延胡索 20 g、当归 20 g、赤芍 15 g、桃仁 10 g、没药 10 g 加水 2 500 ml，煮沸 15 min 后离火，先以药液蒸气熏双脚，待温度适宜后将双脚浸泡于药液中。每次浸泡 15～20 min，每天早晚各熏洗 1 次，每剂药重复使用两天。于经前 3d 左右开始用药，连用 3～5 剂，连续治疗 3 个月经周期。

（六）毫针刺法

主穴：三阴交、痛穴；配穴：寒凝加地机、归来；气滞加太冲；气血虚加脾俞、胃俞；肝肾不足加太溪、肝俞、肾俞，针刺得气后留针 30 min，隔天 1 次。

（七）火龙罐综合灸

选穴：中极、关元、气海、子宫、大赫、带脉、八髎穴、十七椎穴等。

操作手法：检查罐口无破损后，把定制的蕲艾炷置于罐体内并将其表面充分点燃，嘱患者仰卧，火龙罐先灸关元穴，循任脉温熨，施罐时手掌的小鱼际先接触皮肤然后落罐，结合点、振、叩、捻、推、按、拨、揉、熨、烫等不同手法正旋、反旋、摇拨、摇振罐体作用于皮肤肌肉组织，也可隔衣操作以防感冒，而后嘱患者转换为俯卧位，将火龙罐罐口花瓣对准次髎、十七椎两穴位，重点以拨、刮法刺激穴位，操作强度由轻到重，以患者耐受为度，运罐速度可根据罐内温度高低进行调整，注意干预时间把控，以皮肤微微出汗为宜。局部操作 15 min，待皮肤微微汗出、出现痧点即停止操作，用干净纸巾擦去皮肤表面精油或用湿毛巾弹下衣物上的艾灰。

注意事项：①操作时根据罐内温度高低适当调整运罐速度，并注意观察患者神情变化，询问其感受。②嘱患者 4 h 内避免冲凉、接触冷水冷饮等。

疗程：每 3d 行 1 次治疗，每次 30～40 min，经期均可治疗，月经量大时停止治疗，待月经结束后继续治疗，每次 30～40 min，每 5～7d 行 1 次治疗，4 次为 1 个疗程，共治疗 3 个疗程。

（八）姜疗

患者采取仰卧位，首先将生姜汁均匀涂抹腹部，之后将自制的暖宫粉填于神阙穴，高于脐部 1～2 mm，暖宫粉处方包括肉桂 10 g、茜草 15 g、乳香 10 g、白芥子 12 g、小茴香 10 g、当归 12 g、细辛 8 g、没药 10 g、甘遂 9 g、樟脑 3 g、玄胡 15 g。生姜绞碎去汁取渣，做成碗状（直径约 1.5 cm）置于脐部，放适量艾绒于凹陷处施灸，待艾绒燃尽，再放适量艾绒施灸，以皮肤微微发红但不起疱为度，治疗过程中注意询问患者感受，以患者脐周稍起红晕而无灼痛感为度。每次治疗时间为 1.5h（约 5 壮），避开月经期。治疗结束后移除姜碗，再用无菌医用敷贴固定脐中药粉，嘱患者 24h 后自行取下，并用温水清洗局部。每 2d 治疗 1 次，经期继续治疗，量多时停用，若对暖宫粉过敏者停止治疗。

五、预防与调护

经期注意保暖，避免受寒、冒雨等；保持良好的情绪，避免忧思恼怒；注意经期及产后的卫生；适度锻炼，增强体质。

第十节　月经前后诸症

月经前后诸症是指每于行经前后或行经期间，周期性出现明显不适的全身或局部症状者，以经前 2～7d 和经期多见。兹对临床常见的经行乳房胀痛、经行头痛、经行感冒、经行口糜、经行泄泻、经行风疹块、经行吐衄分别进行讨论。西医学所称"经前期综合征"可参考本病辨证论治。

一、经行乳房胀痛

（一）概述

每于月经前后，或正值经期，出现乳房胀痛，或乳头胀痒疼痛，甚至不能触衣者，称"经行乳房胀痛"。

（二）诊断要点

1. 病史

有久病、不孕或七情内伤史。

2. 临床表现

经期或行经前后出现乳房胀痛，乳头胀痒疼痛，甚则痛不可触衣，月经来后逐渐消失，连续 2 个月经周期以上。

3. 体格检查

经行前双侧乳房胀痛，可有触痛，但无肿块，皮色不改变，经后消失。

4. 辅助检查

乳腺超声：可排除乳腺实质性肿块所致的乳房胀痛。

（三）辨证分型

1.肝气郁结证

主症：经前或经行乳房胀满疼痛，或乳头痒痛，甚则痛不可触衣。经行不畅，血色暗红，小腹胀痛；胸闷胁胀，精神抑郁，时叹息；苔薄白，脉弦。

2.肝肾亏虚证

主症：经行或经后两乳作胀作痛，乳房按之柔软无块，月经量少，色淡；两目干涩，咽干口燥，五心烦热；舌淡或舌红少苔，脉细数。

3.脾虚痰滞证

主症：经前或经期乳房胀痛或乳头痒痛，痛甚不可触衣，胸闷痰多，食少纳呆，平素带下量多，色白稠黏，月经量少，色淡，舌淡胖，苔白腻，脉缓滑。

（四）中医外治法

1.毫针刺法

主穴：子宫、膻中、太冲、三阴交、阳陵泉。配穴：肝气郁滞加地机、肝俞；肾虚肝郁加太溪、肾俞、关元；脾虚肝郁加漏谷、足三里、脾俞。针刺得气后，留针 30 min 左右，每周 1～2 次，经前及经后 1 周内隔天行 1 次针灸。

2.耳穴压豆

取胃、肝、肾、皮质下、内分泌、胸椎、神门、内生殖器穴的敏感点，用王不留行籽贴压，于月经来潮前 14d 开始治疗，至月经来潮时停止。保留 3d，连续治疗 3 次。

3.穴位贴敷

选穴：乳房阿是穴。

操作方法：取延胡索、柴胡、当归、赤芍、香附、皂角刺、三棱、莪术、陈皮等药研粉制成敷贴，经期贴于乳房痛点处。

疗程：每贴保留 4h，每天 1 次，经前和经后 1 周进行治疗。

注意事项：嘱患者注意贴敷时间，且贴敷期间不可接触水，不可剧烈运动，防止药饼脱落，若出现皮肤过敏等症状，需及时取下。

4.刺络拔罐

背部：足太阳膀胱经、督脉；前胸：足阳明胃经、足厥阴肝经、任脉；手臂内侧：手厥阴心包经。主要选穴：脾俞、肝俞、屋翳、神道、乳根、章门、期门、膻中。手法主要以按揉、平推为主。平推每条经络 10 遍，按揉每穴 5 遍。每隔 1d 行 1 次治疗，1 周治疗 3 次。月经结束至下次月经来潮前为 1 个疗程，共治疗 3 个疗程。

5. 穴位埋线

取膻中、子宫、阳陵泉、三阴交、太冲等主要穴位，肝郁气滞配肝俞、地机；肝郁脾虚配足三里、漏谷、脾俞；肝郁肾虚配肾俞、太溪、关元。医者洗手、消毒后戴上无菌手套，将 3-0 医用羊肠线剪取 1～1.5 cm 段若干，浸泡在 75% 酒精内备用，6 号注射器针头作套管，制成简易埋线针；用消毒镊取已消毒好的羊肠线置于针头尖端放入注射针中，以羊肠线不超出针头为宜；背部穴位在局部下方向上平刺，下腹部穴位直刺（排尿后），下肢穴位直刺，刺至所需深度，右手持埋线针，左手辅助固定穴位处皮肤，快速刺入穴位 1.5～2.0 cm 后快速出针，用消毒棉球按压针孔片刻，确保不存在线头外露现象，并用胶布固定，敷贴患者的针孔 24h，嘱患者 24h 内不能沾水，以防感染。15d 治疗 1 次，3 次为 1 个疗程，连续治疗 2 个疗程。

6. 火龙罐综合灸

选穴：膻中、大包、期门、阳陵泉、中极、关元、气海、带脉、天宗、次髎穴、十七椎穴等。

操作手法：检查罐口无破损后，把定制的蕲艾炷置于罐体内并将其表面充分点燃，嘱患者仰卧，火龙罐先灸膻中穴，循肝经温熨，施罐时手掌的小鱼际先接触皮肤然后落罐，结合点、振、叩、捻、推、按、拨、揉、熨、烫等不同手法正旋、反旋、摇拨、摇振罐体作用于皮肤肌肉组织，也可隔衣操作以防感冒，火龙罐大罐残留余温用来灸膻中、神藏及膺窗等穴，同时换小罐操作于阳陵泉等腿部穴位，而后嘱患者转换为俯卧位，将火龙罐罐口花瓣对准天宗穴、八髎穴、十七椎三穴位，重点以拨、刮法刺激穴位，操作强度由轻到重，以患者耐受为度，运罐速度可根据罐内温度高低进行调整，注意干预时间把控，以皮肤微微出汗为宜。局部操作 15 min，待皮肤微微汗出、出现痧点即停止操作，用干净纸巾擦去皮肤表面精油或用湿毛巾弹下衣物上的艾灰。

注意事项：①操作时根据罐内温度高低适当调整运罐速度，并注意观察患者神情变化，询问其感受。②嘱患者 4 h 内避免冲凉、接触冷水冷饮等。

疗程：每 5～7d 行 1 次治疗，4 次为 1 个疗程，共治疗 3 个疗程。经期均可治疗，月经量大时停止治疗，待月经结束后继续治疗，每次 30～40 min，经前及经净 1 周内分别治疗 1 次。

7. 中药外敷膏

选用膏药：乳腺增生膏。

操作方法：嘱患者仰卧，脱去上衣暴露双乳，将乳腺增生膏均匀涂抹于乳腺最痛处或可触及肿块处又或整个乳房，避开乳晕及乳头处，用两层纱布覆盖，最后用防水贴固定，6h 后撕去防水贴并用清水洗净或用湿纸巾将药物拭去。

疗程：每天 1 次，每次敷 6h，6 次为 1 个疗程。

注意事项：若出现皮肤过敏的症状，可酌情减少外敷的时长。

8. 刮痧疗法

向乳头方向刮拭乳房局部 3 min，手法亲和，不求出痧，刮拭督脉（大椎至命门）3 min，要求出痧；背部足太阳膀胱经第一侧线左右各 4 min，要求出痧。

（五）预防与调护

保持心情舒畅，避免不良情绪刺激；定期进行乳腺检查。

二、经行头痛

（一）概述

每遇经期或行经前后，出现以头痛为主要症状，经后辄止，称"经行头痛"。

（二）诊断要点

1. 病史

有久病体弱、精神过度刺激史。

2. 临床表现

每逢月经期或行经前后，即出现明显之头痛，周期性反复发作，经后辄自止。疼痛的部位、性质均因人而异。

3. 体格检查

无异常。

4. 辅助检查

可行头颅 CT 检查排除颅脑占位性病变。

（三）辨证分型

1. 肝火上炎证

主症：经行头痛，甚或巅顶掣痛，头晕目眩，月经量稍多，色鲜红；烦躁易怒，口苦咽干；舌质红，苔薄黄，脉弦细数。

2. 血瘀内滞证

主症：每逢经前、经期头痛剧烈，痛如锥刺，经色紫暗有块；伴小腹疼痛拒按，胸闷不舒；舌暗或尖边有瘀点，脉细涩或弦涩。

3. 气血亏虚证

主症：经期或经后头晕，头部绵绵作痛，月经量少，色淡质稀；心悸少寐，神疲乏力；舌淡苔薄，脉虚细。

（四）中医外治法

1. 毫针疗法

取百会、四神聪、风池、头维、中封、阳辅、合谷、太冲等穴。针刺得气后留针 30 min，并于百会穴施温和灸。每天 1 次，10d 为 1 个疗程，共治疗 3 个疗程。

2. 耳穴压豆

主穴：胰、胆、枕、脑、额、交感、肝穴、神门。配穴：皮质下、屏尖、心、屏间、上耳根、下耳根、内分泌穴。以上穴位酌情选择 5～7 穴，予以王不留行籽贴压，保留 3～5d，经行前 7d 至经期结束连续治疗，连续治疗 3 个周期。

3. 刺络放血

取双侧肝俞、膈俞、心俞。患者俯卧位，常规皮肤消毒，用一次性注射器针头迅速斜刺入皮下 1～2 mm，散刺 2～3 针，用闪火法将玻璃罐吸附在穴位上，留罐 5～10 min，使拔罐部位出血 1～3 ml，起罐后用消毒棉球涂擦针孔及血迹，用干棉球按压片刻。每月经行前 1 周开始刺络放血治疗 1 次，3 个月经周期为 1 个疗程，共治疗 2 个疗程。

4. 电针疗法

局部取穴太阳、率谷、风池、百会、神庭、印堂，远端取穴外关、侠溪、合谷、三阴交、曲池，气血亏虚配归来、血海；肝郁化火配风府、正营；血瘀阻滞配头维、太冲、膈俞；针刺百会、神庭时，毫针与皮肤呈 15°角斜向后平刺 0.5～0.8寸，风池穴向鼻尖方向斜刺 0.8～1.2 寸，太阳向率谷透刺 0.3～0.5 寸。余穴采用常规针刺法，快速进针后依据虚补实泻的原则，施以相应的补泻手法。得气后接电针仪，强度以患者耐受为度，留针 30 min，每周 3 次。

5. 耳穴埋针

耳部选穴：神门、皮质下、内分泌、交感、肝、胆、颞。准确将揿针贴于以上耳穴，再用拇指和食指指腹从耳郭的正面与背面按压揿针以刺激穴位，按压力量由轻至重，以患者局部出现酸、麻、胀、热感为宜，指导患者按上述方式每天早、中、晚及睡前各按压 1 次，每次每穴按压 1～2 min。每次贴压单侧耳郭，两耳交替，每 3d 更换 1 侧，每周休息 1d，共干预 3 周。

（五）预防与调护

经期注意休息，保持环境安静；起居定时，寒温适宜，适度锻炼；保持良好心态，避免不良情绪刺激；不过食肥甘及辛辣的食物。

三、经行感冒

（一）概述

每止经行前后或正值经期，出现感冒症状，经后逐渐缓解，称"经行感冒"，又称"触经感冒"。

（二）诊断要点

1. 病史

有慢性鼻炎、鼻窦炎及慢性咽喉炎等病史。

2. 临床表现

经行之际有外感表证，以鼻塞、流涕、打喷嚏、头痛、恶风寒或发热等症状为主，诸症持续 3～7d，随经净而渐愈，反复发作 2 个月经周期以上。

3. 体格检查

咽部可见充血，妇科检查无明显异常。

4. 辅助检查

血常规分析正常或白细胞升高。

（三）辨证分型

1. 风寒证

主症：每至经行期间，发热，恶寒，无汗，鼻塞流涕，咽喉痒痛，咳嗽痰稀，头痛身痛；舌淡红，苔薄白，脉浮紧。经血净后，诸症自愈。

2. 风热证

主症：每于经行期间，发热头痛，微恶风，头痛汗出，鼻塞咳嗽，痰稠，口渴欲饮；舌红，苔黄，脉浮数。

3. 气虚证

主症：素体气虚者易反复感冒，感冒则恶寒较重，或发热，热势不高，鼻塞流涕，头痛，汗出，倦怠乏力，气短，咳嗽咯痰无力，舌质淡，苔薄白，脉浮无力。

（四）中医外治法

1. 毫针刺法

风寒取风池、风门、风府、合谷、足三里、列缺；风热取大椎、曲池、外关、合谷、少商。针刺得气后留针 30 min，百会及风池等穴施温和灸，隔天 1 次。

2. 艾灸

选取大椎穴施以温和灸，以患者能耐受为度，20～30 min 为宜。

3. 拔罐刺络

取大椎、天突、膻中、肺俞等穴拔罐，留罐 20 min，其中大椎穴行刺络放血，患者俯卧，常规皮肤消毒，用一次性注射器针头迅速斜刺入皮下 1～2 mm，散刺 2～3 针，用闪火法将玻璃罐吸附在穴位上，留罐 5～10 min，使拔罐部位出血 2～5 ml 为宜。起罐后用消毒棉球涂擦针孔及血迹，用干棉球按压片刻。每月经行前 1 个星期开始刺络放血治疗 1 次，3 个月经周期为 1 个疗程，共治疗 2 个疗程。

4. 刮痧

刮拭督脉（大椎至命门），背部足太阳膀胱经第一侧线左右，以及膻中穴。

5. 中药足浴

选取荆芥、防风、白芷、生姜、桂枝等中药加水 2 500 ml，煮沸 15 min 后离火，将煎好的药液盛于桶内，先以药液蒸气熏双脚，待温度适宜后将双脚浸泡于药液中，水量以高过脚踝为宜，冷却后可加一次热水，每次浸泡 15～20 min，每天早晚各熏洗 1 次，至双脚皮肤红晕，背部微微发汗为度，每剂药重复使用两天。此法尤适合经期风寒性感冒。

6. 火龙罐综合灸

选穴：大椎、肺俞、胃俞、脾俞、尺泽、列缺、天突、膻中、足三里等穴。

操作手法：检查罐口无破损后，把定制的蕲艾炷置于罐体内并将其表面充分点燃，嘱患者俯卧位，先灸大椎，循督脉及两侧膀胱经走罐，施罐时手掌的小鱼际先接触皮肤然后落罐，结合点、振、叩、捻、推、按、拨、揉、熨、烫等不同手法正旋、反旋、摇拨、摇振罐体作用于皮肤肌肉组织，也可隔衣操作以防感冒加重，而后嘱患者转换仰卧位，罐内余温用来灸天突，至没有余温时取罐，灸天突的同时可换小号火龙罐施罐于手部的尺泽、列缺及腿部的足三里等穴，局部操作 15 min，待皮肤微微汗出、出现痧点即停止操作，用干净纸巾擦去皮肤表面精油或用湿毛巾弹下衣物上的艾灰。

注意事项：①操作时根据罐内温度高低适当调整运罐速度，并注意观察患者神情变化，询问其感受。②嘱患者 4 h 内避免冲凉、接触冷水冷饮等。

疗程：每天行 1 次治疗，每次 30 ～ 40 min，经期均可行火龙罐综合灸治疗，月经量大时停止治疗，连做 3d 治疗，若 3d 内症状缓解则停止治疗。

（五）预防与调护

经期注意防寒保暖；加强锻炼以增强体质；注意个人及起居卫生以抵御外邪。

四、经行口糜

（一）概述

每于经前或经行时，口舌糜烂，如期反复发作，经后渐愈者，称"经行口糜"。

（二）诊断要点

1. 病史

有过劳或热性病史。

2. 临床表现

经前或经行时口舌红肿、糜烂生疮。伴随月经周期而发作，经后渐愈。

3. 妇科检查

无异常。

4. 辅助检查

实验室检查多无明显异常改变，但对口糜较重者，应常规查血，必要时行病变局部渗出物的培养及皮肤过敏实验等以排除其他疾病。

（三）辨证分型

1. 阴虚火旺证

主症：经期口舌糜烂，口燥咽干，月经量少，色红；五心烦热，尿少色黄；舌红苔少，脉细数。

2. 胃热熏蒸证

主症：经行口舌生疮，口臭，月经量多，色深红；口干喜饮，尿黄便结；舌苔黄厚，脉滑数。

（四）中医外治法

1. 中药外敷

取黄连、青黛、冰片、细辛等药研粉，用蜂蜜调成糊状，用无菌棉签蘸适量药物敷于创面处，稍加按压，保留 30 min，每天 2～3 次。

2. 穴位敷贴

取煅石膏、寒水石、明矾、三七、血竭、冰片等药物研粉，调成糊状，制成敷贴。敷贴贴于内庭、巨阙、照海、劳宫穴，保留 4h，每天 1 次，经期连续使用。

3. 毫针刺法

取足三里、合谷、三阴交、颊车、地仓、中脘等穴，以泻法为主，针刺得气后留针 30 min，隔天治疗 1 次。

4. 放血疗法

（1）耳尖放血：将患者的耳轮向耳屏对折，确认耳郭上方顶端（即为耳尖穴位）为放血部位，操作医师用拇指和食指对整个耳郭进行按摩，使其完全充血，用 75% 酒精对针刺放血部位进行消毒，放血时先捏住耳郭，以采血针刺入耳尖穴位 1～2 mm，快速退针，对耳尖进行适当挤压，出血 5～6 滴后停止，对针刺部位进行按压止血。双耳交替进行，隔天 1 次。

（2）穴位放血：取双手拇指和食指桡侧少商、商阳共四穴进行揉搓按摩，使局部充血，而后常规皮肤消毒，用一次性注射器针头或血糖仪中的采血针针头迅速斜刺入皮下 1～2 mm，散刺 1 针即可，操作医师双手对准穴位进行适当挤压并用干棉签擦拭，出血 5～6 滴后停止，再用沾有碘附的棉签消毒一遍，最后用干棉签按压止血。每月经行前 3d 开始穴位放血治疗 1 次，经期经量多时不予治疗，3 个月经周期为 1 个疗程，共治疗 2 个疗程。

注：以上放血疗法二选一即可，贫血者不采用此治疗方法。

5. 中药含漱

将玄参、天花粉、荆芥穗、石膏、僵蚕、连翘、薄荷等中药加入 600 ml 水，2 次煎制后留取 300 ml，每天分 6 次含漱，每次含漱 5 min，共治疗 3～5d，嘱患者平素戒烟酒，忌辛辣刺激食物，规律作息。

（五）预防与调护

不过食辛香燥烈之食物；适度锻炼以增强体质。

五、经行泄泻

（一）概述

每值行经前后或经期，大便溏薄，甚或水泻，日解数次，经净自止者，称为"经行泄泻"。

（二）诊断要点

1. 病史

有过度劳累、房劳多产或慢性胃肠疾病史。

2. 临床表现

经前 2～3d 或正值经行发生泄泻，经净渐止，并伴随月经周期反复发作。

3. 妇科检查

盆腔器官无异常。

4. 辅助检查

大便常规、胃肠镜等检查有助于排除消化系统疾病。

（三）辨证分型

1. 脾虚证

主症：月经前后，或正值经期，大便溏泄，经行量多，色淡质薄；脘腹胀满，神疲乏力，或面浮肢肿；舌淡红，苔白，脉濡缓。

2. 肾虚证

主症：经行或经后，大便泄泻，或五更泄泻，经色淡，质清稀；腰膝酸软，头晕耳鸣，畏寒肢冷；舌淡，苔白，脉沉迟。

（四）中医外治法

1. 毫针刺法

取中脘、天枢、关元、足三里、合谷、期门、脾俞、肾俞等穴，多采用补法，针刺得气后留针 30 min，经期前 7d 起隔天 1 次，经期停用。

2. 灸法

取神阙、气海、天枢、足三里等穴施以温和灸，每次 30 min，经期前 3d 及经期隔天 1 次。

3. 穴位敷贴

取木香、吴茱萸、肉桂、白芍、炮姜等药研末，用蜂蜜调成糊状，外敷于脐部 8h，经期每天 1 次。

4. 中药外敷包

将活血化瘀、温经通络的中草药研磨成粉装进棉布袋中，将布袋口缝好，放进蒸锅里蒸 15 ～ 20 min，蒸好后取出用干毛巾包好（避免烫伤），外敷于小腹部，敷至药包冷却为止，经期停用，此操作在睡前完成效果最佳，药包可重复使用 10 ～ 15d。

5. 穴位埋线

取中脘、水分、天枢、大横、水道、子宫、至阳、命门、腰阳关、脾俞、足三里、阴陵泉、上巨虚、三阴交等穴，医者洗手、消毒后戴上无菌手套，将 3-0 医用羊肠线剪取 1 ～ 1.5 cm 段若干，浸泡在 75% 酒精内备用，6 号注射器针头作套管，制成简易埋线针；用消毒镊取已消毒好的羊肠线置于针头尖端放入注射针中，以羊肠线不超出针头为宜；背部穴位在局部下方向上平刺，下腹部穴位直刺（排尿后），下肢穴位直刺，刺至所需深度，右手持埋线针，左手辅助固定穴位处皮肤，快速刺入穴位 1.5 ～ 2.0 cm 后快速出针，用消毒棉球按压针孔片刻，确保不存在线头外露现象，并用胶布固定，敷贴患者的针孔24h，嘱患者 24h 内不能沾水，以防感染。15d 埋线 1 次，如处于月经期则停止埋线，进行 3 个月治疗。患者月经干净之后的 3d 中以及月经前 1 周内分别进行 1 次穴位埋线。

6. 改良隔姜灸

将人参、土炒白术、山药、茯苓、白扁豆、薏苡仁、莲子、砂仁、陈皮、桔梗、补骨脂、肉豆蔻、吴茱萸、五味子、菟丝子、当归、川芎、冰片等中药研磨成粉填于神阙穴高于脐部 1 ～ 2 mm，生姜绞碎去汁取渣，做成碗状（直径约

1.5 cm）置于脐部，放适量艾绒于凹陷处施灸，待艾绒燃尽，再放适量艾绒施灸，以皮肤微微发红但不起疱为度，治疗过程中注意询问患者感觉，以患者脐周稍起红晕而无灼痛感为度。每次治疗时间为 1.5h（约 5 壮），避开月经期。治疗结束后移除姜碗，再用无菌医用敷贴固定脐中药粉，嘱患者 24h 后自行取下，并用温水清洗局部。

7. 火龙罐综合灸

选穴：大椎、肺俞、胃俞、脾俞、尺泽、列缺、天突、膻中、足三里等穴。

操作手法：检查罐口无破损后，把定制的蕲艾炷置于罐体内并将其表面充分点燃，嘱患者俯卧位，先灸大椎，循督脉及两侧膀胱经走罐，施罐时手掌的小鱼际先接触皮肤然后落罐，结合点、振、叩、捻、推、按、拨、揉、熨、烫等不同手法正旋、反旋、摇拨、摇振罐体作用于皮肤肌肉组织，也可隔衣操作以防感冒，而后嘱患者转换仰卧位，罐内余温用来灸天突，至没有余温时取罐，灸天突的同时可换小号火龙罐施罐于手部的尺泽、列缺及腿部的足三里等穴，局部操作 15 min，待皮肤微微汗出、出现痧点即停止操作，用干净纸巾擦去皮肤表面精油或用湿毛巾弹下衣物上的艾灰。

注意事项：①操作时根据罐内温度高低适当调整运罐速度，并注意观察患者神情变化，询问其感受。②嘱患者 4 h 内避免冲凉、接触冷水冷饮等。

疗程：每天行 1 次治疗，每次 30～40 min，经期均可行火龙罐综合灸治疗，月经量大时停止治疗，连做 3d 治疗，若 3d 内症状缓解则停止治疗。

（五）预防与调护

调畅情志，保持乐观的心态；饮食有节，平素以清淡、富有营养及易消化的食物为主。避免食用生冷和不洁的食物。

六、经行风疹块

（一）概述

每值临经时或行经期间，周身皮肤突起红疹，或起风团，瘙痒异常，经净渐退者，称为"经行风疹块"或称"经行瘾疹"。

（二）诊断要点

1. 病史

有过敏体质史。

2. 临床表现

本病发作与月经周期密切相关，每随经行而出现周身皮肤突起红疹，或起风团，瘙痒异常，经净渐退。并无其他诱因，与一般风疹团块因过敏物质诱发者不同。

3. 体格检查

周身可见红疹及风团。

4. 辅助检查

血常规、C-反应蛋白、ESR、总 IgE 等检查。

（三）辨证分型

1. 血虚证

主症：经行风疹频发，瘙痒难忍，入夜尤甚，月经多推迟、量少色淡；面色不华，肌肤枯燥；舌淡红，苔薄，脉虚数。

2. 风热证

主症：经行身发红色风团、疹块，瘙痒不堪，感风遇热，其痒尤甚，月经多提前、量多色红；口干喜饮，尿黄便结；舌红苔黄，脉浮数。

（四）中医外治法

1. 中药外洗

处方：荆芥 10 g、白鲜皮 30 g、苦参 30 g、百部 30 g、薄荷 20 g、蝉蜕 15 g、丹参 30 g、艾叶 20 g、米醋 100 ml（后下）。用法：每天 1 剂。前 8 味加水约 3 000 ml，煎煮 25 min，倒出药液，再纳米醋。先乘热熏气，后用毛巾浸药液外洗患处，每次熏洗 15～20 min，每剂可于当天熏洗 2 次。7d 为 1 个疗程。

2. 穴位注射及点刺放血

选大椎、身柱、肺俞、足三里、风池、曲池。用复方丹参注射液 4 ml，常规消毒后，于身柱、双风池、曲池穴各注入 0.8 ml，另予大椎穴及双耳尖穴点刺挤压放血。

3. 自血疗法

取双侧肺俞、血海、足三里，患者取端坐位，常规肘部皮肤消毒后用一次性 5 ml 注射器抽肘静脉血 3 ml，立即注射至已消毒好的一侧肺俞、血海、足三里穴，每穴 1 ml，操作完成后棉签按压止血，双侧穴位交替使用，每 3d 1 次，共治疗 14 次，总疗程 6 周。

4. 毫针刺法

取合谷、曲池、血海、三阴交、足三里、肺俞、膈俞、风市、大椎等穴。针刺得气后，留针 30 min 左右，经期隔天 1 次。

（五）预防与调护

（1）避免接触花粉、动物皮屑等过敏原；禁食海鲜等导致过敏的食物；合理用药，避免出现药物性荨麻疹。

（2）保持良好的心态，避免负面情绪的不良影响。

七、经行吐衄

（一）概述

每逢行经前后，或正值经期，出现周期性的吐血、衄血，称为"经行吐衄"。常伴经量减少，好像是月经倒行逆上，亦有"倒经""逆经"之称。

（二）诊断要点

1. 病史

精神刺激或肺、鼻咽部炎症病史。

2. 临床表现

每逢月经来潮前 1～2d，或正值经期，亦有少数在经将净时出现吐血或衄血，血量多少不一，经净后便停止，多伴月经量减少，甚则无月经，连续 2 个月经周期以上。

3. 体格检查

详细检查鼻、咽部以及气管、支气管、肺、胃等黏膜有无病变，必要时行活检以辅助诊断，排除恶性肿瘤及炎症所致的出血。

4. 辅助检查

胸部 X 线片、纤维内窥镜检查以排除鼻、咽部以及气管、支气管、肺、胃等器质性病变。

（三）辨证分型

1. 肝经郁火证

主症：经前或经期吐血、衄血，量较多，色鲜红，月经可提前、量少甚或不行；心烦易怒，或两胁胀痛，口苦咽干，头晕耳鸣，尿黄便结；舌红苔黄，脉弦数。

2. 肺肾阴虚证

主症：经前或经期吐血、衄血，量少，色暗红，月经每先期、量少；平素可有头晕耳鸣，手足心热，两颧潮红，潮热咳嗽，咽干口渴；舌红或绛，苔花剥或无苔，脉细数。

（四）中医外治法

1. 穴位敷贴

①选药：取黄柏、牡丹皮、山栀子、广郁金各 15 g，适量大蒜混合研成细末，以麻油调成膏状。②取穴：神阙穴、双涌泉穴。③贴敷时间：贴敷于穴位，每次 4～6h，每天 1 次，2 次需间隔 4h 以上。连续用药 1 个月经周期为 1 个疗程。

2. 毫针刺法

吐血者选取太冲、三阴交、上脘、大陵、郄门、鱼际；衄血者选取太冲、三阴交、大椎、上星、迎香、少商；以平补平泻的手法，针刺得气后留针 30 min 左右。

3. 艾灸

取中脘、天枢、神阙、足三里、三阴交、隐白等穴施以温和灸，以患者能耐受为度，20～30 min 为宜。

4. 刺络放血

以三棱针点刺双耳尖或大椎穴放血，血热者为宜。大椎放血取俯卧位，找准穴位后标记定位，皮肤表面充分消毒。取一次性皮肤针，运用腕劲快速叩刺穴位，以皮肤表面出血为度。迅速在叩刺出血穴位表面拔罐，以助血液流出，留罐 10 min，预计放血 2～5 ml，取罐后皮肤表面充分消毒。双耳尖则只需放血 3～5 滴，上述治疗隔天 1 次，2 周为 1 个疗程。

（五）预防与调护

清淡饮食，禁食燥烈、油腻的食物；调摄情绪，避免出现忧思恼怒等消极情绪。

第十一节 绝经前后诸症

一、概述

妇女在绝经前后，围绕月经紊乱或绝经出现如烘热出汗、烦躁易怒、潮热面红、眩晕耳鸣、心悸失眠、腰背酸楚、面浮肢肿、皮肤蚁行样感、情志不宁等症状，称为绝经前后诸症。这些症状往往三三两两，轻重不一，参差出现，持续时间或长或短，短者仅数月，长者迁延数年。甚者可影响生活和工作，降低生活质量，危害妇女身心健康。

二、诊断要点

（一）病史

45～55岁的妇女，出现月经不规则或闭经；或40岁前出现卵巢功能早衰；或有手术切除双侧卵巢或有损伤双侧卵巢功能病史。

（二）临床表现

月经紊乱或停闭，随之出现如烘热出汗、烦躁易怒、潮热面红、眩晕耳鸣、心悸失眠、腰背酸楚、面浮肢肿、皮肤蚁行样感、情志不宁等症状。

（三）妇科检查

子宫大小正常或偏小。

（四）辅助检查

1. 血清 FSH 值及 E2 值测定

绝经过渡期血清 FSH > 10U/L，提示卵巢储备功能下降。闭经、FSH > 40U/L 且 E2 < 20pg/ml，提示卵巢功能衰竭。

2. AMH 测定

AMH 低至 1.1ng/ml 提示卵巢储备下降；若低于 0.2ng/ml，提示卵巢功能衰竭。

三、辨证分型

（一）肾阴虚证

主症：绝经前后，月经紊乱，月经提前，量少或量多，或崩或漏，经色鲜红，头晕目眩，耳鸣，头部面颊伴烘热性汗出，五心烦热，足跟疼痛，或皮肤干燥、瘙痒，口干便结，尿少色黄，舌红少苔，脉细数。

（二）肾阳虚证

主症：经断前后，经行量多，经色淡暗，或崩中漏下；精神萎靡，面色晦暗，腰背冷痛，小便清长，夜尿频数，或面浮肢肿；舌淡，或胖嫩边有齿印，苔薄白，脉沉细弱。

（三）肾阴阳两虚证

主症：经断前后，月经紊乱，量少或多，乍寒乍热，烘热汗出，头晕耳鸣，健忘，腰背冷痛，舌淡，苔薄，脉沉弱。

四、中医外治法

（一）耳穴压豆

取神门、交感、子宫、内分泌、眼、肝、心、肾等穴位。以王不留行籽贴压，保留 3～5d，每次按压 3 min，每天按压 2～3 次，每月治疗 2～3 次。

（二）毫针刺法

取足三里、三阴交、风池、百会、印堂、神门、内关、气海及四神聪等穴。针刺得气后，留针 30 min。每天治疗 1 次，7 次为 1 个疗程，治疗 2～3 个疗程。

（三）穴位埋线

取天枢、关元、中极、归来、血海、三阴交等穴，医者洗手、消毒后戴上无菌手套，将 3-0 医用羊肠线剪取 0.5～1.0 cm 段若干，浸泡在 75% 酒精内备用，6 号注射器针头作套管，制成简易埋线针；用消毒镊取已消毒好的羊肠线置于针头尖端放入注射针中，以羊肠线不超出针头为宜；右手持埋线针，左手辅助固定穴位处皮肤，快速刺入穴位 1.5～2.0 cm 后快速出针，用消毒棉球按压针孔片刻，确保不存在线头外露现象，并用胶布固定，敷贴患者的针孔 24h，嘱患者 24h 内不能沾水，以防感染。15d 埋线 1 次，5 次为 1 个疗程，如处于月经期则停止埋线。

（四）推拿按摩

患者俯卧位，医者双手掌自背部膀胱经（大杼穴）推至足跟外侧（昆仑穴）处反复 3～5 遍，叠掌揉拨背部膀胱经内外侧 3～5 遍。患者仰卧位，医者坐在患者头前，分推印堂至太阳数遍，多指揉按头部两侧胆经数遍，拇指按揉头部膀胱经及督脉数遍。

（五）耳尖放血

将患者的耳轮向耳屏对折，确认耳郭上方顶端（即为耳尖穴位）为放血部位，操作医师用拇指和食指对整个耳郭进行按摩，使其完全充血，用 75% 酒精对针刺放血部位进行消毒，放血时先捏住耳郭，以采血针刺入耳尖穴位 1～2 mm，快速退针，对耳尖进行适当挤压，出血 5～6 滴后停止，对针刺部位进行按压止血。双耳交替进行，隔天 1 次。

（六）火龙罐综合灸

绝经前后腰背部疼痛的患者加用此外治法。

选穴：心俞、肝俞、肺俞、神阙、中极、气海、关元等穴。

操作手法：检查罐口无破损后，把定制的蕲艾炷置于罐体内并将其表面充分点燃，嘱患者侧卧，循任脉温熨至背部膀胱经，施罐时手掌的小鱼际先接触皮肤然后落罐，结合点、振、叩、捻、推、按、拨、揉、熨、烫等不同手法正旋、反旋、摇拨、摇振罐体作用于皮肤肌肉组织，也可隔衣操作以防感冒，随后嘱患者转换成仰卧位，同样的手法施罐于中极、气海、关元等穴，罐内余温用来灸神阙，至没有余温时取罐。局部操作 15 min，待皮肤微微汗出即停止操作，用干净纸巾擦去皮肤表面精油或用湿毛巾弹下衣物上的艾灰。

注意事项：①操作时根据罐内温度高低适当调整运罐速度，并注意观察患者神情变化，询问其感受。②嘱患者 4 h 内避免冲凉、接触冷水冷饮等。

疗程：每天行 1 次治疗，每次 30～40 min，3d 为 1 个疗程，症状缓解后停止治疗。

（七）姜疗

患者采取仰卧位，首先将生姜汁均匀涂抹腹部，之后将自制研磨的暖宫粉填于神阙穴高于脐部 1～2 mm，生姜绞碎去汁取渣，做成碗状（直径约 1.5 cm）置于脐部，放适量艾绒于凹陷处施灸，待艾绒燃尽，再放适量艾绒施灸，以皮肤微微发红但不起疱为度，治疗过程中注意询问患者感觉，以患者脐周稍起红晕而无灼痛感为度。每次治疗时间为 1.5h（约 5 壮），避开月经期。治疗结束后移除姜碗，再用无菌医用敷贴固定脐中药粉，嘱患者 24h 后自行取下，并用温水清洗局部。每 2d 治疗 1 次，经期暂停，对暖宫粉过敏者停止治疗。

五、预防与调护

定期体检，做好防癌筛查；调畅情志，劳逸结合，保证充足睡眠；饮食有节，限制高脂、高糖类食物摄入；适度锻炼以增强体质。

第八章
带 下 病

带下病是指带下量明显增多或减少，色、质、气味异常，或伴有全身或局部症状者。带下病是妇科中仅次于月经病的常见病、多发病，常合并月经不调、闭经、阴痒、阴痛、不孕及癥瘕等。中药外治法可使得药力直达阴器病所，对于治疗带下病有较好的疗效。

第一节 带 下 过 多

一、概述

带下过多是指带下量明显增多，色、质、气味异常，或伴有局部及全身症状者。当西医学的各类阴道炎、宫颈炎、盆腔炎、内分泌功能失调等疾病引起阴道分泌物异常与中医学带下过多的临床表现相类似时，可参考本节论治。

二、诊断要点

（一）病史

经期、产后余血未净，摄生不洁，或不禁房事，或妇科手术后感染邪毒，或素体虚弱等病史。

（二）临床表现

带下增多，伴有带下的色、质、气味异常，或伴有阴部瘙痒、灼热、疼痛，或兼有尿频、尿痛等局部及全身症状。

（三）妇科检查

可见各类阴道炎、宫颈炎、盆腔炎体征。

（四）辅助检查

阴道炎患者白带常规检查示阴道清洁度Ⅲ度以上，或可查到滴虫、白色念珠菌及其他病原体。急性或亚急性盆腔炎患者，血白细胞计数增高，必要时行宫颈拭子病原体培养、病变局部活检、卵巢功能检查。

三、辨证分型

（一）脾虚证

主症：带下量多，色白或淡黄，质稀薄，无臭；面色㿠白或萎黄，四肢倦怠，脘胁不舒，纳少便溏；舌淡胖、苔白或腻，脉细缓。

（二）肾阳虚证

主症：带下量多，绵绵不断，质清稀如水；腰酸如折，畏寒肢冷，小腹冷感，面色晦暗，小便清长，或夜尿多，大便溏薄；舌质淡，苔白润，脉沉迟。

（三）阴虚夹湿证

主症：带下量多，色黄或赤白相兼，质稠，有气味，阴部灼热感，或阴部瘙痒，腰酸软，头晕耳鸣，五心烦热，咽干口燥，或烘热汗出，失眠多梦；舌质红，苔少或黄腻，脉细数。

（四）湿热下注证

主症：带下量多，色黄或呈脓性，质黏稠，有臭气，或带下色白质黏，呈豆渣样，外阴瘙痒；小腹作痛，口苦口腻，胸闷纳呆，小便短赤；舌红，苔黄腻，脉滑数。

（五）湿热蕴毒证

主症：带下量多，黄绿如脓，或无色杂下，质黏腻，臭秽难闻；小腹疼痛，腰骶部酸痛，口苦咽干，小便短赤，大便干结；舌红，苔黄腻，脉滑数。

四、中医外治法

（一）中药熏洗

选用蛇床子、黄柏、土茯苓、百部、苦参等各 15 g，煎汤趁热先熏后坐浴，每天 1 次，7 次为 1 个疗程。

（二）局部灸疗

患者坐于妇科灸椅上，以艾条灸疗外阴，每天半小时，7 次为 1 个疗程。

（三）中药阴道灌洗

选用毛冬青、蛇床子、地肤子、苦参、虎杖、黄柏、百部等药物煎汤待冷却后予以阴道灌洗并保留 30 min，配合 TDP 照射，每天 1 次，7 次为 1 个疗程。

（四）毫针刺法

取穴：带脉、中极、阴陵泉、次髎、脾俞、关元、气海、肾俞、三阴交。关元、气海、肾俞、脾俞用补法，可加温针；带脉用平补平泻法，其余用泻法。留针 30 min，每 15 min 行针 1 次，每天 1 次，连续 10d 为 1 个疗程。

五、预防与调护

（1）注重个人及起居环境卫生，保持外阴清洁干燥，经期禁止同房。

（2）做好计划生育工作，避免非医学需要的流产。

（3）定期体检，做好防癌筛查。

第二节 带下过少

一、概述

带下过少是指带下量明显减少，导致阴中干涩痒痛，甚至阴部萎缩者。本病与西医学的卵巢功能早衰、绝经后卵巢功能下降、手术切除卵巢后、盆腔放疗后、严重卵巢炎及希恩综合征、长期服用某些药物抑制卵巢功能等导致雌激素水平低下而引起的阴道分泌物减少相类似。

二、诊断要点

（一）病史

有卵巢早衰、手术切除卵巢、盆腔放疗、盆腔炎症、反复流产、产后大出血或长期服用某些药物抑制卵巢功能等病史。

（二）临床表现

带下过少，甚至全无，阴道干涩，痒痛，甚至阴部萎缩。或伴性欲低下，性交疼痛，烘热汗出，月经错后、稀发、经量偏少，闭经，不孕等。

（三）妇科检查

阴道黏膜皱褶明显减少或消失，或阴道壁菲薄充血，分泌物极少，宫颈、宫体或有萎缩。

（四）辅助检查

阴道脱落细胞涂片提示雌激素水平较低。内分泌激素测定：卵巢功能低下者，FSH、LH升高，E2下降；希恩综合征者，激素水平下降。

三、辨证分型

（一）肝肾亏损证

主症：带下过少，甚至全无，阴部干涩灼痛，或伴阴痒，阴部萎缩，性交疼痛，甚则性交干涩困难；头晕耳鸣，腰膝酸软，烘热汗出，夜寐不安，小便黄，大便干结；舌红少苔，脉细数或沉弦细。

（二）血枯瘀阻证

主症：带下过少，甚至全无，阴中干涩，阴痒；或面色无华，头晕眼花，心悸失眠，神疲乏力，或进行性腹痛，经色紫暗，有血块，肌肤甲错，或下腹有包块；舌质暗，边有瘀点瘀斑，脉细涩。

四、中医外治法

（一）中药熏洗

药方组成：蛇床子 20 g，苦参 20 g，花椒 20 g，蒲公英 15 g，黄柏 15 g，防风 15 g，地肤子 15 g，赤芍 10 g，生百部 10 g。将上述药材放入 1 000 ml 清水中煮至 500 ml，煎煮后将药渣取出，首先以热气熏蒸外阴，待药水温度适宜后再进行擦洗，每天 1 次，每次熏洗 15 min，持续治疗 8d。

（二）耳穴压豆

选肝、肾、内分泌、卵巢、子宫等耳穴，予王不留行籽贴压，保留 3～5d，每次按压 3 min，每天按压 2～3 次，每月治疗 3 次。

（三）穴位埋线

取天枢、归来、大赫、足三里、三阴交、神门、内关、气海等穴，医者洗手、消毒后戴上无菌手套，将 3-0 医用羊肠线剪取 0.5～1.0 cm 段若干，浸泡在 75% 酒精内备用，6 号注射器针头作套管，制成简易埋线针；用消毒镊取已消毒好的羊肠线置于针头尖端放入注射针中，以羊肠线不超出针头为宜；右手持埋线针，左手辅助固定穴位处皮肤，快速刺入穴位 1.5～2.0 cm 后快速出针，用消毒棉球按压针孔片刻，确保不存在线头外露现象，并用胶布固定，敷贴患者的针孔 24h，嘱患者 24h 内不能沾水，以防感染。每 15d 埋线 1 次，3 次为 1 个疗程，如处于月经期则停止埋线。

（四）局部灸疗

患者坐于妇科灸椅上，以艾条灸疗外阴，每天半小时，7 次为 1 个疗程。

五、预防与调护

（1）调畅情志，保持良好的心理状态。

（2）定期体检，及时发现并干预可能影响卵巢功能的不良因素。

第九章

妊　娠　病

妊娠期间，发生与妊娠有关的疾病，称妊娠病，又称为"胎前病"。妊娠病不但影响孕妇的身体健康，而且妨碍妊娠的继续和胎儿的正常发育，甚至威胁生命，因此必须重视妊娠病的预防和发病的治疗。中医外治法可以较好地改善妊娠病的各类症状。本章重点介绍妊娠恶阻、胎漏、胎动不安、堕胎、滑胎、异位妊娠及妊娠并发症等疾病。

第一节　妊　娠　恶　阻

一、概述

妊娠早期出现恶心呕吐，头晕倦怠，甚至食入即吐者，称为"妊娠恶阻"。若妊娠早期仅有恶心择食，头晕，或晨起偶有呕吐者，为早孕反应，不属病态，一般3个月后逐渐消失。

二、诊断要点

（一）病史

有停经史、早孕反应。

（二）临床表现

典型表现为妊娠 6 周左右出现恶心、呕吐并逐渐加重，至妊娠 8 周左右发展为持续性呕吐，不能进食，导致孕妇脱水、电解质紊乱甚至酸中毒。极严重者出现嗜睡、意识模糊、谵妄，甚至昏迷、死亡。孕妇体重下降，下降幅度甚至超过发病前的 5%，出现明显消瘦、极度疲乏、口唇干裂、皮肤干燥、眼球凹陷及尿量减少等症状。

（三）体格检查

特别注意全身情况，脱水程度、脉率，是否有黄疸。

（四）辅助检查

1. *尿液检查*
测定尿酮体、尿量、尿比重。

2. *血液检查*
测定血常规、肝肾功能、电解质等评估病情严重程度。

3. *超声检查*
排除多胎妊娠、滋养细胞疾病。

三、辨证分型

（一）脾胃虚弱证

主症：妊娠初期，恶心、呕吐，不食，口淡或呕吐清涎，神疲思睡，舌淡苔白润，脉缓滑无力。

（二）肝胃不和证

主症：妊娠初期，恶心，呕吐酸水或苦水，恶闻油腻，烦渴，口干口苦，头胀而晕，胸满胁痛，嗳气叹息，舌淡红苔微黄，脉弦滑。

（三）痰湿凝滞证

主症：妊娠初期，呕吐痰涎，胸膈满闷，不思饮食，口中淡腻，头晕目眩，心悸气短，舌淡胖，苔白腻，脉滑。

（四）气阴两虚证

主症：呕吐频繁日久，或呕吐剧烈，甚至呕吐带血样物，发热口渴，尿少便秘，唇舌干燥，精神萎靡，形体消瘦，眼眶下陷，双目无神，四肢乏力。舌质红，苔薄黄而干或光剥，脉细滑数无力。

四、中医外治法

（一）脐疗

葱白1根，生姜3片，共捣烂为泥糊状，敷于肚脐，外用纱布、胶带固定。

（二）穴位贴敷——止吐贴

选穴：涌泉、中脘、内关。

疗程：每贴保留4～6h，每天1次。

注意事项：嘱患者注意贴敷时间，且贴敷期间不可接触水，不可剧烈运动，防止药饼脱落，若出现皮肤过敏等症状，需及时取下。

（三）穴位注射

双侧内关穴注射维生素 B_1 1 ml 进行封闭治疗，每3d注射1次。

（四）火龙罐综合灸

选穴：膻中、巨阙、中脘、肺俞、膈俞、脾俞、胃俞。

操作手法：检查罐口无破损后，把定制的蕲艾炷置于罐体内并将其表面充分点燃，嘱患者侧卧位，先灸中脘，循任脉温熨至背部膀胱经，施罐时手掌的小鱼际先接触皮肤然后落罐，结合点、振、叩、捻、推、按、拨、揉、熨、烫等不同手法正旋、反旋、摇拨、摇振罐体作用于皮肤肌肉组织，也可隔衣操作以防感冒，罐内余温用来灸膻中，至没有余温时取罐。局部操作15 min，待皮肤微微汗出即停止操作，用干净纸巾擦去皮肤表面精油或用湿毛巾掸下衣物上的艾灰。

注意事项：①操作时根据罐内温度高低适当调整运罐速度，并注意观察孕妇神情变化，询问其感受。②行罐前需引导孕妇排空膀胱，并适当清洁背部、腹部皮肤。③治疗后嘱孕妇注意保暖避风。

疗程：每天行1次治疗，每次30～40 min，3d为1个疗程，症状缓解后停止治疗。

（五）艾灸

取百会、关元、足三里等穴，施以温和灸，以患者能耐受为度，治疗30 min

左右。

五、预防与调护

（1）保持乐观情绪，避免负面情绪刺激。

（2）少量多餐，以清淡、富有营养及易消化食物为主，忌辛辣、油腻之品。

第二节　胎漏、胎动不安

一、概述

妊娠期间阴道少量出血，时出时止，或淋漓不断，而无腰酸、腹痛、小腹下坠者，称为"胎漏"。妊娠期间出现腰酸、腹痛、小腹下坠，或伴有少量阴道出血者，称为"胎动不安"。

二、诊断要点

（一）病史

常有孕后不节房事史，人工流产、自然流产史或宿有癥瘕史。

（二）临床表现

妊娠期间出现少量阴道出血、腰酸、腹痛、小腹下坠、脉滑等。

（三）体格检查

妇科检查示宫颈口未开，子宫增大与月份相符。

（四）辅助检查

（1）尿、血 hCG 测定。

（2）超声检查：可明确妊娠囊的位置、形态及有无胎心搏动，确定妊娠部位和胚胎是否存活以指导正确的治疗方法。

三、辨证分型

（一）肾虚证

主症：妊娠期，阴道少量出血，色淡暗，腰酸、腹痛、下坠，或伴头晕耳鸣，小便频数，夜尿多甚至失禁，或曾屡次堕胎，舌淡苔白，脉沉滑尺弱。

（二）气血虚弱证

主症：妊娠期少量阴道出血，色淡红，或腰腹胀痛或坠胀，伴神疲肢倦，面色黄白，心悸气短，舌质淡，苔薄白，脉细滑。

（三）血热证

主症：孕后阴道少量出血，色鲜红，或腰腹坠胀作痛。伴心烦不安，手心烦热，口干咽燥，或有潮热，小便短黄，大便秘结，舌质红，苔黄而干，脉滑数或弦滑。

（四）跌扑伤胎证

主症：妊娠外伤，腰酸、腹坠胀，或阴道下血，舌质暗，脉滑无力。

四、中医外治法

（一）穴位贴敷——止血贴及安胎贴

选穴：肾俞、关元、命门、气海。

疗程：每次贴 4～6h，每天 1 次。

注意事项：嘱患者注意贴敷时间，且贴敷期间不可接触水，不可剧烈运动，防止药饼脱落，若出现皮肤过敏等症状，需及时取下。

（二）艾灸

1. 止血灸

穴位：隐白、断红。

操作方法：嘱患者仰卧，充分暴露足部，双手轻轻搭于腹部，将两段约 5 cm 的艾炷分别固定于距离断红穴 3～7 cm 处点燃进行艾灸，同时点燃 2 段艾炷放置两侧隐白穴，不可待艾炷完全燃尽再取下，避免烫伤，艾灸治疗结束后嘱患者注意保暖，不喝凉水、不吹风，避免寒邪入体。

2.供血灸

穴位：三阴交、百会等穴位。

操作方法：嘱患者仰卧，充分暴露足部，将两段约 10 cm 的艾炷放置艾炷固定架中固定于距离双侧三阴交穴 3～7 cm 处点燃进行艾灸，同时点燃 1 段艾炷放置距离头顶 3～5 cm 的百会穴，不可待艾炷完全燃尽再取下，以免烫伤，艾灸治疗结束后嘱患者注意保暖，不喝凉水、不吹风，避免寒邪入体。

3.升提灸

升提灸多用于胚胎着床于子宫中下段患者，孕早期运用此外治法有助于胎盘位置逐渐升提至正常胎位。

穴位：足三里、百会等穴位。

操作方法：嘱患者仰卧，充分暴露足部，将两段约 10 cm 的艾炷放置艾炷固定架中固定于距离双侧足三里穴 3～7 cm 处点燃进行艾灸，同时点燃 1 段艾炷放置距离头顶 3～5 cm 的百会穴，不可待艾炷完全燃尽再取下，以免烫伤，艾灸治疗结束后嘱患者注意保暖，不喝凉水、不吹风，避免寒邪入体。

（三）耳穴埋针

耳穴盆腔、皮质下、肾、心、肝、交感、内分泌及耳尖。准确将揿针贴于以上耳穴，再用拇指和食指指腹从耳郭的正面与背面按压揿针以刺激穴位，按压力量由轻至重，以患者局部出现酸、麻、胀、热感为宜，指导患者按上述方式每天早、中、晚及睡前各按压 1 次，每次每穴按压 1～2 min。每次贴压单侧耳郭，两耳交替，每 3d 更换 1 侧，每周休息 1d，共干预 3 周。

（四）穴位敷贴

1.安胎贴

选穴：涌泉或神阙。

操作方法：菟丝子、山茱肉、杜仲、桑寄生等共研为细末，用清水适量调为糊状敷于神阙或涌泉穴，外用纱布、胶带固定。

疗程：每贴保留 4～6h，每天 1 次，6 次为 1 个疗程。

注意事项：嘱患者注意贴敷时间，且贴敷期间不可接触水，不可剧烈运动，防止药饼脱落，若出现皮肤过敏等症状，需及时取下。

2. 止血贴

选穴：神阙。

操作过程：将杜仲、苎麻根、艾叶炭、茜草、煅牡蛎等混合研粉调制成敷贴并贴于神阙穴。

疗程：每天 1 次，每次保留 4 ～ 6h，连续治疗 5 ～ 7d，2 次治疗需间隔 4h 以上，阴道无褐色分泌物时再贴 2d 巩固治疗。

注意事项：嘱患者注意贴敷时间，且贴敷期间不可接触水，不可剧烈运动，防止药饼脱落，若出现皮肤过敏等症状，需及时取下。

张迎春根据其多年保胎经验认为，胎漏、胎动不安患者将止血贴、止血灸、升提灸、升提贴配合使用，治疗效果更佳。

五、预防与调护

（1）提倡婚前、孕前检查，夫妇双方在最佳身体状态下备孕。

（2）孕后禁止性生活，静养保胎。

第三节　堕胎、小产

一、概述

妊娠 12 周内，胚胎自然殒堕者，称为"堕胎"，妊娠 12 ～ 28 周，胎儿已成形者，称为"小产"或"半产"。还有怀孕一月不知其已受孕而殒堕者，称为"暗产"，如《叶氏女科证治·暗产须知》所言："惟一月堕胎，人皆不知有胎，但谓不孕，不知其已受孕而堕也。"

二、诊断要点

（一）病史

素体不健，孕后起居不慎，房事不节或情志不调，或稍有劳作便致滑堕。

（二）临床表现

妊娠早期，阴道出血反复不止，腰酸腹痛明显；妊娠中、晚期腹痛阵阵紧迫，继而阴道出血，胎动停止，或胎心音消失，或有羊水溢出。

（三）妇科检查

宫口已开，见有胚胎组织堵于宫口，子宫与停经月份相符或稍小，属难免流产；部分妊娠物已排出体外，尚有部分残留在宫腔内，属不全流产；宫口闭，子宫接近正常大小，属完全流产。

（四）辅助检查

尿、血 hCG 测定、超声检查及黄体酮测定等可明确诊断。

三、辨证分型

（一）胎堕难留证

主症：妊娠早期，阴道流血逐渐增多，色红有块，小腹坠胀疼痛，或妊娠中晚期，小腹疼痛，阵阵紧逼，或有羊水溢出，继而阴道下血量多，或伴有头晕目眩，舌质暗，舌边有瘀点，脉滑或涩。

（二）胎堕不全证

主症：胎殒之后，尚有部分组织残留于子宫，阴道流血不止，甚至出血如崩，阵阵紧逼，舌淡红，苔薄白，脉沉细无力。

四、中医外治法

（一）中药外敷包

将活血化瘀、温经通络的中草药研磨成粉装进棉布袋中，将布袋口缝好，放进蒸锅里蒸 15 ～ 20 min，蒸好后取出用干毛巾包好（避免烫伤），外敷于下腹部，敷至药包冷却为止，以促进残留排出，药包可重复使用 10 ～ 15d。

（二）毫针刺法

主穴：双侧合谷、双侧三阴交、次髎、中髎；配穴：双侧子宫、关元、中极、双侧太冲。患者先取仰卧位，针刺合谷、三阴交、子宫、关元、中极、太冲等穴位，行针以泻法为主，留针 30 min。取针后，嘱患者俯卧位，针刺中极穴，小幅度提插捻转，要求患者感觉针感强烈，可有疼痛、酸胀或诉有触电感向阴道、肛门、腹股沟、下肢传导。行针 1 min 后出针、不留针。每天 1 次，治疗 3d。

（三）艾灸

取关元、子宫、中极、气海等穴，将 3～4 段点燃的艾条放入艾灸盒中，放置于患者下腹部穴位，以患者能耐受为度，治疗 30 min 左右。

（四）姜疗

患者采取仰卧位，首先将生姜汁均匀涂抹腹部，之后将自制研磨的暖宫粉填于神阙穴高于脐部 1～2 mm，生姜绞碎去汁取渣，做成碗状（直径约 1.5 cm）置于脐部，放适量艾绒于凹陷处施灸，待艾绒燃尽，再放适量艾绒施灸，以皮肤微微发红但不起疱为度，治疗过程中注意询问患者感觉，以患者脐周稍起红晕而无灼痛感为度。每次治疗时间为 1.5h（约 5 壮），避开月经期。治疗结束后移除姜碗，再用无菌医用敷贴固定脐中药粉，嘱患者 24h 后自行取下，并用温水清洗局部。每 2d 治疗 1 次，经期暂停，若对暖宫粉过敏，停止治疗。

（五）火龙罐综合灸

选穴：天枢、子宫、气海、中极、关元、归来、水道、八髎、血海、足三里、三阴交、命门、肾俞等穴。

操作手法：检查罐口无破损后，把定制的蕲艾炷置于罐体内并将其表面充分点燃，嘱患者仰卧，先灸双侧肾俞、命门穴，循任脉（中极、气海、关元穴）温熨，罐口花瓣对双侧子宫、归来、水道穴轻刮刺激，施罐时手掌的小鱼际先接触皮肤然后落罐，结合点、振、叩、捻、推、按、拨、揉、熨、烫等不同手法正旋、反旋、摇拨、摇振罐体作用于皮肤肌肉组织，以患者耐受为度，操作强度由轻到重，运罐速度可根据罐内温度高低进行调整，注意干预时间把控，以皮肤微微出汗为宜，也可隔衣操作以防感冒。罐内余温用来灸少腹部，至没有余温时取罐，同时换小号火龙罐施罐于腿部的足三里、三阴交穴。局部操作 15 min，待皮肤微微汗出、出现痧点即停止操作，用干净纸巾擦去皮肤表面精油或用湿毛巾掸下衣物上的艾灰。

注意事项：①操作时根据罐内温度高低适当调整运罐速度，并注意观察患者神情变化，询问其感受。②嘱患者 4 h 内避免冲凉、接触冷水冷饮等。

疗程：每 3d 行 1 次治疗，每次 30～40 min，10 次为 1 个疗程。

五、预防与调护

出现下腹疼痛、阴道出血等情况及时就医。产后应调畅情志，避风寒，节制房事，加强营养。

第四节　滑　　胎

一、概述

凡堕胎或小产连续发生 3 次及 3 次以上者，称为"滑胎"，亦称"数堕胎""屡孕屡堕"。临证中，本病以连续性、自然性和应期而下为特点。西医学之"习惯性流产"可参照本病诊治。

二、诊断要点

（一）病史

先天禀赋不足，素体不健，可有染色体异常，生殖道畸形，抗磷脂抗体综合征等病史或多次刮宫等手术史。

（二）临床表现

堕胎或小产连续发生 3 次及 3 次以上。

（三）妇科检查

可有生殖道畸形体征，亦可无明显异常。

（四）辅助检查

1. 遗传因素

夫妻双方染色体及胚胎染色体检查。

2. 解剖因素

阴道超声、宫腔镜等。

3. 内分泌因素

性激素、AMH、TSH 等。

4. 感染因素

支原体 + 衣原体 + 淋球菌等。

5. 免疫因素

ACL、β_2-GP1-Ab、LA、ANA 及 ANA 谱、RF、ASO、APLA 等。

6. 血栓因素

DD、PC、PS、HCY 等。

7. 男方因素

精液全套、抗精子抗体等。

三、辨证分型

（一）脾肾两虚证

主症：屡孕屡堕，甚或应期而堕，体质纤弱，腰膝酸软，精神萎靡，面部暗斑，或心悸气短，月经或有不调，或滑胎后又再孕，夜尿频多，舌质淡嫩，苔薄白，脉沉弱。

（二）气血虚弱证

主症：屡孕屡堕已连续发生 3 次及 3 次以上，月经量少或月经周期推后或闭经。面色㿠白或萎黄，神疲肢倦，舌质淡，苔薄白，脉细弱。

（三）阴虚血热证

主症：屡孕屡堕已连续发生 3 次及 3 次以上，可有月经量少，或崩中漏下，经色紫红或鲜红，质黏稠。两颧潮红，手足心热，烦躁不宁，口干咽燥，或形体消瘦，舌质红少苔，脉细数。

（四）瘀血内滞证

主症：素有癥瘕之疾，孕后屡孕屡堕；肌肤无华；舌质紫暗或有瘀斑，脉弦滑或涩。

四、中医外治法

（一）孕前调理

1. 中药外敷包

将活血化瘀、温经通络的中草药研磨成粉装进棉布袋中，将布袋口缝好，放进蒸锅里蒸 15～20 min，蒸好后取出用干毛巾包好（避免烫伤），外敷于下腹部，敷至药包冷却为止，以促进残留排出，药包可重复使用 10～15d，非经期可每天治疗。

2. 姜疗

患者采取仰卧位，首先将生姜汁均匀涂抹腹部，之后将自制研磨的暖宫粉填于神阙穴高于脐部 1～2 mm，生姜绞碎去汁取渣，做成碗状（直径约 1.5 cm）置于脐部，放适量艾绒于凹陷处施灸，待艾绒燃尽，再放适量艾绒施灸，以皮肤微微发红但不起疱为度，治疗过程中注意询问患者感觉，以患者脐周稍起红晕而无灼痛感为度。每次治疗时间为 1.5h（约 5 壮），避开月经期。治疗结束后移除姜碗，再用无菌医用敷贴固定脐中药粉，嘱患者 24h 后自行取下，并用温水清洗局部。每 2d 治疗 1 次，经期暂停，对暖宫粉过敏者，停止治疗。

3. 毫针刺法

选子宫、关元、中极、归来、血海、足三里、三阴交、脾俞、肾俞等穴，采用平补平泻手法，针刺得气后留针 30 min，每月经周期治疗 5～7 次。

4. 火龙罐综合灸

选穴：天枢、子宫、气海、中极、关元、归来、水道、阴陵泉、足三里、三阴交等穴。

操作手法：检查罐口无破损后，把定制的蕲艾炷置于罐体内并将其表面充分点燃，嘱患者俯卧位，先灸大椎穴，循督脉温熨，罐口花瓣对足太阳膀胱经第一侧线轻刮刺激，施罐时手掌的小鱼际先接触皮肤然后落罐，结合点、振、叩、捻、推、按、拨、揉、熨、烫等不同手法正旋、反旋、摇拨、摇振罐体作用于皮肤肌肉组织，以患者耐受为度，操作强度由轻到重，运罐速度可根据罐内温度高低进行调整，注意干预时间把控，以皮肤微微出汗为宜，也可隔衣操作以防感冒。治疗完背部经络后，再嘱患者转换仰卧位，换中号火龙罐施罐于下腹部中极、气海、关元、归来、水道等穴。局部操作 15 min，待皮肤微微汗出、出现痧点即停止操作，用干净纸巾擦去皮肤表面精油或用湿毛巾掸下衣物上的艾灰。

注意事项：①操作时根据罐内温度高低适当调整运罐速度，并注意观察患者神情变化，询问其感受。②嘱患者4h内避免冲凉、接触冷水冷饮等。

疗程：每3d行1次治疗，每次30～40min，10次为1个疗程。

5. 中药保留灌肠

将侧柏叶、大黄、黄柏、薄荷、泽兰、延胡索、败酱草、红藤、路路通等中药加水煎至150ml，温度控制为37～39℃。患者每晚睡前排空大小便，采取侧卧体位，将灌肠管缓慢插入肛门15～20cm，将药液缓缓注入，操作完毕后嘱患者将臀部抬高，静卧，使得药物充分吸收，每天1次，每次约60min，15d为1个疗程，经期停用，连续治疗3个月经周期。

（二）孕期治疗

1. 穴位贴敷——安胎贴

选穴：涌泉或神阙。

疗程：每贴保留4～6h，每天1次，6次为1个疗程。

注意事项：嘱患者注意贴敷时间，且贴敷期间不可接触水，不可剧烈运动，防止药饼脱落，若出现皮肤过敏等症状，需及时取下。

2. 穴位注射

将参芪扶正注射液8ml抽入注射器，选双侧足三里、三阴交进行穴位注射，每穴位2ml，每3d注射1次。主要用于孕早期预防治疗。

3. 艾灸

取关元、足三里、三阴交、隐白等穴施以温和灸，以患者能耐受为度，每次治疗20～30min，早孕期隔天1次。

五、预防与调护

（1）既往发生过堕胎或小产的患者，孕前全面检查，针对病因积极治疗，做到未病先防护。

（2）孕后调畅情绪，保持健康心态；加强营养，适度活动；遵从医嘱进行保胎。

第五节 异位妊娠

一、概述

当孕卵在子宫腔外着床发育，称为异位妊娠。中医学古籍中未见有异位妊娠的病名记载，但在"妊娠腹痛""经漏""癥瘕"等病中有类似症状的描述。

二、诊断要点

（一）病史

多有停经史及早孕反应。

（二）临床表现

不规则阴道出血，急性或慢性下腹痛，可发生于一侧或全下腹，腹痛重时伴有恶心、呕吐、直肠刺激症状，内出血多时可出现晕厥、休克。

（三）体格检查

病容、面色、血压、脉搏、体温，有无休克、下腹压痛、反跳痛、肌紧张、肿块、移动性浊音等。妇科检查：宫颈蓝染、软、有摇举痛，子宫稍大或正常大小，有漂浮感，后穹隆饱满，一侧盆腔有边缘不清、形状不规则且有压痛之包块。

（四）辅助检查

妊娠试验阳性；彩超提示宫内未见妊娠囊，一侧附件区可见混合型包块。

三、辨证分型

（一）未破损期

主症：患者可有停经史及早孕反应，或有一侧下腹隐痛，或阴道出血淋漓；妇科检查可触及一侧附件有软性包块、压痛，妊娠试验阳性或弱阳性；舌正常，苔薄白，脉弦滑。

（二）已破损期

1. 休克型

主症：突发下腹剧痛，肛门下坠感，面色苍白，四肢厥冷，或冷汗淋漓，恶心呕吐，血压下降或不稳定，有时烦躁不安，脉微欲绝或细数无力，并有腹部及妇科检查体征（详见前述）。

2. 不稳定型

输卵管妊娠破损后时间不长，病情不稳定，有再次发生内出血的可能。

主症：腹痛拒按，腹部有压痛及反跳痛，但逐步减轻，可触及界限不清的包块，时有少量阴道出血，血压平稳；舌正常或舌质淡，苔薄白，脉细缓。

3. 包块型

指输卵管妊娠破损时间较长，腹腔内血液已形成血肿包块者。

主症：腹腔血肿包块形成，腹痛逐步减轻，可有下腹坠胀或便意感；阴道出血逐渐停止；舌质暗，苔薄白，脉细涩。

四、中医外治法

（一）中药外敷

将活血化瘀、温经通络的中草药研磨成粉装进棉布袋中，将布袋口缝好，放进蒸锅里蒸 15～20 min，蒸好后取出用干毛巾包好（避免烫伤），外敷于下腹部，敷至药包冷却为止，以促进残留排出，药包可重复使用 10～15d，非经期可每天治疗。

（二）中药保留灌肠

将侧柏叶、大黄、黄柏、薄荷、泽兰、延胡索、败酱草、红藤、路路通等中药加水煎至 150 ml，温度控制为 37～39 ℃。患者每晚睡前排空大小便，采取侧卧体位，将灌肠管缓慢插入肛门 15～20 cm，将药液缓缓注入，操作完毕后嘱患者将臀部抬高，静卧，使得药物充分吸收，每天 1 次，每次约 60 min，15d 为 1 个疗程，经期停用，连续治疗 3 个月经周期。

注意：外敷或灌肠的治疗，一定要在包块形成，内出血已停止的前提下进行。

五、预防与调护

（1）减少不必要的宫腔操作，避免感染。

（2）积极治疗盆腔炎等生殖道疾病。

（3）对曾有盆腔炎病、不孕症等病史的患者，停经后要及时就诊以排除异位妊娠。

第六节 妊娠合并症

一、子肿

（一）概述

妊娠中晚期，孕妇出现肢体面目肿胀者称"子肿"，亦称"妊娠肿胀"。主要临床特征为水肿，多发生于妊娠 20 周后，开始由踝部肿起，渐延至小腿、大腿、外阴部甚至全身。古人根据肿胀的部位、性质和程度不同，又有子肿、子气、皱脚、脆脚等名称。

（二）辅助检查

尿检：可有少许红细胞、白细胞及管型。24h 尿蛋白定量 ≥ 0.5 mg 为异常。同时关注血压、体重变化。

彩超：了解有无畸胎、双胎、多胎以及羊水情况。

（三）辨证分型

1. 脾虚证

主症：妊娠数月，面目四肢水肿，或遍及全身，皮薄光亮，按之凹陷不起，面色㿠白，身疲，乏力，口淡而腻，脘腹胀满，食欲不振，小便短少，大便溏薄，舌淡体胖，边有齿痕，舌苔白润或腻，脉缓滑。

2. 肾虚证

主症：妊娠数月，面浮肢肿，下肢尤甚，腰酸乏力，下肢逆冷，小便不利，舌淡，苔白润，脉沉迟。

3. 气滞证

主症：妊娠数月后，肢体肿胀，始于两足，渐延于腿，胸闷胁胀，头晕胀痛，苔薄腻，脉弦滑。

（四）中医外治法

1. 毫针刺法

取穴：内关、建里、地机、中脘、下脘、血海、足三里、阴陵泉、太溪。针刺至明显得气后行平补平泻法捻转 1 min，每个针刺穴位间隔 10 min 行针 1 次，留针 30 min。建里、中脘、下脘常规针刺，得气后行平补平泻法捻转 1～2 min，不留针，每天 1 次，6 次为 1 个疗程，疗程间休息 2d。

2. 艾灸——利水灸

穴位：阴陵泉、百会等穴位。

操作方法：嘱患者仰卧，双腿稍分开，充分暴露腿部，将两段约 10 cm 的艾炷放置艾炷固定架中固定于距离双侧阴陵泉穴 3～7 cm 处点燃进行艾灸，同时点燃 1 段艾炷放置距离头顶 3～5 cm 的百会穴，不可待艾炷完全燃尽再取下，以免烫伤，艾灸治疗结束后嘱患者注意保暖，不喝凉水、不吹风，避免寒邪入体。

（五）预防与调护

重视孕期保健，定期产检，注意体重、水肿、蛋白尿、血压的变化情况。发病后低盐低脂饮食。水肿严重者注意休息，抬高下肢。

二、子晕

（一）概述

妊娠期出现以头晕目眩，状若眩晕为主症，甚或眩晕欲厥，称为"妊娠眩晕"。该病以头晕目眩为主症，重症多发生在妊娠中晚期，常伴有头痛、耳鸣、视物模糊、水肿胸闷、心烦呕恶等症。妊娠 20 周后出现收缩压 ≥ 140 mmHg 和（或）舒张压 ≥ 90 mmHg。

（二）辅助检查

血常规，尿常规，肝肾功能，凝血功能，心电图，胎心监护，超声检查胎儿、胎盘和羊水。

（三）辨证分型

1. 阴虚肝旺证

主症：妊娠中后期，头晕目眩，视物模糊，耳鸣失眠，心中烦闷，颜面潮红，口干咽燥，手足心热；舌红，少苔，脉弦数。

2. 肝虚脾旺证

主症：妊娠中晚期，头晕头重目眩，胸闷心烦，呕逆泛恶，面浮肢肿，倦怠嗜卧，苔白腻，脉弦滑。

3. 气血虚弱证

主症：妊娠后期头晕目眩，眼前发黑，心悸健忘，少寐多梦，身疲乏力，气短懒言，面色苍白或萎黄，舌淡，脉细弱。

（四）中医外治法

1. 耳穴压豆

选取心、肾、交感、降压沟、内分泌等穴位，用王不留行籽贴压，可保留 5d，每周 1 次。

2. 穴位贴敷——眩晕贴

选穴：涌泉穴。

疗程：每天 1 次，1 次保留 3h，早孕期可隔天 1 次。

注意事项：嘱患者注意贴敷时间，且贴敷期间不可接触水，不可剧烈运动，防止药饼脱落，若出现皮肤过敏或皮肤烧灼疼痛等症状，需及时取下。

3. 火龙罐综合灸

选穴：百会、四神冲、印堂、大椎、肺俞、膈俞、气海、关元等穴。

操作手法：检查罐口无破损后，把定制的蕲艾炷置于罐体内并将其表面充分点燃，嘱患者俯卧，先灸大椎穴，循督脉温熨，罐口花瓣对足太阳膀胱经第一侧线轻刮刺激，施罐时手掌的小鱼际先接触皮肤然后落罐，结合点、振、叩、捻、推、按、拨、揉、熨、烫等不同手法正旋、反旋、摇拨、摇振罐体作用于皮肤肌肉组织，以患者耐受为度，操作强度由轻到重，运罐速度可根据罐内温度高低进行调整，注意干预时间把控，以皮肤微微出汗为宜，也可隔衣操作以防感冒。罐内余温用来灸背部，至没有余温时取罐，而后嘱患者仰卧，换中号火龙罐施罐于腹部气海、关元等穴。局部操作 15 min，待皮肤微微汗出、出现痧点即停止操作，用干净纸巾擦去皮肤表面精油或用湿毛巾掸下衣物上的艾灰。

注意事项：①操作时根据罐内温度高低适当调整运罐速度，并注意观察患者神情变化，询问其感受。②嘱患者 4 h 内避免冲凉、接触冷水冷饮等。

疗程：每 3d 行 1 次治疗，每次 30～40 min，10 次为 1 个疗程。

（五）预防与调护

保持心情舒畅，避免不良情绪的影响；低盐低脂饮食；保证充足睡眠。

三、妊娠小便不通

（一）概述

妊娠期间，小便不通，甚至小腹胀急疼痛，心烦不得卧，称"妊娠小便不通"，古称"转胞"或"胞转"。以妊娠晚期 7～8 个月时较多见。

（二）辅助检查

泌尿系超声，小便常规。

（三）辨证分型

1. 肾虚证

主症：妊娠小便频数不畅，继则闭而不通，小腹胀满而痛，坐卧不安，腰膝酸软，畏寒肢冷，舌淡，苔薄润，脉沉滑无力。

2. 气虚证

主症：妊娠期间，小便不通，或频数量少，小腹胀急疼痛，坐卧不安，面色㿠白，身疲倦怠，头重眩晕，舌淡，苔薄白，脉虚缓滑。

（四）中医外治法

1. 隔姜灸

用食盐将神阙穴填平，姜片置于其上，将艾炷放于姜片上点燃，有灼热感后换另一壮，灸 8～10 壮为宜。

2. 揿针

取穴：双侧列缺穴。将揿针直接刺入已经消毒的穴位皮肤上，除去剥离纸，按压胶布使其与皮肤紧密贴合。留针期间每个穴位按压 1～3 min，每天按压 3～5

次，连续 3d。

3. 耳穴压豆

取膀胱、输尿管、肾、颈椎、胸椎、腰骶椎等穴，予王不留行籽进行贴压，每贴保留 3d。

4. 穴位敷贴——通尿贴

选穴：神阙穴。

操作方法：将小茴香、肉桂、川芎、薤白、巫妖等药物研磨成粉后筛出细粉，将生姜（榨汁）60 g、凡士林药物细粉混合后调配成膏状。

疗程：每天 1 次，每次 4～6h，连续贴 5d。

注意事项：嘱患者注意贴敷时间，若出现皮肤过敏或皮肤烧灼疼痛等症状，需及时取下。

（五）预防与调护

孕后切忌强忍小便，避免过久蹲、久坐。出现小便不通后，应取仰卧高臀位，缓解膀胱压迫。

四、妊娠小便淋痛

（一）概述

妊娠期间，尿频、尿急、淋漓涩痛者，称为"妊娠小便淋痛"，亦称"子淋"。本病相当于西医学的妊娠合并尿道炎、膀胱炎、肾盂肾炎等泌尿系感染的疾病。

（二）辅助检查

尿常规可见红细胞、白细胞或少量蛋白。

（三）辨证分型

1. 阴虚津亏证

主症：妊娠期间，小便频数，淋漓涩痛，量少色淡黄，午后潮热，手足心热，大便干结，颧赤唇红，舌红少苔，脉细滑数。

2. 心火偏亢证

主症：妊娠期间，小便频数，尿短赤，艰涩刺痛，面赤心烦，渴喜冷饮，甚至口舌生疮，舌红少苔，脉细数。

3. 湿热下注证

主症：妊娠期间，突感尿频尿急尿痛，尿意不尽，欲解不能，小便短赤，带下黄稠，舌红苔黄腻，脉弦滑数。

（四）中医外治法

1. 艾灸

选天枢、关元、水道、带脉、三阴交、足三里、中极、肾俞、膀胱俞等穴施以温和灸，以患者能耐受为度，施灸 30 min 左右，每天治疗 1 次。

2. 刺络放血

以三棱针点刺双耳尖或大椎穴放血，血热者为宜。大椎放血取俯卧位，找准穴位后标记定位，皮肤表面充分消毒。取一次性皮肤针，运用腕劲快速叩刺穴位，以皮肤表面出血为度。迅速在叩刺出血穴位表面拔罐，以助血液流出，留罐 10 min，预计放血 2～5 ml，取罐后皮肤表面充分消毒。双耳尖则只需放血 3～5 滴，上述治疗隔天 1 次，2 周为 1 个疗程。

（五）预防与调护

妊娠期间注意个人卫生，保持外阴清洁，节制性生活；少食辛辣、肥甘之品，多饮水；左侧卧位或左右轮换以减轻子宫对输尿管的压迫。

五、妊娠咳嗽

（一）概述

妊娠期间，咳嗽不已，称"妊娠咳嗽"，亦称"子嗽"。本病的发生与发展与妊娠特殊生理有关。若咳嗽剧烈或久咳不愈，可损伤胎气，导致堕胎、小产。

（二）辅助检查

痰培养，必要时行胸部 CT 等检查。

（三）辨证分型

1. 阴虚肺燥证

主症：妊娠期间，咳嗽不已，干咳少痰或痰中带血，口干咽燥，失眠盗汗，手足心热，舌红，少苔，脉细滑数。

2. 脾虚痰饮证

主症：妊娠期间，咳嗽痰多，胸闷气促，甚至喘不得卧，神疲纳呆，舌质淡胖、苔白腻，脉濡滑。

（四）中医外治法

1. 针刺

选列缺、尺泽、大椎、风池、肺俞等穴，得气后，根据中医辨证施以针刺补泻方法，每 10 min 提插捻转行针 1 次，留针 30 min 后起针。每天治疗 1 次。

2. 穴位贴敷——止咳贴

选穴：天突、大椎。

操作方法：取细辛、干姜、吴茱萸、杏仁、白芥子、枳壳等药研粉调成糊状，制成敷贴贴于天突、大椎。

疗程：每天 1 次，1 次保留 3h，早孕期可隔天 1 次。

注意事项：嘱患者注意贴敷时间，且贴敷期间不可接触水，不可剧烈运动，防止药饼脱落，若出现皮肤过敏或皮肤烧灼疼痛等症状，需及时取下。

3. 刮痧

刮拭手太阴肺经（尺泽至天突），不要求出痧。

4. 火龙罐综合灸

选穴：风池、风府、大椎、定喘、天突、肺俞、膻中、曲池。

操作手法：检查罐口无破损后，把定制的薪艾炷置于罐体内并将其表面充分点燃，操作者手测火龙罐口温度，嘱患者侧卧，露出腰背部，注意保护隐私及腹部保暖，引导产妇深呼吸使其放松，涂按摩油，从风池处行罐，以旋转手法为主，轻轻捻揉，有助艾灸热力渗透，以微烫而不痛为宜；火龙罐循达督脉，顺双侧膀胱经来回正反旋转运罐 5～10 次，罐口花瓣对肺俞、定喘两穴位轻碾刺激穴位，操作强度由轻到重，以患者耐受为度，运罐速度可根据罐内温度高低进行调整，注意干预时间把控，以皮肤微微出汗为宜。罐内余温用来灸大椎，至没有余温时取罐，再换小号火龙罐施罐于双手肘部的曲池穴及头颈部风池穴。局部操作 15 min，待皮肤微微汗出即停止操作，用干净纸巾擦去皮肤表面精油。

注意事项：①操作时根据罐内温度高低适当调整运罐速度，并注意观察孕妇神情变化，询问其感受。②行罐前需引导孕妇排空膀胱，并适当清洁背部、腹部皮肤。③治疗后嘱孕妇注意保暖避风。

疗程：每 3d 行 1 次治疗，每次 30～40 min，症状缓解后停止治疗，一般治疗两次后症状可缓解。

（五）预防与调护

注意气候变化，注意防寒保暖，也不可取暖过度；饮食清淡富有营养，勿食辛辣燥烈之品。

六、妊娠便秘

（一）概述

妊娠便秘是指孕妇出现以大便排出困难，排便时间或排便间隔延长为临床特征的一种病症。现代医学认为，妊娠便秘主要由妊娠期黄体产生大量孕激素使肠道平滑肌张力降低，活动减弱所引起。

（二）辅助检查

无。

（三）辨证分型

1. 燥热津伤证

主症：妊娠期间，大便干结，口干口臭，面红心烦，小便短赤，舌红苔黄燥，脉滑数。

2. 脾肺气虚证

主症：妊娠期间，虽有便意但排便困难，用力努挣则汗出气短，便后乏力，面白身疲，肢倦懒言，舌淡苔白，脉弱。

3. 阴虚内热证

主症：妊娠期间，大便干结如羊屎状，形体消瘦，头晕耳鸣，两颧潮红，心烦少眠，潮热盗汗，舌红少苔，脉细数。

（四）中医外治法

1. 耳穴压豆

取耳穴直肠、大肠、小肠、便秘点、脾胃、神门、交感、枕、肾上腺和内分泌，用王不留行籽贴于双侧耳穴上，每天 2～3 次，每次 2～3 min，7d 为 1 个疗程。

2. 穴位贴敷——通便贴

选穴：神阙、天枢。

操作方法：取大黄 10 g，芒硝 6 g，厚朴 15 g，枳实 15 g，黄芪 15 g，白术 10 g，当归 9 g，桃仁 9 g 等药物研粉，水蜜各半调成糊状，制成敷贴并贴于神阙、天枢穴。

疗程：每次贴 4～6 h，每天 1 次，连续治疗 1 周。

注意事项：嘱患者注意贴敷时间，且贴敷期间不可接触水，不可剧烈运动，防止药饼脱落，若出现皮肤过敏或皮肤烧灼疼痛等症状，需及时取下。

3. 揿针

取穴：双侧天枢、气海、关元、支沟、足三里、上巨虚。将揿针直接刺入已经消毒的穴位皮肤上，除去剥离纸，按压胶布使其与皮肤紧密贴合。留针期间每个穴位按压 1～3 min，每天按压 3～5 次，连续 3 d。

4. 中药外敷膏

选用膏药：通气膏。

操作方法：嘱患者仰卧，掀起衣物将耻骨以上肚脐以下部位充分暴露出来，将通气膏均匀涂抹于少腹部，避开肚脐，用两层纱布覆盖，最后用防水贴固定，6 h 后撕去防水贴并用清水洗净或用湿纸巾将药物拭去。

疗程：每天 1 次，每次敷 6 h，6 次为 1 个疗程。

注意事项：若出现皮肤过敏的症状，及时取下，不可继续外敷。

（五）预防与调护

妊娠期间合理膳食，饮食清淡、富有营养，多食粗纤维食物；保持心情舒畅，适度活动。

第十章
产 后 病

产妇在产褥期内发生与分娩或产褥有关的疾病,称为"产后病"。产后亡血伤津、元气受损、瘀血内阻是产后病的主要原因。辨证选用中医外治法治疗,可以起到补益气血、调和营卫、养血化瘀的作用。本章重点介绍产后发热、产后腹痛、产后恶露不绝、产后身痛、产后自汗、盗汗、产后大便难、产后小便不通、产后乳汁异常及产后抑郁等疾病。

第一节 产 后 发 热

一、概述

产褥期内,出现发热持续不退,或突然高热寒战,并伴有其他症状者,称"产后发热"。如产后 1～2d,由于阴血骤虚,阳气外浮,而见轻微发热,而无其他症状,此乃营卫暂时失于调和,一般可自行消退,属正常生理现象。

二、诊断要点

(一)病史

妊娠晚期不节房事,或产程不顺(难产、滞产),接生不慎,产创护理不洁;或产后失血过多;或产后不禁房事;或当风感寒;或冒暑受热;或有情志不遂史。

（二）临床表现

产褥期内，尤以新产后出现以发热为主，表现为持续发热，或突然寒战高热，或发热恶寒，或乍寒乍热，或低热缠绵等症状。若产后 24h 至 10d 出现体温≥38℃，大多数情况下表示有产褥感染。除发热之外，常伴有恶露异常和小腹疼痛，尤其是恶露异常。

（三）妇科检查

软产道损伤，局部可见红肿化脓。盆腔呈炎性改变，恶露秽臭。

（四）辅助检查

超声检查、CT、磁共振等检测手段能够对感染形成的炎性包块、脓肿做出定位、定性诊断。检测 C- 反应蛋白升高有助于诊断早期感染。通过宫腔分泌物、脓肿穿刺物、后穹隆穿刺做细菌培养和药物敏感试验，必要时做血培养和厌氧菌培养。

三、辨证分型

（一）感染邪毒证

主症：产后高热寒战，热势不退，小腹疼痛拒按，恶露量或多或少，色紫暗如败酱，气臭秽，心烦口渴，尿少色黄，大便燥结，舌红苔黄，脉数有力。

（二）外感证

主症：产后恶寒发热，鼻流清涕，头痛，肢体酸痛，无汗，舌苔薄白，脉浮紧。

（三）血瘀证

主症：产后寒热时作，恶露不下或下亦甚少，色紫暗有块，小腹疼痛拒按，舌质紫暗或有瘀点，脉弦涩。

（四）血虚证

主症：产后低热不退，腹痛绵绵，喜按，恶露量或多或少，色淡质稀，自汗，头晕心悸，舌质淡，苔薄白，脉细数。

四、中医外治法

（一）刺络放血

以三棱针点刺双耳尖或大椎穴放血，血热者为宜。大椎放血取俯卧位，找准穴位后标记定位，皮肤表面充分消毒。取一次性皮肤针，运用腕劲快速叩刺穴位，以皮肤表面出血为度。迅速在叩刺出血穴位表面拔罐，以助血液流出，留罐 10 min，预计放血 2～5 ml，取罐后皮肤表面充分消毒。双耳尖只需放血 3～5 滴，上述治疗隔天 1 次，2 周为 1 个疗程。

（二）穴位贴敷

选穴：大椎、涌泉。

操作方法：选麻黄、薄荷、细辛、冰片等药研粉，用姜汁调成饼状制成敷贴贴于大椎及涌泉穴。

疗程：每次敷贴保留 4h，每天 1 次，热退为止。

注意事项：嘱患者注意贴敷时间，且贴敷期间不可接触水，不可剧烈运动，防止药饼脱落，若出现皮肤过敏或皮肤烧灼疼痛等症状，需及时取下。

（三）温针灸

取肺俞、肾俞、大椎、风池、曲池、合谷、天突等穴。针刺得气后，予以艾条温和灸，留针 30 min 左右，每天 1 次。此法适用于外感风寒之产后发热。

（四）刮痧

先嘱患者仰卧位刮拭手太阴肺经（尺泽至天突），再嘱患者俯卧位刮拭督脉（大椎至命门），最后刮拭背部足太阳膀胱经第一侧线左右。

五、预防与调护

分娩过程中严格无菌操作，避免感染；产后注意调适寒温，注意个人及起居卫生。

第二节 产后腹痛

一、概述

产妇在产褥期内，发生与分娩或产褥有关的小腹疼痛，称为产后腹痛。其中因瘀血引起者，称"儿枕痛"。本病以新产后多见，孕妇分娩后，由于子宫的缩复作用，小腹呈阵阵作痛，于产后 1～2d 出现，持续 2～3d 自然消失，西医学称"宫缩痛""产后痛"，属生理现象，一般不需治疗。若腹痛阵阵加剧，难以忍受，或腹痛绵绵，疼痛不已，影响产妇的康复，则为病态，应予治疗。

二、诊断要点

（一）病史

素体虚弱，产时、产后失血过多，或情志不遂，或当风感寒史。

（二）临床表现

新产后至产褥期出现小腹部阵发性剧烈疼痛，或小腹隐隐作痛，多日不解，不伴寒热，常伴有恶露量少，色紫暗有块，排出不畅；或恶露量少，色淡红。

（三）体格检查

腹痛时，下腹部可触及子宫呈球状硬块，或腹部柔软，无块。

（四）辅助检查

实验室检查多无异常。B 超提示宫腔可正常或有少量胎盘、胎膜残留。若合并感染，可见粘连带。

三、辨证分型

（一）气血两虚证

主症：产后小腹隐隐作痛数日不止，喜按喜揉，恶露量少，色淡红，质稀无块；面色苍白，头晕眼花，心悸怔忡，大便干结；舌质淡，苔薄白，脉细弱。

（二）瘀滞子宫证

主症：产后小腹疼痛，拒按，得热痛缓；恶露量少，涩滞不畅，色紫暗有块，块下痛减；面色青白，四肢不温，或伴胸胁胀痛；舌质紫暗，脉沉紧或弦涩。

四、中医外治法

（一）毫针刺法

选关元、三阴交、足三里、合谷等穴，多采用补法针刺血虚产后腹痛者，血瘀者加太冲、气海、中极，针刺得气后留针 30 min，每天或隔天治疗 1 次。

（二）温针灸

取气海、关元、神阙、足三里等穴位。针刺得气后，留针 30 min。留针期间，将 3～4 段点燃的艾条放入艾灸盒中，放置于患者下腹部穴位施灸。

（三）中药足浴

选取鸡血藤、桂枝、益母草、泽兰等中药加水 2 500 ml，煮沸 15 min 后离火，将煎好的药液盛于桶内，先以药液蒸气熏双脚，待温度适宜后将双脚浸泡于药液中，水量以高过脚踝为宜。每次浸泡 15～20 min，每天早晚各熏洗 1 次，至双脚皮肤红晕，背部微微发汗为度，每剂药重复使用两天。

（四）姜疗

患者采取仰卧位，首先将生姜汁均匀涂抹腹部，之后将自制研磨的暖宫粉填于神阙穴高于脐部 1～2 mm，生姜绞碎去汁取渣，做成碗状（直径约 1.5 cm）置于脐部，放适量艾绒于凹陷处施灸，待艾绒燃尽，再放适量艾绒施灸，以皮肤微微发红但不起疱为度，治疗过程中注意询问患者感觉，以患者脐周稍起红晕而无灼痛感为度。每次治疗时间为 1.5h（约 5 壮），避开月经期。治疗结束后移除姜碗，再用无菌医用敷贴固定脐中药粉，嘱患者 24h 后自行取下，并用温水清洗局部。每 2d 治疗 1 次，经期暂停，对暖宫粉过敏者，停止治疗。

（五）中药外敷包

将活血化瘀、温经通络的中草药研磨成粉装进棉布袋中，将布袋口缝好，放进蒸锅里蒸 15～20 min，蒸好后取出用干毛巾包好（避免烫伤），外敷于下腹部，敷至药包冷却为止，以促进残留排出，药包可重复使用 10～15d，非经期可每天治疗。

（六）穴位贴敷

选穴：气海、关元、中极、神阙。

操作方法：取当归、红花、牛膝、丹参、半夏、吴茱萸、白芷等分研末，加醋调制，制作成厚约 0.3 cm 的药饼，置于无菌敷料贴中。产妇放松下腹部肌肉，先运用掌推法按摩 5 min，再将含有中药的无菌敷料贴敷于相应腧穴。

疗程：每次贴 4～6h，每天 1 次，连续治疗 3d。

注意事项：嘱患者注意贴敷时间，且贴敷期间不可接触水，不可剧烈运动，防止药饼脱落，若出现皮肤过敏或皮肤烧灼疼痛等症状，需及时取下。

（七）火龙罐综合灸

选穴：中脘、关元、天枢、大横穴、关元、肝俞、胆俞、小肠俞、大肠俞、肾俞、膀胱俞等。

操作手法：①背部行罐 15～20 min。取侧卧位，露出腰背部，注意保护隐私及腹部保暖，引导产妇深呼吸使其放松，涂按摩油，检查火龙罐口是否完整光滑，将特制艾炷插入火龙罐，以打火器点燃；观察艾炷是否燃烧均匀，操作者手测火龙罐口温度，从命门处行罐，以旋转手法为主，轻轻捻揉，有助艾灸热力渗透，以微烫而不痛为宜，2～3 min 后热透；顺双侧膀胱经（胃俞、脾俞、肝俞、胆俞、小肠俞、大肠俞、肾俞、膀胱俞）来回正反旋转运罐 5～10 次，最后于八髎穴加强行罐 3～5 min。②腹部行罐 15～20 min。协助产妇转为仰卧位，保持产妇舒适度，以神阙为主穴，手测火龙罐口温度，先于神阙处落罐，开始接触腹部时轻轻滑动，待产妇适应该力度后适当增加力度，轻柔行罐至皮肤潮红，按募俞前后配穴法，依次于中脘、关元、天枢、章门、石门、期门、日月等穴位行罐，同时应用火龙罐梅花瓣在募穴处轻按、点、压等刺激腹部穴位，对于剖宫产产妇则根据剖宫产切口方向，横切口继续轻柔行罐气海、子宫等穴，腹部竖切口处穴位以悬灸为主，最后按结肠状态顺时针行罐 3～5 次。在操作过程中，注意把控罐温、施灸量和火候，以产妇局部有温热感而无灼痛感为宜。

注意事项：①行罐前需引导产妇排空膀胱，并适当清洁背部、腹部皮肤。②治疗后嘱产妇注意保暖避风。

疗效特点：中脘穴为腑之募穴，可双向调节胃肠蠕动，具有健脾和胃、降逆利水之效；大横穴为足太阴脾经腧穴，可健脾理气、散结除湿、通调肠胃；天枢穴为大肠之募穴，擅疏调肠腑、行滞理气，是腹部要穴，可调中和胃、健脾理气；关元穴为小肠募穴，擅助气行水、益气固本。经艾灸按摩刺激相应穴位，诸穴相配，随穴而灸，以促进经络疏通、经气激发，使得气血运行、健脾和胃、平衡阴阳，进而增强机体抗病能力，有效缓解腹胀及腹痛，加快术后康复进程。

五、预防与调护

产褥期内避风寒、慎起居；消除紧张情绪；注意观察子宫的复旧情况。

第三节 产后恶露不绝

一、概述

产后血性恶露持续 10d 以上，仍淋漓不尽者，称为"产后恶露不绝"，又称"恶露不尽""恶露不止"。西医学产后子宫复旧不全、晚期产后出血可与本病互参。

二、诊断要点

（一）病史

素体虚弱、多胎、滞产及多次流产史。

（二）临床表现

产后恶露持续 3 周仍淋漓不止，小腹或坠或胀或痛。亦可表现为急骤大量出血，伴血块排出。可伴有寒战、低热、贫血等。

（三）妇科检查

可扪及子宫增大、变软，宫口松弛，伴有感染者，子宫明显压痛。

（四）辅助检查

阴道超声可明确是否有胎盘、胎膜残留，有宫腔残留者，刮出物送病理检查。根据情况加做血常规 +C 反应蛋白、血 hCG、阴道分泌物培养 + 药敏等。

三、辨证分型

（一）气虚证

主症：恶露过期不净，量多，色淡，质稀，无臭气，面色㿠白，神疲懒言，四肢乏力，小腹空坠，舌淡苔白，脉细弱。

（二）血热证

主症：恶露过期不止，量较多，色紫红，质黏稠，有臭气；面色潮红，口燥咽干；舌质红，脉细数。

（三）血瘀证

主症：恶露过期不净，量时少时多，色暗有块，小腹疼痛拒按，舌紫暗或有瘀点，脉沉涩。

四、中医外治法

（一）毫针刺法

选子宫、气海、关元、足三里、三阴交、地机、血海等穴，采用泻法，嘱患者仰卧，直刺关元、气海、子宫等穴，地机向三阴交透刺，针刺得气后留针 30 min，每 7d 治疗 1 次，3 次为 1 个疗程。

（二）温针灸

取穴：膈俞、气海、关元、地机、三阴交、血海、足三里。

嘱患者排空膀胱，取俯卧位，针刺膈俞，实施捻转补法，行针 1 min 后即取针；调整患者体位为仰卧位，直刺气海穴、关元穴、子宫穴，在得气后于针柄位置套置好艾炷，局部实施艾灸治疗；地机透三阴交穴，血海穴沿脾经向腹部透刺，取捻转泻法，患者局部出现酸麻感即可；直刺三阴交穴和足三里穴，分别采用提插泻法和提插补法。艾灸燃尽以后取针，每天 1 次，10d 为 1 个疗程，连续治疗 2 个疗程。

（三）艾灸疗法

取穴：内关、血海、三阴交、子宫、神阙、关元穴等。

操作方法：患者取仰卧位，静息 3 min，待产妇平静后点燃 1 支灸条，当产妇自觉温热后于少腹部行"V"形移动，距离腹部皮肤 2 cm 左右，髂前上棘一侧至对侧为 1 次，1 min1 次，连续灸 10 次。轻揉少腹部，于任脉自神阙穴至关元穴行移动灸，操作方法与少腹部灸法一致，灸 10 次后进行按揉。随后使用薄床单覆盖产妇腹部暴露位置，对双侧内关穴、血海穴、三阴交、子宫穴行雀啄灸，每灸 5 次按揉 1 次，共 30 次，共 30 min。要求产妇治疗结束后不喝凉水、不吹风，避免寒邪入体。

疗程：每隔 2d 治疗 1 次，共治疗 5 次。

（四）中药外敷包

将活血化瘀、温经通络的中草药研磨成粉装进棉布袋中，将布袋口缝好，放进蒸锅里蒸 15～20 min，蒸好后取出用干毛巾包好（避免烫伤），外敷于下腹部，敷至药包冷却为止，以促进残留排出，药包可重复使用 10～15d，非经期可每天治疗。

（五）耳穴压豆

取子宫、神门、内分泌、交感、肝、肾等耳穴，局部消毒后，将王不留行籽贴压于以上耳穴，嘱咐患者以拇指按压王不留行籽至局部产生酸、麻、胀感，每 3 h 按压 30～60s，两耳交替，24h 更换 1 次。

（六）火龙灸

嘱患者俯卧在床上，暴露背部，若是冬季则用绒巾铺在脊柱两侧，避免受凉。常规清洁皮肤后，将姜泥和姜汁预热一下，背部督脉铺上温热的姜汁纱块，铺一层干毛巾，再覆盖单层湿毛巾，循督脉，铺艾绒，艾绒在毛巾上铺成 3 条纵行长龙状，头尾互相连接，用 95% 酒精进行喷洒，在艾绒连接处点火，守护，留观，更换艾绒，移除完全燃烧的艾绒。顺产 24h 后，隔天 1 次，每次灸 40～60 min，以能耐受为度，一般不超过 1.5h，10d 为 1 个疗程。

（七）火龙罐综合灸

选穴：子宫穴、关元穴、气海、八髎穴、任脉及膀胱经等。

操作手法：①背部行罐 15～20 min。取侧卧位，露出腰背部，注意保护隐私及腹部保暖，引导产妇深呼吸使其放松，涂按摩油，检查火龙罐口是否完整光滑，将特制艾炷插入火龙罐，以打火器点燃；观察艾炷是否燃烧均匀，操作者手测火龙罐口温度，从命门处行罐，以旋转手法为主，轻轻捻揉，有助艾灸热力渗透，以微烫而不痛为宜，2～3 min后热透；顺双侧膀胱经（胃俞、脾俞、肝俞、胆俞、小肠俞、大肠俞、肾俞、膀胱俞）来回正反旋转运罐5～10次，最后于八髎穴加强行罐3～5 min。②腹部行罐15～20 min。协助产妇转为仰卧位，保持产妇舒适度，以神阙为主穴，手测火龙罐口温度，先于神阙处落罐，开始接触腹部时轻轻滑动，待适应该力度后适当增加力度，轻柔行罐至皮肤潮红，按募俞前后配穴法，依次于中脘、关元、天枢、章门、石门、期门、日月等穴位行罐，同时应用火龙罐梅花瓣在募穴处轻按、点、压等刺激腹部穴位，对于剖宫产产妇则根据剖宫产切口方向，横切口继续轻柔行罐关元、气海、子宫等穴，腹部竖切口处穴位以悬灸为主，最后按结肠状态顺时针行罐3～5次。在操作过程中，注意把控罐温、施灸量和火候，以产妇局部有温热感而无灼痛感为宜。

注意事项：①行罐前需引导产妇排空膀胱，并适当清洁背部、腹部皮肤。②治疗后嘱产妇注意保暖避风。

五、预防与调护

（1）胎盘娩出后，仔细检查胎盘胎膜是否完整。发现宫腔残留，立即行清宫术。

（2）产后避风寒、慎起居、注意个人和起居卫生，适当活动以助恢复。

第四节　产后身痛

一、概述

产褥期内，出现肢体、关节酸痛、麻木、重着者，称为"产后身痛"，又称"产后遍身疼痛""产后关节痛""产后痹证""产后痛风"，俗称"产后风"。西医学产褥期中因风湿、类风湿引起的关节痛、产后坐骨神经痛、多发性肌炎、产后血栓性静脉炎出现类似症状者，可与本病互参。

二、诊断要点

（一）病史

产时、产后出血过多，产褥期汗出不止，或受风寒，居处潮湿阴冷。

（二）临床表现

肢体关节酸痛、麻木、重着，恶风畏寒，关节活动不利，甚则关节肿胀。

（三）体格检查

关节活动度降低，或关节肿胀，病久不愈者可见肌肉萎缩，关节变形。

（四）辅助检查

血常规＋血沉＋C反应蛋白、抗"O"＋类风湿因子RF、血气分析＋血钙、关节X线检查。

三、辨证分型

（一）外感证

主症：产后肢体关节疼痛，屈伸不利，或痛无定处，冷痛剧烈，宛如针刺，得热则舒，或关节肿胀、麻木、重着，伴恶寒怕风，舌苔薄白腻，脉濡细。

（二）血虚证

主症：产后遍身关节疼痛、肢体麻木，面色萎黄，头晕心悸，舌淡苔薄，脉细弱。

（三）血瘀型

主症：产后身痛，尤见下肢疼痛、麻木、发硬、重着、肿胀明显，屈伸不利，小腿压痛，恶露量少，色紫暗有血块，小腹疼痛，拒按，舌暗，苔白，脉弦涩。

四、中医外治法

（一）温和灸

基础穴位：膈俞、肝俞、脾俞、肾俞，另根据疼痛部位选穴治疗；上肢疼痛：

肩髃、曲池、合谷；下肢疼痛：委中、足三里、昆仑；肩颈疼痛：风池、大椎、天宗；腰骶部疼痛：命门、秩边、环跳。针刺得气后，留针 30 min，并在穴位上适度温和灸。

（二）电控艾灸床

在艾灸床下方艾灸盒内点燃艾条对患者，根据患者病情的需要暴露不同部位施灸，根据患者的耐受程度调节温度，每次治疗 35～40 min。

（三）中药熏蒸及茶饮

选用独活、羌活、秦艽、川桂枝、桑枝等药煎煮后备用，每次取 100 ml 药液与开水混合加入熏蒸机中，熏蒸至患者全身出汗为度，每次 30 min，隔天 1 次，10d 为 1 个疗程，连续 2 个疗程。熏蒸后配合滋阴养生茶（枸杞子、菊花、麦冬、玫瑰花、百合、甘草），开水适量泡服。

（四）火龙罐综合灸

选穴：大椎、命门、大杼、肺俞、膈俞、肝俞等穴。

操作手法：检查罐口无破损后，把定制的蕲艾炷置于罐体内并将其表面充分点燃，嘱患者俯卧，先灸大椎穴，循督脉温熨，罐口花瓣对足太阳膀胱经第一侧线轻刮刺激，施罐时手掌的小鱼际先接触皮肤然后落罐，结合点、振、叩、捻、推、按、拨、揉、熨、烫等不同手法正旋、反旋、摇拨、摇振罐体作用于皮肤肌肉组织，以患者耐受为度，操作强度由轻到重，运罐速度可根据罐内温度高低进行调整，注意干预时间把控，以皮肤微微出汗为宜，也可隔衣操作以防感冒。

注意事项：①操作时根据罐内温度高低适当调整运罐速度，并注意观察患者神情变化，询问其感受。②嘱患者 4 h 内避免冲凉、接触冷水冷饮等。

疗程：每 3d 行 1 次治疗，每次 30～40 min，10 次为 1 个疗程。

（五）火龙灸

嘱患者俯卧，暴露背部，若是冬季则用绒巾铺在脊柱两侧，避免受凉。常规清洁皮肤后，将姜泥和姜汁预热一下，背部督脉铺上温热的姜汁纱块，铺一层干毛巾，再覆盖单层湿毛巾，循督脉，铺艾绒，艾绒在毛巾上铺成 3 条纵行长龙状，头尾互相连接，用 95% 酒精进行喷洒，在艾绒连接处点火，守护，留观，更换艾绒，移除完全燃烧的艾绒。顺产 24h 后，每次灸 40～60 min，隔天 1 次，以能耐受为度，一般不超过 1.5h，10d 为 1 个疗程。

（六）中药足浴

选取桂枝、艾叶、红花、小茴香、丁香、透骨草等中药加水 2 500 ml，煮沸 15 min 后离火，将煎好的药液盛于桶内，先以药液蒸气熏双脚，待温度适宜后将双脚浸泡于药液中，水量以没过脚踝为宜。每次浸泡 15～20 min，每天早晚各熏洗 1 次，至双脚皮肤红晕，背部微微发汗为度，每剂药重复使用两天。

五、预防与调护

加强产褥期的护理，避风寒、慎起居，远离潮湿环境；适度锻炼以增强体质。

第五节 产后汗证

一、概述

产后汗证包括产后自汗及盗汗。产妇于产后出现涔涔汗出，持续不止者，称为"产后自汗"；若寐中汗出湿衣，醒来即止者，称为"产后盗汗"。自汗、盗汗均是以产褥期内汗出过多，日久不止为特点，统称之产后汗证。不少妇女产后汗出较平时为多，尤以进食、活动后或睡眠时为著，此因产后气血骤虚、腠理不密所致，可在数天后营卫自调而缓解，不作病论。

二、诊断要点

（一）病史

注意询问患者平素体质情况，有无结核、贫血等慢性病史。

（二）临床表现

本病以产后出汗量过多和持续时间长为特点。产后自汗者，白昼汗多，动则益甚；产后盗汗者，寐中汗出，醒后即止。

（三）体格检查

可无明显异常。

（四）辅助检查

对于盗汗疑有肺结核者，应进行肺部 X 线检查。

三、辨证分型

（一）气虚自汗证

主症：产后汗出过多，不能自止，动则加剧；时有恶风身冷，气短懒言，面色㿠白，倦怠乏力；舌质淡，苔薄白，脉细弱。

（二）阴虚盗汗证

主症：产后睡中汗出，甚则湿透衣衫，醒后即止，面色潮红，头晕耳鸣，口燥咽干，渴不思饮，或五心烦热，腰膝酸软，舌质红苔少，脉细数。

四、中医外治法

（一）中药足浴

选取益母草、陈皮、藿香、枳壳、厚朴、苍术、艾叶等中药加水 2 500 ml，煮沸 15 min 后离火，将煎好的药液盛于桶内，先以药液蒸气熏双脚，待温度适宜后将双脚浸泡于药液中，水量以高过三阴交穴为宜，冷却后可加一次热水，每次浸泡 15～20 min，每天早晚各熏洗 1 次，至双脚皮肤红晕为度，每剂药重复使用两天。

（二）穴位贴敷——止汗贴

操作方法：将无虫五倍子、煅牡蛎适量研磨成粉，加入适量蜂蜜和水调匀成膏状，制成药饼贴敷于脐部。

疗程：每天 1 次，睡前贴于神阙穴，次晨取下，5 次为 1 个疗程。

注意事项：嘱患者注意贴敷时间，且贴敷期间不可接触水，不可剧烈运动，防止药饼脱落，若出现皮肤过敏或皮肤烧灼疼痛等症状或局部有炎症及破溃者暂停使用，局部忌用肥皂等刺激性物品清洗。

（三）耳穴压豆

取穴：肾上腺、肾、内分泌、肺、三焦、神门、交感及内分泌等穴位。予以王不留行籽贴压上述穴位。按压穴位，当耳部出现热、胀、痛、红现象则停止，每次按压 4 min 左右，每天 5 次，3d 后更换。

（四）火龙罐综合灸

选穴：膻中、神阙、中极、气海、关元、大椎、命门、腰阳关等穴。

操作手法：检查罐口无破损后，把定制的蕲艾炷置于罐体内并将其表面充分点燃，嘱患者仰卧，先灸膻中穴，循任脉温熨，罐口花瓣对中极、关元、气海、轻刮刺激，施罐时手掌的小鱼际先接触皮肤然后落罐，结合点、振、叩、捻、推、按、拨、揉、熨、烫等不同手法正旋、反旋、摇拨、摇振罐体作用于皮肤肌肉组织，以患者耐受为度，操作强度由轻到重，运罐速度可根据罐内温度高低进行调整，注意干预时间把控，以皮肤微微出汗为宜，也可隔衣操作以防感冒。罐内余温用来灸神阙，至没有余温时取罐，而后嘱患者俯卧，火龙罐施罐于背部大椎、命门、腰阳关等穴。局部操作 15 min，待皮肤微微汗出、不要求出痧，用干净纸巾擦去皮肤表面精油或用湿毛巾掸下衣物上的艾灰。

注意事项：①操作时根据罐内温度高低适当调整运罐速度，并注意观察患者神情变化，询问其感受。②嘱患者 4 h 内避免冲凉、接触冷水、冷饮等。

疗程：每 3d 行 1 次治疗，每次 30～40 min，10 次为 1 个疗程。

五、预防与调护

产后慎起居、避风寒；加强营养，少食辛辣之品；适当锻炼以强体质。

第六节 产后大便难

一、概述

产后大便艰涩，或数日不解，或排便时干燥疼痛，难以解出者称为产后大便难，属新产三病之一，亦称"产后便秘"。

二、诊断要点

（一）病史

素体阳盛或虚弱，产时产后失血过多，或情志不遂，或当风感寒史。

（二）临床表现

产后大便艰涩，或数日不解，或排便时干燥疼痛，难以解出。

（三）体格检查

腹部胀满拒按，或腹部柔软，无块。

（四）辅助检查

实验室检查多无异常，或血常规检查可有轻度贫血。

三、辨证分型

（一）气血不足，下元亏损证

主症：产后腹胀，大便欲解不能，面色萎黄，神疲乏力，纳食不佳，头晕目眩，多汗，舌淡苔薄，脉细弱。

（二）素体阳盛，胃肠积热证

主症：产后大便干结如羊屎，难于排出，下腹胀痛拒按，心烦，口干，口臭，小便短赤，阴道流血量多色红，舌红苔黄，脉滑数。

（三）情志失和，气机郁滞证

主症：产后腹痛，大便欲解不得，肛门坠胀，嗳气频作，纳差，胸胁痞满，舌淡苔薄腻，脉弦数。

（四）阳虚体弱，阴寒内生证

主症：产后大便时干燥疼痛，难以解出，感寒，面色青白，喜热怕冷，四肢不温，腹中冷痛喜按，阴道流出血凝块，色暗，小便清长，舌淡苔白，脉沉。

（五）肾阴不足，肠道津亏证

主症：产后大便数日未解，未觉脘腹不适，素体消瘦，多汗，伴见神差，眩晕耳鸣，腰膝酸软，心悸怔忡，肌肤欠润，舌红少苔，脉细数。

四、中医外治法

（一）耳穴压豆

取皮质下、大肠、三焦、脾、肺等耳穴，予王不留行籽进行贴压，每 3 h 按压穴位 30 ～ 60s，两耳交替，每次保留 3 ～ 5d。

（二）揿针

取穴：双侧支沟穴。将揿针直接刺入已经消毒的穴位皮肤上，除去剥离纸，按压胶布使其与皮肤紧密贴合。留针期间每个穴位按压 1 ～ 3 min，每天按压 3 ～ 5 次，保留 3d 后取出。

（三）毫针刺法

取天枢、气海、关元、上巨虚、中脘、大肠俞、支沟等穴，针刺得气后留针 30 min，隔天 1 次。

（四）穴位敷贴

取大黄粉 3 g，加醋调成糊状，制成敷贴，贴于神阙穴，每贴保留 4h。

（五）中药灌肠

选当归、桃仁、肉苁蓉、黄芪、枳实、生白术等药煎煮后，每次取 150 ml 进行灌肠，每次保留 2h 左右，每天 1 次。

（六）火龙罐综合灸

选穴：全腹及腰背部等。

操作手法：检查罐口无破损后，把定制的蕲艾炷置于罐体内并将其表面充分点燃，嘱患者仰卧，待艾炷充分点燃后，在手部试温，在腹部分左右两区，先走罐左边，再走罐右边，从上到下，结合不同的手法，作用在皮肤上和人体的肌肉组织，治疗中出现淡红色痧或患者有烫感为做透一个部位，可以继续游走至下一个区域，运罐速度可根据罐内温度高低进行调整，注意干预时间把控。对于较肥胖的产妇加做腰背部，直到皮肤微微发红发热，具体操作依据病情而定。艾炷不可等到全部烧完后再换，罐底发烫时便可结束使用。

注意事项：①操作时根据罐内温度高低适当调整运罐速度，并注意观察患者神情变化，询问其感受。②行罐前需引导产妇排空膀胱，并适当清洁背部、腹部皮肤。③治疗后嘱产妇注意保暖避风。

疗程：每天 1 次或隔天 1 次，每次 30 ～ 40 min，4 次为 1 个疗程。

五、预防与调护

（1）产褥期内合理膳食，既要保证营养，亦不可过食肥甘、辛辣之品，多食粗纤维食物。

（2）按时如厕，保持良好的排便习惯。

（3）适当锻炼，促进肠道功能的恢复。

第七节　产后小便不通

一、概述

新产后产妇发生排尿困难，小便点滴而下，甚则闭塞不通，小腹胀急疼痛，称"产后小便不通"，又称"产后癃闭"。多发生于产后 3d 内，亦可发生在产褥期，以初产妇、滞产及手术产后多见，为产后常见病。本病相当于西医学产后尿潴留。

二、诊断要点

（一）病史

多有产程过长，手术助产，会阴侧切，产时产后失血过多等病史。

（二）临床表现

新产后，尤以产后 6 ～ 8h 后或产褥期，产妇发生排尿困难，小便点滴而下，甚则癃闭不通，小腹胀急疼痛，脉缓弱或沉细无力或涩。

（三）体格检查

下腹部膨隆，膀胱充盈，可有触痛。

（四）辅助检查

尿常规检查。

三、辨证分型

（一）气虚证

主症：产后小便不通，小腹胀急疼痛，或小便清白，点滴而下，倦怠乏力，少气懒言，语音低微，面色少华，舌质淡，苔薄白，脉缓弱。

（二）肾虚证

主症：产后小便不通，小腹胀急疼痛，或小便色白而清，点滴而下，面色晦暗，腰膝酸软，舌质淡，苔白，脉沉细无力。

（三）血瘀证

主症：产程不顺，产时损伤膀胱，产后小便不通或点滴而下，尿色略混浊带血丝，小腹胀急疼痛，舌正常或暗，脉涩。

四、中医外治法

（一）隔姜灸

选神阙、中极、水道、关元、膀胱等穴。在上述穴位上放置姜片，将艾绒放置于姜片上点燃，持续 20 min 左右。

（二）毫针刺法

选天枢、水道、三阴交、大巨、阴陵泉、气海、关元、中极等穴，以泻法为主，针刺得气后，留针 30 min，注意不能进针过深，以免误伤膀胱。

（三）穴位按摩

取关元、中极、气海、三阴交等穴。用拇指或中指指腹轻揉穴位，以穴位局部感觉酸、麻、胀为度。

（四）揿针

取穴：双侧列缺穴。将揿针直接刺入已经消毒的穴位皮肤上，除去剥离纸，按压胶布使其与皮肤紧密贴合。留针期间每个穴位按压 1～3 min，每天按压 3～5

次，保留 3d 后取出。

（五）穴位敷贴——通尿贴

选穴：神阙穴。

操作方法：将小茴香、肉桂、川芎、薤白、乌药等药物研磨成粉后筛出细粉，将生姜（榨汁）60 g、凡士林药物细粉混合后调配成膏状。

疗程：每天 1 次，每次 4～6h，连续贴 5d。

注意事项：嘱患者注意贴敷时间，若出现皮肤过敏或皮肤烧灼疼痛等症状，需及时取下。

五、预防与调护

产后加强护理，消除患者紧张情绪，鼓励产妇尽早自行排小便。注意产褥期个人卫生，避免尿道感染。

第八节　产后乳汁异常（乳痈、缺乳）

一、概述

哺乳期内，产妇乳胀结块，或伴低热者，称乳痈。产后乳汁甚少，或全无，称缺乳。

二、诊断要点

（一）病史

素体虚弱，产时失血过多，或产后性情抑郁。

（二）临床表现

乳痈者初期恶寒发热，乳房红肿疼痛，继则化脓溃破成痈；缺乳者乳汁不足，可无其他临床表现。

（三）体格检查

双乳可扪及一个或散在多个硬结，触痛明显，乳房局部包块红肿，波动感，或乳头伴有脓痂，可伴有低热。缺乳：乳腺发育正常，乳房柔软无胀痛，乳汁甚少或全无。

（四）辅助检查

血常规 +C- 反应蛋白；乳腺 B 超。

三、辨证分型

（一）乳痈

1. 气滞热蕴证

主症：乳房部肿胀疼痛，肿块或有或无，皮色不变或微红，乳汁排泄不畅；伴恶寒发热，头痛骨楚，口渴，便秘；舌淡红或红，苔薄黄，脉浮数或弦数。

2. 热毒炽盛证

肿块逐渐增大，皮肤焮红，灼热，疼痛如鸡啄，肿块中央渐软，有应指感；可伴壮热，口渴饮冷，面红目赤，烦躁不宁，大便秘结，小便短赤；舌红，苔黄干，脉数或滑数。

（二）缺乳

1. 气血亏虚证

主症：产后乳汁少甚或全无，乳汁稀薄，乳房柔软无胀感，面色少华，倦怠乏力，舌淡苔白，脉细弱。

2. 肝郁气滞证

主症：产后乳汁少甚或全无，乳房胀硬，疼痛，乳汁稠，伴胸胁胀满，情志抑郁，食欲不振，舌质正常，苔薄黄，脉弦或弦滑。

四、中医外治法

（一）乳痈

张迎春针对乳痈（乳汁瘀积未化脓时）常采用"通乳三部曲"，即火龙罐综合灸、推拿按摩及通乳膏配合使用，治疗效果更佳。

1. 中药外敷膏

选用膏药：通乳膏。

操作步骤：嘱患者仰卧，脱去上衣暴露双乳，将回乳膏均匀涂抹于双侧乳房，避开乳晕及乳头处，用两层纱布覆盖，最后用防水贴固定，6h 后撕去防水贴并用清水洗净或用湿纸巾将药物拭去。

疗程：每天 1 次，每次敷 6h，连续外敷 3d。

注意事项：若出现皮肤过敏的症状，可酌情减少外敷的时长。

2. 刺络拔罐

选双侧肝俞、脾俞、胃俞六穴，定位并常规消毒，用三棱针点刺如上穴位数下，以见血为佳，并迅速加拔小号火罐，留罐 10 min，以出血 3～5 ml 为宜，起罐后擦拭血液，清除瘀血，局部消毒处理。隔天治疗 1 次，7d 为 1 个疗程，连续治疗 4 周。

3. 刮痧

以金黄膏甘油为介质，由乳腺边缘区域向乳头方向呈聚拢型刮拭，此外刮拭肩井穴。

4. 火龙罐综合灸

选穴：天宗、鹰窗、膻中、期门、乳根、足三里、阴陵泉、三阴交等穴。

操作手法：检查罐口无破损后，把定制的蕲艾炷置于罐体内并将其表面充分点燃，嘱患者俯卧，罐口花瓣对双侧天宗、鹰窗轻刮刺激，施罐时手掌的小鱼际先接触皮肤然后落罐，结合点、振、叩、捻、推、按、拨、揉、熨、烫等不同手法正旋、反旋、摇拨、摇振罐体作用于皮肤肌肉组织，以患者耐受为度，操作强度由轻到重，运罐速度可根据罐内温度高低进行调整，注意干预时间把控，以皮肤微微出汗为宜，也可隔衣操作以防感冒。而后嘱患者转换仰卧位，罐内余温用来灸膻中部，至没有余温时取罐，同时换小号火龙罐施罐于腿部的足三里、阴陵泉、三阴交穴。局部操作 15 min，待皮肤微微汗出、出现痧点即停止操作，用干净纸巾擦去皮肤表面精油或用湿毛巾掸下衣物上的艾灰。

注意事项：①操作时根据罐内温度高低适当调整运罐速度，并注意观察患者神情变化，询问其感受。②嘱患者 4 h 内避免冲凉、接触冷水冷饮等。

疗程：每 3d 行 1 次治疗，每次 30～40 min，10 次为 1 个疗程。

5. 推拿按摩

先嘱患者仰卧，双手掌予患者疏通乳络手法，并点按患侧膻中、乳根、少泽、内关、肩井、太冲等穴位，产生酸、麻、热、胀感。

（二）缺乳

1. 推拿按摩

先嘱患者仰卧，双手掌予患者疏通乳络手法，并点按患侧膻中、乳根、少泽、内关、肩井、太冲等穴位，产生酸、麻、热、胀感。

2. 艾灸疗法

取膻中、乳根、少泽等穴，利用艾条进行温和灸，每次治疗 20 min，以局部皮肤有灼热感为度，每天 1 次。

3. 毫针刺法

取穴：百会、印堂、四神聪、内关、神门、太冲、神庭、本神、膻中。针刺上述穴位得气后均行小幅度捻转手法，每 10 min 行针 1 次，留针 20 min，每周治疗 1～2 次，共治疗 6 次。

五、预防与调护

（1）产后做好乳房护理，保持乳头清洁，防止乳头皲裂。

（2）保证母婴同室，早接触，早吸吮，按需哺乳。

（3）加强营养，适当锻炼，保持乐观情绪。

第九节　产后抑郁

一、概述

产后情志异常是以产妇在分娩后出现情绪低落、精神抑郁为主要症状的病症，相当于西医学"产褥期抑郁症"。本病一般在产后 1 周开始出现症状，产后 4～6 周逐渐明显，平均持续 6～8 周，甚则长达数年。若不及时诊治，产妇可伤害胎儿或自杀，应当重视，尽早发现，尽快治疗。

二、诊断要点

（一）病史

素性抑郁，产时或产后失血过多，产后忧愁思虑，过度劳倦，或既往有精神病史、难产史。

（二）临床表现

主要表现为抑郁，一般在产后 1 周开始出现症状，产后 2 周发病，在产后 4～6 周症状逐渐明显。主要症状有精神抑郁、情绪低落、伤心落泪、悲观厌世、失眠多梦、易感疲乏无力，或内疚、焦虑、易怒，或默默不语，不愿与他人交流。严重者处理事情的能力低下，不能照料婴儿，甚至有伤婴者或反复出现自伤想法。

（三）体格检查

可无明显异常。

（四）辅助检查

无。

三、辨证分型

（一）心脾两虚证

主症：产后焦虑，忧郁，心神不宁，常悲伤欲哭，情绪低落，失眠多梦，健忘，精神萎靡；伴神疲乏力，面色萎黄，纳少便溏，脘闷腹胀；恶露色淡，质稀，舌淡，苔薄白，脉细弱。

（二）瘀血内阻证

主症：产后郁郁寡欢，默默不语，失眠多梦，神志恍惚；恶露淋漓日久，色紫暗有块，面色晦暗；舌暗有瘀斑，苔白，脉弦或涩。

（三）肝气郁结证

主症：产后心情抑郁，心神不安，或烦躁易怒，夜不入寐，或噩梦纷纭，惊恐易醒；恶露量或多或少，色紫暗有块；胸闷纳呆，善太息；苔薄，脉弦。

四、中医外治法

（一）针刺

选取百会、内关、安眠、神门、足三里、百会、三阴交等穴位，两胁胀痛、善太息者加刺膻中、太冲；易怒加刺风池；痰多加刺丰隆。针刺得气后留针 30 min，每天 1 次。

（二）耳穴压豆

取肝、心、内分泌、皮质下、神门、交感等耳穴。予王不留行籽进行贴压，每天按压上述穴位 3～5 次，每次 2～3 min，每次保留 3d。

五、预防与调护

（1）重视孕产妇的心理保健工作，了解既往有无精神疾病史及家族史，缓解产妇对生男生女的心理负担，帮助调节家庭矛盾。

（2）保证充足的休息，适当锻炼。

第十节　剖宫产后子宫切口愈合不良

一、概述

子宫切口愈合不良是剖宫产的并发症之一，常出现产后恶露时间延长甚则恶露数月不尽，常伴腹痛或子宫下段压痛等症状。超声表现为切口隆起明显、边缘模糊，肌壁内回声增强，呈轮廓不清之模糊团块回声，少数可见不规则回声区，或子宫肌壁与膀胱反折间可见不规则低回声或无回声。

二、诊断要点

（一）病史

剖宫产史。

（二）临床表现

产后恶露时间延长甚则恶露数月不尽，淋漓不尽，常伴腹痛或子宫下段压痛。超声诊断同上。

（三）妇科检查

宫颈口有陈旧性血液流出，子宫偏大，质软，子宫下段压痛。

（四）辅助检查

妇科超声检查。

三、辨证分型

（一）气虚血瘀证

主症：恶露过期不净，量时少时多，色暗有块，小腹疼痛拒按，神疲懒言，四肢乏力，舌紫暗或有瘀点，脉沉涩。

（二）血热证

主症：恶露过期不止，量较多，色紫红，质黏稠，有臭气；面色潮红，口燥咽干；舌质红，脉细数。

四、中医外治法

（一）中药外敷

将活血化瘀、温经通络的中草药研磨成粉装进棉布袋中，将布袋口缝好，放进蒸锅里蒸 15～20 min，蒸好后取出用干毛巾包好（避免烫伤），外敷于下腹部，敷至药包冷却为止，以促进残留排出，药包可重复使用 10～15d，非经期可每天治疗。

（二）艾灸

取气海、关元、天枢、隐白等穴，施以温和灸，以患者能耐受为度，每次 30 min，每天 1 次。

五、预防与调护

（1）严格把握剖宫产的适应证，降低剖宫产率，优化手术操作技术。

（2）密切观察产后恶露情况，如有异常，及时复查。

（3）加强产褥期营养，促进切口恢复，适当锻炼以增强体质。

第十一章
不 孕 症

　　凡婚后未避孕、有正常性生活、同居 1 年而未受孕者，称为不孕症。从未妊娠者古称"全不产"，西医称原发性不孕；有过妊娠而后不孕者，古称"断续"，西医称继发性不孕。不孕症是全世界关注的人类生殖健康问题，更是世界妇科专家共同关注的疑难疾病，故本书将不孕症单列进行讨论。中医外治法对改善卵巢功能、改善盆腔环境及调节免疫功能方面有较好的效果，其在辅助生殖领域亦有广泛的应用。不孕症不是一个独立疾病，而是许多妇科疾病的一种结局或后遗症，本章重点介绍中医外治法在治疗排卵障碍性不孕、子宫性不孕、输卵管性不孕、免疫性不孕以及在辅助生殖领域中的应用。

第一节　排卵障碍性不孕

一、卵巢储备功能减退

（一）概述

　　卵巢储备功能是指卵巢内存留卵泡的数量和质量，反映女性的生育潜能。各种原因导致卵巢产生卵子能力减弱，卵泡细胞质量下降，造成妇女生育能力下降及性激素的缺乏，称为卵巢储备功能减退（diminished ova-rian reserve，DOR）。临床以不孕不育、月经紊乱、闭经等症状为主，其进一步可发展为卵巢功能衰竭，出现多种围绝经期症状，如潮热出汗、激动、骨质疏松、心脑血管疾病等，严重影响了妇女的身心健康和生活质量。

（二）诊断要点

1. 病史

孕产史、宫腔及盆腔手术等病史。

2. 临床表现

月经过少、月经稀发、闭经甚至不孕；常伴有失眠、潮热出汗、阴道分泌物减少、烦躁等。

3. 体格检查

妇科检查提示子宫大小正常或萎缩。

4. 辅助检查：

（1）妇科超声：AFC 数量减少或质量下降。

（2）内分泌测定：AMH 降低、FSH 升高。

（三）辨证分型

1. 肝肾阴虚证

主症：月经量少、推迟甚至月经停闭不来，或伴婚后久不受孕。偶发或频发潮热盗汗、五心烦热、失眠多梦、腰膝酸痛，带下量少、阴中干涩、性欲减退、神疲健忘、面容憔悴、烦躁易怒、发白或始脱，舌质稍红，苔少，脉弦细数。

2. 脾肾阳虚证

主症：月经量少、推迟甚至月经停闭不来，或伴婚后久不受孕。面目虚浮、畏寒肢冷、面色晦暗、眼眶暗、环唇暗淡，腰膝酸软、带下清冷、性欲淡漠、久泻或五更泄泻，舌质淡胖，齿印，脉沉细。

（四）中医外治法

1. 针刺

主穴：子宫、关元、中极、肾俞、大赫；肝肾阴虚者加三阴交、风池、阳陵泉；脾肾阳虚者加命门和脾俞。辨证选取上述穴位，针刺得气后留针 30 min，隔天 1 次，经期停用。

2. 穴位埋线

取肝俞、脾俞、肾俞、期门、章门、关元、子宫、归来等穴，医者洗手消毒后戴上无菌手套，将 3-0 医用羊肠线剪取 1～1.5 cm 段若干，浸泡在 75% 酒精内备用，6 号注射器针头作套管，制成简易埋线针；用消毒镊取已消毒好的羊肠线置于针头尖端放入注射针中，以羊肠线不超出针头为宜；背部穴位在局部下方向上平刺，下腹部穴位直刺（排尿后），下肢穴位直刺，刺至所需深度，右手持埋线针，左手辅助固定穴位处皮肤，快速刺入穴位 1.5～2.0 cm 后快速出针，用消毒棉球按压针孔片刻，确保不存在线头外露现象，并用胶布固定，敷贴患者的针孔 24h，嘱患者 24h 内不能沾水，以防感染。15d 埋线 1 次，6 次为 1 个疗程，如处于月经期则停止埋线。

3. 耳穴压豆

取肾、卵巢、内分泌、皮质下、肝、心等穴，予王不留行籽进行贴压，每天按压上述穴位 3～5 次，每次 2 min，药物保留 5d。

4. 火龙罐综合灸

选穴：大椎、肾俞、命门、地机、期门、章门、三阴交、足三里、血海等穴。

操作手法：检查罐口无破损后，把定制的蕲艾炷置于罐体内并将其表面充分点燃，嘱患者俯卧，先灸大椎穴，循督脉（大椎、命门、腰阳关、至阳）温熨，罐口花瓣对双侧肾俞、肝俞、脾俞、膈俞等穴轻刮刺激，施罐时手掌的小鱼际先接触皮肤然后落罐，结合点、振、叩、捻、推、按、拨、揉、熨、烫等不同手法正旋、反旋、摇拨、摇振罐体作用于皮肤肌肉组织，以患者耐受为度，操作强度由轻到重，运罐速度可根据罐内温度高低进行调整，注意干预时间把控，以皮肤微微出汗为宜，也可隔衣操作以防感冒。后嘱患者仰卧，同时换小号火龙罐施罐于腿部的足三里、地机、阴陵泉、三阴交、血海等穴。局部操作 15 min，待皮肤微微汗出、出现痧点即停止操作，用干净纸巾擦去皮肤表面精油或用湿毛巾掸下衣物上的艾灰。

注意事项：①操作时根据罐内温度高低适当调整运罐速度，并注意观察患者神情变化，询问其感受。②嘱患者 4 h 内避免冲凉、接触冷水冷饮等。

疗程：每 3d 行 1 次治疗，每次 30～40 min，10 次为 1 个疗程。

5. 刮痧

刮拭督脉（大椎至命门），背部足太阳膀胱经（大杼至下髎）第一侧线左右；刮拭膻中穴。刮拭足太阴脾经、足少阴肾经、足厥阴肝经以及八髎穴。

6. 姜疗

患者采取仰卧位，首先将生姜汁均匀涂抹腹部，之后将自制研磨的暖宫粉填于神阙穴高于脐部 1～2 mm，生姜绞碎去汁取渣，做成碗状（直径约 1.5 cm）置于脐部，放适量艾绒于凹陷处施灸，待艾绒燃尽，再放适量艾绒施灸，以皮肤微微发红但不起疱为度，治疗过程中注意询问患者感觉，以患者脐周稍起红晕而无灼痛感为度。每次治疗时间为 1.5h（约 5 壮），避开月经期。治疗结束后移除姜碗，再用无菌医用敷贴固定脐中药粉，嘱患者 24h 后自行取下，并用温开水清洗局部。每 2d 治疗 1 次，经期暂停，对暖宫粉过敏者，停止治疗。

（五）预防与调护

（1）劳逸结合，规律作息，保持良好的心态。

（2）做好计划生育工作，避免非医学需要的流产；盆腔手术注意保护卵巢功能；谨慎使用影响卵巢功能的药物。

（3）如有生育要求，则应该积极备孕。

二、卵巢早衰

（一）概述

卵巢早衰（premature ovarian failure，POF）是指已建立规律月经的妇女在 40 岁以前，由于卵巢功能衰退而出现持续性闭经和性器官萎缩，常有促性腺激素水平的上升和雌激素的下降，临床表现伴见不同程度的潮热多汗、阴道干涩、性欲下降等绝经前后症状，称为卵巢早衰，本病好发于青春育龄期妇女，发病率占成年女性的 1%～3%，在继发性闭经妇女中占 4%～18%。本病使患者卵巢功能未老先衰，可对神经、代谢、心脑血管和骨骼等产生影响，给患者身心健康和夫妻生活带来极大痛苦，其病因诊断和治疗均比较困难，生育预后差。

（二）诊断要点

1. 病史

临床是否有卵巢手术放化疗史、腮腺炎史、自身免疫性疾病史，服用药物史如雷公藤。

2. 临床表现

40 岁以前的妇女，以继发性闭经超过 4 个月为主要临床表现，常伴不孕、失眠、潮热出汗、烦躁、阴道分泌物减少等症状。

3.体格检查

妇科检查可见生殖道萎缩表现。

4.辅助检查

内分泌测定：FSH＞40U/L（两次检查至少间隔1个月）。

（三）辨证分型

1.肝肾阴虚证

主症：月经后期或量少，色暗红质稠或月经停闭不行，不孕。面色淡暗，或伴有暗斑、腰膝酸软、头晕耳鸣、潮热出汗。舌红少苔，脉细数或弦细。

2.肾虚肝郁证

主症：月经先后不定期或量少，经色暗红有血块或月经停闭不行，不孕。或伴痛经、少腹胀痛或胸胁、乳房胀痛，情志抑郁或烦躁易怒，善叹息。舌暗红，苔薄白，脉弦或沉弦。

3.脾肾阳虚证

主症：月经后期或量少，月经颜色淡红、质稀薄或闭经，不孕。或伴面色㿠白，面浮身肿，畏寒肢冷，神疲乏力，泄泻、完谷不化。舌淡胖，苔白滑，脉沉迟。

4.肾虚血瘀证

主症：月经后期或量少，经色紫暗，有血块或月经停闭不行，不孕。或伴面包晦暗或有色斑，小腹或少腹固定性疼痛，下腹部肿块。舌紫暗或有瘀斑、瘀点，苔薄白，脉沉弦或沉涩。

（四）中医外治法

1.温针灸

选穴：关元、子宫、足三里、三阴交、太冲、百会、肾俞、次髎、太溪。针刺上述穴位得气后，对关元、子宫、足三里、三阴交、太冲、百会等穴位施灸。在施灸穴垫上合适大小、厚度的纸片，取3 cm艾炷，尾部扎一小孔，深度1 cm左右，将艾炷点燃，将有孔的一端经针尾插套在针柄上。燃尽后去灰，更换1壮。待艾炷燃尽，掸落艾灰，取针。每穴施灸2壮。

2. 脐疗

赤芍、五灵脂及香附各 50 g，桂枝、丹皮、桃仁、元胡及艾叶各 25 g，将上述药物按照上面 2∶1 的用量研磨成粉后填满脐部，用艾炷进行艾灸，注意避开月经期，每周行 3 次治疗，连续治疗 3 个月。

3. 推拿

患者仰卧，医者先拿揉腹部以放松肌肉，掌推法从膻中推至下腹以引气归元，然后点按法作用于中脘、中极、子宫、气海、关元、天枢以得气为度，顺摩腹部，时间约为 5 min；点按、弹拨法作用于三阴交、血海、足三里、太溪、太冲以得气为度。补肾：患者俯卧，医者滚腰背部 3～5 min，按揉背俞穴以得气为度；双手搓热，置于背俞穴，上下搓热，以皮肤发红发热为度，搓腰温肾，横擦八髎，最后以拍法击打腰背及下肢结束操作。

4. 火龙罐综合灸

选穴：八髎、气海、关元、曲骨、中极、大赫等穴。

操作手法：检查罐口无破损后，把定制的蕲艾炷置于罐体内并将其表面充分点燃，嘱患者仰卧，火龙罐先灸关元穴，循任脉温熨，施罐时手掌的小鱼际先接触皮肤然后落罐，结合点、振、叩、捻、推、按、拨、揉、熨、烫等不同手法正旋、反旋、摇拨、摇振罐体作用于皮肤肌肉组织，也可隔衣操作以防感冒，而后嘱患者转换为俯卧位，将火龙罐罐口花瓣对准八髎穴重点以拨、刮法刺激穴位，操作强度由轻到重，以患者耐受为度，运罐速度可根据罐内温度高低进行调整，注意干预时间把控，以皮肤微微出汗为宜，最后火龙罐大罐余温用来灸八髎穴。局部操作 15 min，待皮肤微微汗出、出现痧点即停止操作，用干净纸巾擦去皮肤表面精油或用湿毛巾掸下衣物上的艾灰。

注意事项：①操作时根据罐内温度高低适当调整运罐速度，并注意观察患者神情变化，询问其感受。②嘱患者 4 h 内避免冲凉、接触冷水冷饮等。

疗程：每 3d 行 1 次治疗，每次 30～40 min，4 次为 1 个疗程，共治疗 3 个疗程。经期均可治疗，月经量大时，停止治疗。

5. 姜疗

患者采取仰卧位，首先将生姜汁均匀涂抹腹部，之后将自制研磨的暖宫粉填于神阙穴高于脐部 1～2 mm，生姜绞碎去汁取渣，做成碗状（直径约 1.5 cm）置于脐部，放适量艾绒于凹陷处施灸，待艾绒燃尽，再放适量艾绒施灸，以皮肤微微发红但不起泡为度，治疗过程中注意询问患者感觉，以患者脐周稍起红晕而无灼痛感为度。每次治疗时间为1.5h（约5壮），避开月经期。治疗结束后移除姜碗，再用无菌医用敷贴固定脐中药粉，嘱患者24h后自行取下，并用温开水清洗局部。每2d治疗1次，经期暂停，若对暖宫粉过敏者停止治疗。

（五）预防与调护

调畅情志，以正确的心态面对疾病；规律作息，适度锻炼；对于有生育要求的患者，积极备孕以赢得时间。

三、黄体功能不全

（一）概述

黄体功能不全（luteal phase deficiency，LPD）是指卵巢排卵后没有完全形成黄体，以致孕激素合成与分泌不足，使子宫内膜分泌功能未能及时转换或是子宫内膜黄体酮受体对孕激素反应差，而不利于受精卵的着床，是导致不孕、习惯性流产的主要因素。中医古籍无黄体功能不全这一记载，可分属为中医的崩漏、月经过多、月经先期、经期延长等疾病。

（二）诊断要点

1. 病史

常伴有月经不规则、不孕、流产及高泌乳素血症等病史。

2. 临床表现

无特异性临床表现，常出现月经提前或经期延长的表现。

3. 体格检查

妇科检查无明显异常。

4. 辅助检查

（1）基础体温呈单项。

（2）内分泌测定：排卵后第5、7、9天的血清黄体酮平均值<15μg/L。

（3）子宫内膜活组织检查：子宫内膜组织学变化和活检时，月经周期天数变化相差2d以上。

（三）辨证分型

1. 肾虚证

主症：月经先期或先后不定期，经量少，经色鲜红，经期或平时腰膝酸软，足跟痛，精神不振，面色晦暗，口干目涩，失眠多梦，夜尿频多。舌红，苔少，脉沉细。

2. 脾虚证

主症：月经先期，经量偏多，经色淡红，经期或平时下腹隐痛，下坠感，疲倦乏力，头晕眼花，面色苍白，口淡纳差，大便溏薄，或泄泻。舌淡白胖嫩，舌边有齿印，脉细弱。

3. 肝郁证

月经先后不定期，经行不畅，经色暗，或有血块，经行下腹痛，乳房和胸胁胀痛，情志不舒，或烦躁易怒，或抑郁、情绪低落，睡眠不宁。舌淡红，或暗红，苔白，脉弦。

（四）中医外治法

1. 温针灸

取穴：神庭、神阙、关元、气穴、列缺、公孙、太溪、足三里、太冲等穴。患者取仰卧位，局部皮肤常规消毒后，采用 0.25 mm × （25～40）mm 毫针进行针刺，得气后行平补平泻法，留针 30 min。此外，卵泡期取太溪穴行温和灸，黄体期取神阙、关元、足三里、太溪行温和灸，要求艾条距患者皮肤 2～3 cm 行温和持久的补法。隔天治疗 1 次，连续治疗 3 个月经周期，并随访 3 个月经周期。备孕当月排卵后第 7 天停止针灸治疗，于排卵后第 12～14 天测定血清中人绒毛膜促性腺激素（β-hCG）值，如＞ 5μg/L，则停止治疗。

2. 脐疗

取山萸肉 30 g、熟地 30 g、山药 30 g、甘草 10 g、龟板 30 g、干姜 10 g。上药共为细末，瓶装备用，临用时取药末 10 g，以温水调成糊状，涂以神阙穴，外盖纱布，胶布固定。月经第 5 天开始用药，每 30d 换药 1 次，8 次为 1 个疗程。

（五）预防与调护

放松心态，积极备孕亦不能急于求成；适当锻炼，增强体质。

四、未破卵泡黄素化综合征

（一）概述

未破卵泡黄素化综合征（luteinized unruptured follicle syndrome，LUFS）是指卵泡成熟但不破裂，卵细胞未排出而原位黄素化，形成黄体并分泌孕激素，体效应器官发生一系列类似排卵周期的改变，但实际月经中期无卵子排出的一组症候群。如用传统的诊断排卵的标准，如 BBT 双相、黄体期黄体酮水平、分泌期子宫内膜是难以将 LUFS 与正常排卵周期相鉴别的。临床以月经周期长，有类似排卵表现但持续不孕为主要特征，是无排卵性月经的一种特殊类型，也是引起不孕重要原因之一。

（二）诊断要点

1. 病史

月经规律，既往被诊断为不明原因的不孕、轻度子宫内膜异位症或盆腔炎及排卵障碍诱发"排卵成功"而不孕者。

2. 临床表现

无特异性临床表现，患者多因不孕就诊。

3. 体格检查

无明显异常。

4. 辅助检查

（1）超声检测排卵：卵泡达成熟标准（18～24 mm），72h 内仍不缩小或持续增大。

（2）基础体温双相。

（3）子宫内膜活检：子宫内膜有分泌期表现。

（4）血清黄体酮水平升高。

（三）辨证分型

1. 肾虚证

（1）肾气虚证。

主症：婚久不孕，测 BBT 均呈双相型，黄体期正常或较短，B 超监测提示未破裂卵泡黄体化，月经周期尚正常，经量或多或少，色暗；腰膝酸软，精神疲倦，头晕耳鸣，小便清长；舌淡、苔薄，脉沉细，两尺尤甚。

（2）肾阳虚证。

主症：婚久不孕，测 BBT 均呈双相型，黄体期正常或较短，B 超监测提示未破裂卵泡黄体化，月经周期尚正常，经色淡暗，性欲低下，小腹冷，带下量多，清稀如水。或子宫发育不良；头晕耳鸣，腰酸膝软，夜尿多；眼眶暗，面部暗斑，或环唇暗；舌质淡暗，苔白，脉沉细尺弱。

（3）肾阴虚证。

主症：婚久不孕，测 BBT 均呈双相型，黄体期正常或较短，B 超监测提示未破裂卵泡黄体化，月经周期尚正常，经色鲜红。或经期延长，形体消瘦，头晕耳鸣，腰酸膝软，五心烦热，失眠多梦，眼花心悸，肌肤失润，阴中干涩，性交痛；舌质稍红略干，苔少，脉细或细数。

2. 肝郁气滞证

主症：婚久不孕，测 BBT 均呈双相型，黄体期正常或较短，B 超监测提示未破裂卵泡黄体化，月经周期尚正常，经量时多时少，或经来腹痛；或经前烦躁易怒，胸胁乳房胀痛，精神抑郁，善太息；舌暗红或舌边有瘀斑，脉弦细。

3. 瘀血内滞证

主症：婚久不孕，测 BBT 均呈双相型，黄体期正常或较短，B 超监测提示未破裂卵泡黄体化，月经周期尚正常，经来腹痛，甚或成进行性加剧，经量多少不一，经色紫暗，有血块，块下痛减。或肛门坠胀不适，性交痛；舌质紫暗或舌边有淤点，苔薄白，脉弦或弦细涩。

（四）中医外治法

1. 穴位电疗

取太冲、合谷、关元、三阴交、中极、子宫、血海等穴位。上述穴位针刺得气后，连接电针仪，每次 30 min，每天 1 次，直至优势卵泡排出。若连续电针 5次，B 超监测显示卵泡未破，则放弃该周期。

2. 耳穴压豆

取卵巢、肾、肝、隔、脑点、内分泌等穴。月经来潮第 7 天开始，予以王不留行籽贴压上述穴位，嘱患者每天按压所贴穴位，以轻微疼痛为度。每 3d 换一贴，双耳交替进行。每月经周期治疗 2 次或排卵后停止治疗，连续治疗 3 个月经周期。

3. 闪罐

选择中号或大号玻璃拔火罐，用闪火法将罐吸拔于中极、气海、关元、子宫、归来等穴，留罐 10～20 min，神阙穴负压不宜过大，至皮肤充血或轻度瘀血为止，也可选用负压罐或橡胶罐等。

4. 穴位注射

取足三里、血海等穴位，予以丹参注射液进行穴位注射，每穴注射 2 ml，隔 2d1 次，两侧穴位交替进行。

5. 电按摩

嘱患者仰卧，掀起衣物暴露下腹部，将电极片分别贴在小腹偏左侧或者偏右侧，并做好固定。选择合适的刺激强度对患者进行治疗，持续 20 min，每天 1 次，4 次为 1 个疗程。

6. 火龙罐综合灸

选穴：天枢、神阙、子宫、气海、关元、大椎、八髎、肾俞、命门等穴。

操作手法：检查罐口无破损后，把定制的蕲艾炷置于罐体内并将其表面充分点燃，嘱患者俯卧，先灸大椎穴，循督脉温熨，罐口花瓣对肾俞、命门、腰阳关等穴轻刮刺激，施罐时手掌的小鱼际先接触皮肤然后落罐，结合点、振、叩、捻、推、按、拨、揉、熨、烫等不同手法正旋、反旋、摇拨、摇振罐体作用于皮肤肌肉组织，以患者耐受为度，操作强度由轻到重，运罐速度可根据罐内温度高低进行调整，注意干预时间把控，以皮肤微微出汗为宜，也可隔衣操作以防感冒。罐内余温用来灸八髎穴，至没有余温时取罐，而后嘱患者转换仰卧位，同时换中号火龙罐施罐于少腹部（子宫、气海、关元等穴），罐内余温用来灸神阙穴。局部操作 15 min，待皮肤微微汗出、出现痧点即停止操作，用干净纸巾擦去皮肤表面精油或用湿毛巾掸下衣物上的艾灰。

注意事项：①操作时根据罐内温度高低适当调整运罐速度，并注意观察患者神情变化，询问其感受。②嘱患者 4 h 内避免冲凉、接触冷水冷饮等。

疗程：每 3d 行 1 次治疗，每次 30～40 min，10 次为 1 个疗程。

（五）预防与调护

在医生指导下科学备孕；放松心态，不可急于求成；适当锻炼，增强体质。

五、高泌乳素血症

（一）概述

各种原因导致血清泌乳素（PRL）异常升高，＞1.14nmol/L（25μg/L），称为高泌乳素血症。血清PRL升高引起妇女卵巢功能紊乱而造成闭经、溢乳和不孕等在临床中多见，正常成人发生率为0.4%，多半发生在妇女，偶见于儿童和青少年。按其临床表现，中医归属于"乳泣"及"闭经""不孕"等范畴。

（二）诊断要点

1. 病史

排除生理性、药物性导致高泌乳素血症的原因。有月经稀发、闭经和黄体功能不全病史。

2. 临床表现

有月经紊乱及不孕，溢乳，头痛、眼花及视觉障碍及性功能改变，可考虑本病。

3. 体格检查

挤压乳房了解泌乳情况，全身检查要注意视力、视野改变，有无多毛、肥胖、高血压、胸壁病变等。

4. 辅助检查

（1）血液检查：血清泌乳素＞1.14nmol/L（25μg/L）可确诊为高泌乳素血症。检测最好在上午9—12时。

（2）影像学检查：当血清泌乳素＞4.55nmol/L（100μg/L）时，应行垂体MRI检查，明确是否存在垂体微腺瘤或腺瘤。

（三）辨证分型

1. 肝郁气滞证

主症：表现为月经错后，量少，或月经闭止不行，可伴乳汁自出或挤压而出，烦躁易怒或情绪抑郁，自觉胸胁乳房胀痛，或少腹胀痛不舒，舌淡红，苔薄白，脉弦。

2. 肝肾不足证

主症：月经初潮推迟，月经稀发，量少，色淡暗，质稀，甚至闭经，兼见头晕耳鸣，腰膝酸软，形体瘦弱，舌淡，苔少，脉弦细。

3. 脾虚痰凝证

主症：月经后期，经量少，渐至闭经，溢乳，可有下肢水肿，平素带下量多，婚久不孕，胸闷痰多，舌淡胖边有齿痕，苔薄白，脉沉滑。

（四）中医外治法

1. 温针灸

主穴：三阴交、太溪、太冲、中极、归来；配穴：肝郁化热加行间、肝俞；脾虚痰湿加丰隆、足三里、脾俞；肾虚火旺加肾俞、命门。先取背俞穴进行针刺，留针 25 min 后再取仰卧位针刺。在不同时段选用不同艾灸或电针方法：滤泡期于归来穴采用温针灸，将长度约为 2 cm 的艾条插在针尾，从近针端点燃。排卵期于中极、归来穴采用电针。黄体期于归来穴采用温针灸（方法同卵泡期）。月经期根据月经量多少、痛经程度决定是否针刺。经期不足 3d 或所用卫生巾不足 10 片称为月经量少。给予毫针针刺，不加用电针，酌情加用温针。月经正常或月经过多则不予针刺。

2. 推拿

根据患者实际状况，对患者进行拇揉、掌揉、滚法、按揉等多种方法推拿。按揉患者胸腹部，主要对患者腹股沟、胁肋、腰骶部、下腹部进行按揉，拨揉患者疼痛部位及存在结节部位，可重点按压患者肝、脾、肾相关穴位及相关脉络压痛点及异常点。根据患者实际状况进行辨证取穴推拿，将肝经穴、脾经穴、肾经穴作为主要穴位，对于肾阳虚患者另推拿命门及肾俞穴；对于肾阴虚患者另加太溪及照海穴；对于血瘀肝郁患者另加血海、曲池、太冲及合谷穴。每天 1 次，30 min/ 次，10 次为 1 个疗程，持续推拿 3 个疗程。

（五）预防与调护

高泌乳素患者在日常生活中需坚持服药、定期复查，保持稳定的情绪，选择合适的内衣可以帮助恢复。

第二节　输卵管性不孕

一、概述

输卵管及其周围腹膜因素占女性不孕病因的 30% ~ 40%。输卵管性不孕多由既往盆腔感染性疾病、盆腔及输卵管手术及多次流产手术引起。

二、诊断要点

（一）病史

有盆腔感染性疾病病史、盆腔及输卵管手术及多次流产手术史。

（二）临床表现

下腹部疼痛，痛连腰骶，阴道分泌物增多。若病情严重，可出现发热甚至高热、寒战、头痛等症状。

（三）辅助检查

可通过子宫输卵管造影术、宫腔镜检查及腹腔镜检查等了解输卵管通畅程度及周围盆腔情况。

三、辨证分型

（一）湿热蕴结证

主症：婚久不孕，少腹灼痛，经行量多，色红质稠，夹有血块，或腰骶酸痛，带下量多、色黄、质黏腻或有脓样带下、有臭气，面红烦热，口苦咽干，小便黄赤，大便干结，舌红苔黄腻，脉弦数或滑数。

（二）气滞血瘀证

主症：婚久不孕，月经先后不定期，经量或多或少，色暗，有血块，经前胸胁、乳房胀痛，或经行腹痛；精神抑郁，或烦躁易怒；舌淡红，苔薄，脉弦。

（三）肾虚血瘀证

主症：不孕或继发性不孕，月经量或多或少，色淡暗，有血块，少腹冷痛，喜温按，腰酸膝软，白带量多，色白质稀，面色晦暗，神疲乏力，性欲淡漠，舌质暗，脉沉弱。

（四）寒湿凝滞证

主症：婚久不孕，月经后期，经行不畅，量少，经色暗，有血块，或经行腹痛；平素少腹冷痛，得温则舒，带下量多，色白质稀；舌质淡、苔白腻，脉沉细或沉涩。

四、中医外治法

（一）虎符铜砭刮痧

使用虎符铜砭刮痧板和刮痧专用油对患者的小腹、背、上肢、腰骶部的生殖器穴进行徐而和的刮痧手法，刮痧为每个部位 20～30 次，40～50 min/ 次。

（二）中药塌渍

取香附 30 g、川楝子 30 g、延胡索 30 g、炮姜 30 g、牡丹皮 20 g、鸡血藤 20 g、赤芍 20 g、小茴香 25 g 研粉，加以 90℃开水调制呈糊状药膏，冷却至 40℃。患者取平卧位，暴露腹部，在腹部覆盖 2 层温水浸湿的无菌纱布，将药膏均匀涂抹于纱布上，并覆盖保鲜膜；采用 TDP 治疗仪进行局部照射，确保灯与皮肤间隔 15 cm 左右，共照射 30 min 左右。

（三）中药灌肠

取丹参、败酱草、薏苡仁、桃仁、黄柏、香附、红藤、蒲公英、白花蛇舌草等中药煎煮后备用。将 50 ml 药液与 50 ml 温开水混合（温度 39～41℃），将灌肠器从患者肛门处插入 15 cm，缓慢注入灌肠液，保留 2h 后排出。每天 1 次，连续治疗 2 个月，经期停药。

（四）中药熏蒸

取盐小茴香 10 g、炮姜 10 g、醋延胡索 10 g、益母草 10 g、醋五灵脂 10 g、醋没药 10 g、重楼 10 g、当归 10 g、川芎 10 g、石见穿 10 g、肉桂 10 g、艾叶 10 g、乌药 10 g。上述药物煎制并浓缩成 300 ml 的药汁，注入熏蒸舱中，温度设定为 75℃左右。患者取仰卧位熏蒸下腹部，保持体感温度在 45℃左右，避免烫伤。每次治疗 45 min 左右。10d 为 1 个疗程，治疗 1 个疗程（避开经期）。

（五）推拿按摩

患者取仰卧位，双膝屈曲，医者按揉其腹部数次，点按其气海穴、关元穴、血海穴、三阴交穴各半分钟，用双手反复提拿其小腹皮肤 2～3 min，可每天推拿 1～2 次。有湿热蕴结的表现，可使其取俯卧位，用拇指的外侧缘自下而上地擦按其督脉，以局部皮肤发热为度，然后再用一指禅推法推按其双侧的肝俞穴、脾俞穴、三焦俞穴、肾俞穴、膀胱俞穴各 1 min。若患者有寒湿凝滞的表现，可使其取俯卧位，用拇指的外侧缘擦按其腰骶部，以局部的皮肤发热为度，然后再用拇指按揉其膈俞穴、肝俞穴、脾俞穴、三焦俞穴、膀胱俞穴、八髎穴、长强穴各 1 min。若患者有气滞血瘀的表现，可使其取仰卧位，用手掌按压其气海穴 3 min，再用手掌反复按揉其小腹 2 min，以局部皮肤发热为度，可每天推拿 1～2 次。

（六）火龙罐综合灸

选穴：八髎、子宫、气海、关元、水道、大赫、子宫、神阙等。

操作手法：检查罐口无破损后，把定制的蕲艾炷置于罐体内并将其表面充分点燃，嘱患者仰卧位，火龙罐先灸神阙穴，循任脉温熨，施罐时手掌的小鱼际先接触皮肤然后落罐，结合点、振、叩、捻、推、按、拨、揉、熨、烫等不同手法正旋、反旋、摇拨、摇振罐体作用于皮肤肌肉组织，也可隔衣操作以防感冒，而后嘱患者转换为俯卧位，将火龙罐罐口花瓣对准子宫、大赫穴位重点以拨、刮法刺激穴位，操作强度由轻到重，以患者耐受为度，运罐速度可根据罐内温度高低进行调整，注意干预时间把控，以皮肤微微出汗为宜，最后火龙罐大罐余温用来灸八髎穴，不可等到罐内艾炷燃尽再取罐。局部操作 15 min，待皮肤微微汗出、出现痧点即停止操作，用干净纸巾擦去皮肤表面精油或用湿毛巾弹下衣物上的艾灰。

注意事项：①操作时根据罐内温度高低适当调整运罐速度，并注意观察患者神情变化，询问其感受。②嘱患者 4 h 内避免冲凉、接触冷水冷饮等。

疗程：每 3d 行 1 次治疗，每次 30～40 min，4 次为 1 个疗程，共治疗 3 个疗程。

五、预防与调护

（1）做好经期、产后的个人卫生管理。

（2）妇产科手术过程中严格手术操作，预防感染。

（3）发病时注意休息，饮食应该富有营养且易消化。

第三节　子宫性不孕

一、子宫发育不良

（一）概述

子宫发育不良又称幼稚子宫，一般指青春期后子宫仍小于正常，系副中肾管会合后短时期内即停止发育所致。该病属于中医"月经过少""不孕症"等范畴，常以月经量少、不孕等为主要临床表现，B超检查可见子宫形状正常，但体积较小，宫颈相对较长。

（二）诊断要点

1. 病史

月经异常、不孕等病史。

2. 临床表现

无明显自觉症状，常因月经异常、不孕等原因就诊。

3. 体格检查

妇科检查示子宫体积偏小。

4. 辅助检查

（1）医学影像学检查：如超声检查、CT、MRI、泌尿系统造影、生殖道造影。

（2）内镜检查：腹腔镜、宫腔镜等。

（3）内分泌功能检查。

（4）细胞遗传学检查：如染色体核型等。

（三）辨证分型

1. 肾气虚证

主症：婚久不孕，子宫小，月经不调或停经，经量多或少，色暗；腰酸膝软，精神疲倦，头晕耳鸣，小便清长；舌淡、苔薄，脉沉细，两尺尤甚。

2. 肾阳虚证

主症：婚久不孕，子宫小，月经迟发，或月经后期，量少，色淡质稀，无血块，或有少量的血块，或经闭，带下量多，清稀如水，性欲低下，小腹冷，畏寒肢冷，头晕耳鸣，腰酸膝软，夜尿多；眼眶暗，面部暗斑，或环唇暗；舌质淡，苔白，脉沉细尺弱。

3. 肾阴虚证

主症：婚久不孕，子宫发育不良，月经常提前，经量少或停经，经色鲜红，或经期延长，甚则崩中或漏下不止；形体消瘦，头晕耳鸣，腰酸膝软，五心烦热，失眠多梦，眼花心悸，肌肤失润，阴中干涩，性交痛；舌质稍红略干，苔少，脉细或细数。

4. 气血虚弱证

主症：婚久不孕，子宫小，月经后期量少，渐至闭经，色淡红，无血块，经后小腹隐痛，坠痛，绵绵不休，面色萎黄或苍白，头晕眼花，心悸神疲，纳少便溏，舌质淡，苔白，脉细弱。

5. 痰湿内阻证

主症：婚久不孕，子宫小，多自青春期开始即形体肥胖，月经推后、量少稀发，甚则停经；带下量多，色白质黏无臭；头晕心悸，胸闷泛恶，面目虚浮，神疲倦怠；舌淡胖，苔白腻，脉细滑。

6. 寒凝胞宫证

主症：婚久不孕，子宫发育不良，月经后期，量少，色暗或淡，或经闭，白带量多，色白质稀薄，小腹冷痛，四肢不温，骨节酸痛，舌质淡，苔白腻，脉细。

（四）中医外治法

1. 毫针刺法

取穴：关元、归来、子宫、足三里、中脘、血海、三阴交、太溪、肾俞、命门。关元、归来、子宫采用3寸针以求气至病所，针柄插以艾炷用温针刺关元，肾俞、命门用补法，余用平补平泻手法，1 次 /d，约 30d。

2. 穴位埋线

取肝俞、脾俞、肾俞、期门、章门、关元、子宫、归来等穴，医者洗手、消毒后戴上无菌手套，将 3-0 医用羊肠线剪取 1～1.5 cm 段若干，浸泡在 75% 酒精内备用，6 号注射器针头作套管，制成简易埋线针；用消毒镊取已消毒好的羊肠线置于针头尖端放入注射针中，以羊肠线不超出针头为宜；背部穴位在局部下方向上平刺，下腹部穴位直刺（排尿后），下肢穴位直刺，刺至所需深度，右手持埋线针，左手辅助固定穴位处皮肤，快速刺入穴位 1.5～2.0 cm 后快速出针，用消毒棉球按压针孔片刻，确保不存在线头外露现象，并用胶布固定，敷贴患者的针孔 24h，嘱患者 24h 内不能沾水，以防感染。10d 埋线 1 次，6 次为 1 个疗程，如处于月经期则停止埋线。

3. 火龙罐综合灸

选穴：神阙、子宫、八髎、中极、关元、水道等穴。

操作手法：检查罐口无破损后，把定制的蕲艾炷置于罐体内并将其表面充分点燃，嘱患者仰卧，先灸神阙，循任脉（中极、气海、关元、曲骨穴）温熨，罐口花瓣对双侧子宫、归来、水道穴轻刮刺激，施罐时手掌的小鱼际先接触皮肤然后落罐，结合点、振、叩、捻、推、按、拨、揉、熨、烫等不同手法正旋、反旋、摇拨、摇振罐体作用于皮肤肌肉组织，以患者耐受为度，操作强度由轻到重，运罐速度可根据罐内温度高低进行调整，注意干预时间把控，以皮肤微微出汗为宜，也可隔衣操作以防感冒。罐内余温用来灸少腹部，至没有余温时取罐，同时换小号火龙罐施罐于腿部的足三里、阴陵泉、三阴交、地机穴。局部操作 15 min，待皮肤微微汗出、出现痧点即停止操作，用干净纸巾擦去皮肤表面精油或用湿毛巾掸下衣物上的艾灰。

注意事项：①操作时根据罐内温度高低适当调整运罐速度，并注意观察患者神情变化，询问其感受。②嘱患者 4 h 内避免冲凉、接触冷水冷饮等。

疗程：每 3d 行 1 次治疗，每次 30～40 min，10 次为 1 个疗程。

4. 姜疗

患者取仰卧位，首先将生姜汁均匀涂抹腹部，之后将自制研磨的暖宫粉填于神阙穴高于脐部 1～2 mm，生姜绞碎去汁取渣，做成碗状（直径约 1.5 cm）置于脐部，放适量艾绒于凹陷处施灸，待艾绒燃尽，再放适量艾绒施灸，以皮肤微微发红但不起疱为度，治疗过程中注意询问患者感受，以患者脐周稍起红晕而无灼痛感为度。每次治疗时间为 1.5h（约 5 壮），避开月经期。治疗结束后移除姜碗，再用无菌医用敷贴固定脐中药粉，嘱患者 24h 后自行取下，并用温开水清洗局部。每 2d 治疗 1 次，经期暂停，对暖宫粉过敏者，停止治疗。

（五）预防与调护

青春期女性应关注月经变化，发现月经延后、闭经的情况及时就诊；加强营养，保障身体发育需要；调畅情志，保持良好心态。

二、宫腔粘连

（一）概述

宫腔粘连是指感染因素或宫腔内手术引起子宫内膜受损和子宫内膜肌层的相互粘连，从而导致子宫腔完全或部分封闭。临床主要表现为月经稀少、闭经、周期性下腹痛、不孕等。

（二）诊断要点

1. 病史

既往有反复人流、清宫等宫腔操作手术病史。

2. 临床表现

主要表现为月经减少或闭经；周期性的下腹疼痛；生育功能障碍，主要表现为不孕或习惯性流产。超声检查示宫腔内膜线中断，内膜菲薄，宫腔内可有液性暗区。

3. 妇科检查

子宫轻压疼痛，但如合并宫腔积血，查体可发现子宫增大饱满，轻压痛，有时可合并宫颈举痛。

4. 辅助检查

妇科超声、宫腔镜及子宫输卵管碘油造影等检查有助于诊断。

（三）辨证分型

1. 肾虚证

主症：经量素少或渐少，色暗淡，质稀，腰膝酸软，头晕耳鸣，或小冷，或夜尿多，舌淡，苔白，脉沉弱或沉迟。

2. 血虚证

主症：经来血量渐少，或点滴即净，色淡，质稀；或伴小腹隐痛，头晕心悸，面色萎黄，舌淡，脉细。

3. 血瘀证

主症：经行涩少，色紫暗，有血块，小腹胀痛，血块排出后腹胀痛减轻，舌紫暗或有瘀点瘀斑，脉沉弦或沉涩。

（四）中医外治法

1. 中药保留灌肠

取夏枯草、透骨草、败酱草、木香、赤芍、山药、杜仲、北黄芪、制乳香、制没药、鸡血藤、益母草、香附加水煎至 150 ml，温度控制在 37～39 ℃。患者每晚睡前排空大小便，采取侧卧体位，将灌肠管缓慢插入肛门 15～20 cm，将药液缓缓注入，操作完毕后嘱患者将臀部抬高，静卧，使得药物充分吸收，每天 1 次，每次约 60 min，15d 为 1 个疗程，经期停用，连续治疗 3 个月经周期。

2. 毫针刺法

取穴：阴交、复溜、血海、肾俞、关元。治疗前患者排空膀胱，取仰卧位，医者定位选穴，常规皮肤无菌操作，采用华佗牌毫针，针刺 1～1.5 寸，平补平泻，于月经复潮后第 5 天开始，每天 1 次，10d 为 1 个疗程，连续治疗 3 个月经周期。

3. 中药宫腔灌注

每月经净后第 3～5 天予丹参注射液 10 ml/ 支，向宫腔推注药物 20 ml，药物推入后钳住双腔导管，留置 15～30 min，连续 3 个月。

4. 中药外敷包

将活血化瘀、温经通络的中草药研磨成粉装进棉布袋中，将布袋口缝好，放进蒸锅里蒸 15～20 min，蒸好后取出用干毛巾包好（避免烫伤），外敷于下腹部，敷至药包冷却为止，以促进残留排出，药包可重复使用 10～15d，经期停用。

5. 火龙罐综合灸

选穴：八髎、中极、气海、关元、子宫、大赫、石门、期门、足三里、隐白、太冲等穴。

操作手法：检查罐口无破损后，把定制的薪艾炷置于罐体内并将其表面充分点燃，嘱患者仰卧，先灸关元穴，循任脉温熨，罐口花瓣对中极及双侧子宫穴轻刮刺激，施罐时手掌的小鱼际先接触皮肤然后落罐，结合点、振、叩、捻、推、按、拨、揉、熨、烫等不同手法正旋、反旋、摇拨、摇振罐体作用于皮肤肌肉组织，以患者耐受为度，操作强度由轻到重，运罐速度可根据罐内温度高低进行调整，注意干预时间把控，以皮肤微微出汗为宜，也可隔衣操作以防感冒。罐内余温用来灸少腹部，至没有余温时取罐，同时换小号火龙罐施罐于腿部的足三里及足部的隐白、太冲穴。局部操作 15 min，待皮肤微微汗出、出现痧点即停止操作，用干净纸巾擦去皮肤表面精油，再嘱患者转换俯卧位，换大号火龙罐，罐口花瓣由上而下对上髎、次髎、中髎、下髎穴轻刮刺激，待皮肤红润、出现痧点时停止操作，最后将火龙罐覆盖八髎穴进行艾灸，待没有余温后取罐，用干净纸巾擦去皮肤表面精油或用湿毛巾弹下衣物上的艾灰。

注意事项：①操作时根据罐内温度高低适当调整运罐速度，并注意观察患者神情变化，询问其感受。②嘱患者 4 h 内避免冲凉、接触冷水冷饮等。

疗程：每 3d 行 1 次治疗，每次 30～40 min，10 次为 1 个疗程。

6. 姜疗

患者采取仰卧位，首先将生姜汁均匀涂抹腹部，之后将自制研磨的暖宫粉填于神阙穴高于脐部 1～2 mm，生姜绞碎去汁取渣，做成碗状（直径约 1.5 cm）置于脐部，放适量艾绒于凹陷处施灸，待艾绒燃尽，再放适量艾绒施灸，以皮肤微微发红但不起疱为度，治疗过程中注意询问患者感受，以患者脐周稍起红晕而无灼痛感为度。每次治疗时间为 1.5h（约 5 壮），避开月经期。治疗结束后移除姜碗，再用无菌医用敷贴固定脐中药粉，嘱患者 24h 后自行取下，并用温开水清洗局部。每 2d 治疗 1 次，经期暂停，对暖宫粉过敏者，停止治疗。

（五）预防与调护

规律作息，调畅情志，避免不良情绪刺激；做好计划生育工作，避免非医学需要的流产。

三、子宫肌瘤

（一）概述

子宫肌瘤又称子宫平滑肌瘤，是女性生殖器官中最常见的肿瘤，多发生于育龄期妇女。中医并无子宫肌瘤这一病名，但古籍中有类似记载，如《灵枢·水胀》

曰："石瘕生于胞中……衃以留止……皆生于女子，可导而下。"将其归属于中医学"癥瘕""石瘕"等范畴。

（二）诊断要点

1. 病史

有素体肥胖，或正气亏虚，情志不畅，感受风寒等病史。

2. 临床表现

月经周期间隔缩短，持续日期加长或不规则阴道出血，月经量多或伴有血块；有尿频或排尿、排便困难等压迫症状；自觉下腹部有肿物。

3. 体格检查

与肌瘤大小、位置、数目及有无变性相关。较大肌瘤者可在下腹部扪及实质性肿块。妇科检查扪及子宫增大，表面不规则单个或多个结节状突起。

4. 辅助检查

（1）超声检查：能区分子宫肌瘤与其他盆腔肿块。

（2）核磁共振：准确判断肌瘤大小、数目及位置。

（3）宫腔镜、腹腔镜及子宫输卵管造影等。

（三）辨证分型

1. 寒凝胞宫证

主症：经行量多，有血块，下腹冷痛，四肢不温，舌淡苔薄，脉细涩。

2. 气滞血瘀证

主症：经行量多，伴血块或淋漓不尽，下腹胀痛拒按，舌紫暗有瘀点，苔薄，脉弦。

3. 痰湿瘀结证

主症：腹部有包块，月经延后，经量多有血块或经量少淋漓不尽，带下量多，心悸胸闷，形体肥胖，舌胖大，质紫暗，苔白腻，脉滑涩。

4. 肝郁气滞证

主症：腹部有包块，月经量多，经期延长，胸胁及乳房胀痛，情志不畅，善太息，舌暗苔薄白，脉弦。

5. 肾虚血瘀证

主症：月经量多，经色紫暗有血块，头晕耳鸣，腰膝酸软，舌淡暗苔白，脉沉细。

（四）中医外治法

1. 温针灸

主穴：子宫、天枢、水道、气海、关元、曲骨；配穴：气血亏损加太冲、血海、足三里；阴精损耗加三阴交、太溪。

患者排空膀胱，仰卧，常规消毒后，辨证取穴，采用捻转泻法针刺子宫、天枢、水道、太冲、血海、足三里、三阴交、太溪等穴，采用捻转补法针刺气海、关元、曲骨等穴。上述穴位，针顶置艾绒，点燃，燃尽后更换 2～3 次，留针 30 min 左右。

2. 穴位埋线

取关元、天枢、水道、归来、三阴交等穴，医者洗手、消毒后戴上无菌手套，将 3-0 医用羊肠线剪取 1～1.5 cm 段若干，浸泡在 75% 酒精内备用，6 号注射器针头作套管，制成简易埋线针；用消毒镊取已消毒好的羊肠线置于针头尖端放入注射针中，以羊肠线不超出针头为宜；背部穴位在局部下方向上平刺，下腹部穴位直刺（排尿后），下肢穴位直刺，刺至所需深度，右手持埋线针，左手辅助固定穴位处皮肤，快速刺入穴位 1.5～2.0 cm 后快速出针，用消毒棉球按压针孔片刻，确保不存在线头外露现象，并用胶布固定，敷贴患者的针孔 24h，嘱患者 24h 内不能沾水，以防感染，月经干净后 3d 内埋线 1 次，而后每 15d 埋线 1 次，6 次为 1 个疗程，如处于月经期，则停止埋线。

3. 中药外敷包

将活血化瘀、温经通络的中草药研磨成粉装进棉布袋中，将布袋口缝好，放进蒸锅里蒸 15～20 min，蒸好后取出用干毛巾包好（避免烫伤），外敷于下腹部，敷至药包冷却为止，以促进残留排出，药包可重复使用 10～15d，经期停用。

4. 耳穴压豆

取穴：内生殖器（子宫）、肾、内分泌、皮质下、肾上腺。月经量多，经期提前加脾、缘中；合并痛经加神门；月经期间减内分泌穴。以王不留行籽作为贴压物，隔天换 1 次，两耳轮换，并嘱患者每天按压 5 次，1 个月为 1 个疗程，一般治疗 1～3 个疗程。

5. 火龙罐综合灸

选穴：天枢、子宫、气海、中极、关元、归来、水道、曲骨、阴陵泉、足三里、三阴交等穴。

操作手法：检查罐口无破损后，把定制的蕲艾炷置于罐体内并将其表面充分点燃，嘱患者仰卧，先灸天枢穴，循任脉（中极、气海、关元、曲骨穴）温熨，罐口花瓣对双侧子宫、归来、水道穴轻刮刺激，施罐时手掌的小鱼际先接触皮肤然后落罐，结合点、振、叩、捻、推、按、拨、揉、熨、烫等不同手法正旋、反旋、摇拨、摇振罐体作用于皮肤肌肉组织，以患者耐受为度，操作强度由轻到重，运罐速度可根据罐内温度高低进行调整，注意干预时间把控，以皮肤微微出汗为宜，也可隔衣操作以防感冒。罐内余温用来灸少腹部，至没有余温时取罐，同时换小号火龙罐施罐于腿部的足三里、阴陵泉、三阴交等穴。局部操作 15 min，待皮肤微微汗出、出现痧点即停止操作，用干净纸巾擦去皮肤表面精油或用湿毛巾掸下衣物上的艾灰。

注意事项：①操作时根据罐内温度高低适当调整运罐速度，并注意观察患者神情变化，询问其感受。②嘱患者 4 h 内避免冲凉、接触冷水冷饮等。

疗程：每 3d 行 1 次治疗，每次 30 ～ 40 min，10 次为 1 个疗程。

6. 穴位贴敷——消癥贴

选穴：神阙穴。

操作方法：将水红花子、土鳖、三棱、莪术等药物研磨成粉后筛出细粉，将凡士林和细粉混合后调配成膏状。

疗程：每天 1 次，每次 4 ～ 6h，连续贴 7d 为 1 个疗程。

注意事项：嘱患者注意贴敷时间，若出现皮肤过敏或皮肤烧灼疼痛等症状，需及时取下。

7. 中药外敷膏

选用膏药：消癥膏。

操作步骤：嘱患者仰卧，掀起衣物充分暴露耻骨以上肚脐以下部位，将消癥膏均匀涂抹于少腹部，避开肚脐，用两层纱布覆盖，最后用防水贴固定，6h 后撕去防水贴并用清水洗净或用湿纸巾将药物拭去。

疗程：每天 1 次，每次敷 6h，6 次为 1 个疗程。

注意事项：若出现皮肤过敏的症状，可酌情减少外敷的时长。

（五）预防与调护

（1）定期体检，观察包块的变化情况，排除恶性病变。

（2）规律作息，调畅情志，清淡饮食，少食肥甘、辛辣之品。

第四节　免疫性不孕

一、概述

免疫性不孕是西医学的病名，指患者排卵及生殖道功能均正常，无致病因素，配偶精液常规检查在正常范围，未采取避孕措施，同居 1 年而未能受孕，检查有抗生育免疫证据存在者。祖国传统医学认为，免疫性不孕的发病与正气虚衰、精毒与血搏结、积聚日久之伏毒感邪引动等因素密切相关。

二、诊断要点

（一）病史

同居 1 年而未孕，同时排除排卵功能障碍、卵巢黄体功能不全等其他原因导致的不孕症。

（二）临床表现

以不孕为主要临床表现。

（三）辅助检查

抗精子抗体（AsAb）、抗子宫内膜抗体（EMAb）、抗卵巢抗体（AoAb）、抗心磷脂抗体（ACA）、抗透明带抗体（ZPAb）、抗核抗体（ANA）、抗双链抗体（ds-DNA）、抗绒毛膜促性腺激素抗体（AhCGAb）等任何一项阳性。

三、辨证分型

（一）肝肾阴虚证

主症：同居 1 年而未孕，五心烦热，大便秘结，口干，心烦，失眠，舌红，脉弦细数。患者经前诊刮多为增生期子宫内膜。

（二）脾肾两虚证

主症：同居 1 年而未孕，经血量多，色淡而稀，伴头晕、心慌、短气懒言、腰膝酸软，舌淡苔薄，舌体胖大，脉沉而无力。患者多伴子宫肌瘤、子宫内膜异位症。

（三）湿邪热扰证

主症：同居 1 年而未孕，常见月经提前、量多，白带色黄质黏，腹痛阵阵，身热口渴，便秘，苔黄腻，脉弦滑，多伴盆腔炎病史。患者多有抗精子抗体（AsAb）阳性。

（四）血瘀气滞证

主症：月经先后无定期，量少色暗，夹血块，经前乳胀，胁肋疼痛不适，经行小腹坠胀而痛，舌暗边有瘀斑，脉弦。患者多有抗子宫内膜抗体（EMAb）阳性。

四、中医外治法

（一）毫针刺法

取中脘、天枢、脾俞、足三里、阴陵泉、曲池、三阴交等穴，每次取 3～4 穴，采用平补平泻法，针刺得气后，留针 30 min，每周两次，经期停用，连续治疗 3 个月。

（二）艾灸

每天下午 5—7 时，燃烧艾条，距三阴交穴皮肤上方 10 cm 处进行温和灸，艾灸 20 min 左右，每天 1 次，左右交替，连灸 20d 为 1 个周期，下次月经干净后继续上述艾灸治疗，共治疗 3 个月经周期。

（三）穴位埋线

双侧气海、中极、肾俞、三阴交为一组穴位，双侧命门、关元、子宫、足三里为另一组穴位，两组穴位交替使用。医者洗手、消毒后戴上无菌手套，将 3-0 医用羊肠线剪取 1～1.5 cm 段若干，浸泡在 75% 酒精内备用，6 号注射器针头作套管，制成简易埋线针；用消毒镊取已消毒好的羊肠线置于针头尖端放入注射针中，以羊肠线不超出针头为宜；背部穴位在局部下方向上平刺，下腹部穴位直刺（排尿后），下肢穴位直刺，刺至所需深度，右手持埋线针，左手辅助固定穴位处皮肤，快速刺入穴位 1.5～2.0 cm 后快速出针，用消毒棉球按压针孔片刻，确保不存在线头外露现象，并用胶布固定，敷贴患者的针孔24h，嘱患者24h内不能沾水，以防感染。每周埋线1次，两组穴位交替治疗，经期暂停，4周为1个疗程。

（四）穴位贴敷

选穴：神阙。

操作方法：取炒桃仁30 g、红花30 g、制乳香30 g、制没药30 g、炒穿山甲30 g、川芎30 g、香附30 g、忍冬藤30 g、生黄芪40 g药共研为细末，瓶装备用。临用时取药末10 g，以温水调和成团涂以神阙穴，外盖纱布，用胶布固定。

疗程：每3d 1次，10次为1个疗程。

注意事项：嘱患者注意贴敷时间，且贴敷期间不可接触水，不可剧烈运动，防止药饼脱落，若出现皮肤过敏或皮肤烧灼疼痛等症状，需及时取下。

五、预防与调护

普及健康教育，尽量减少流产次数，避免不洁性生活史，及时治疗生殖道炎症。

第五节　外治法在辅助生殖中的应用

人类辅助生殖技术自20世纪70年代兴起，现已成为医学助孕的重要组成部分。以体外受精—胚胎移植（IVF-ET）为代表的辅助生殖技术的广泛应用为无数不孕症患者传递了希望。IVF-ET的常规流程包括控制性超促排卵、注射hCG、取卵、移植。目前IVF-ET的成功率在30%～40%。近年来中医适宜技术已被大量运用于IVF-ET中的各个阶段，其在改善卵巢低反应、提高卵子质量、改善子宫内膜容受性、避免卵巢过度刺激综合征的发生、提高妊娠率方面独具优势，使辅助生殖技术的发展走向了新征程。

一、控制性超促排期

（一）降调节期

此期重在滋养肾阴、养血活血，可能有助于卵巢局部的血供。

1. 毫针刺法

取三阴交、关元、子宫等穴，针顶置艾绒，点燃，燃尽后更换 2～3 次，留针 30 min 左右，有暖宫散寒、通经活络、行气活血的作用。隔天 1 次。

2. 耳穴压豆

耳穴取内生殖器、神门、心、肝等穴，予以王不留行籽贴压，每天轻揉 4～5 次，每次 5～10 min，隔天更换 1 次，两耳交替进行。

3. 穴位注射

取足三里、血海、三阴交等穴位，予以丹参注射液进行穴位注射，每穴注射 2 ml，每隔 2d 1 次，两侧穴位交替进行。

（二）超促卵泡发育期

此期宜滋肾、温肾，促进卵泡快速发育。

1. 助孕毫针刺法

第 1 组穴位：双侧本神、神门、天枢、归来、子宫、足三里、三阴交、太冲、神门、百会、中脘、关元。第 2 组穴位：双肾俞、次髎。操作顺序为头部、腹部、下肢、背部。所有腧穴均需得气，留针 20 min，第 1 组中子宫穴连接电针，第 2 组每侧肾俞穴和次髎穴连接电针，均为连续波，40～60Hz，以患者耐受为度。隔天治疗 1 次。

2. 穴位贴敷

选穴：肾俞、关元、中极、归来、血海、三阴交。

操作方法：取菟丝子 15 g、巴戟天 15 g、黄芪 15 g、肉苁蓉 15 g、党参 15 g、炒白芍 10 g、炒白术 10 g、炙甘草 6 g。将上药研粉，加入凡士林、酒调成膏状，放入罐中。每次使用时，予刮勺刮取，填充于敷贴上，厚度以 2～3 mm 为宜，贴于上述穴位。

疗程：敷贴保留 4h，每天 1 次。

注意事项：嘱患者注意贴敷时间，且贴敷期间不可接触水，不可剧烈运动，防止药饼脱落，若出现皮肤过敏或皮肤烧灼疼痛等症状，需及时取下。

3. 穴位埋线

取带脉、中极、关元、三阴交、足三里、天枢、水分、卵巢、丰隆、阴陵泉等穴。医者洗手、消毒后戴上无菌手套，将 3-0 医用羊肠线剪取 1 ～ 1.5 cm 段若干，浸泡在 75% 酒精内备用，6 号注射器针头作套管，制成简易埋线针；用消毒镊取已消毒好的羊肠线置于针头尖端放入注射针中，以羊肠线不超出针头为宜；背部穴位在局部下方向上平刺，下腹部穴位直刺（排尿后），下肢穴位直刺，刺至所需深度，右手持埋线针，左手辅助固定穴位处皮肤，快速刺入穴位 1.5 ～ 2.0 cm 后快速出针，用消毒棉球按压针孔片刻，确保不存在线头外露现象，并用胶布固定，敷贴患者的针孔 24h，嘱患者 24h 内不能沾水，以防感染。

4. 火龙罐综合灸

选穴：命门、肾俞、长强、八髎、子宫、神阙、气海、关元等穴。

操作手法：检查罐口无破损后，把定制的蕲艾炷置于罐体内并将其表面充分点燃，嘱患者俯卧，先灸肾俞穴，循督脉温熨，罐口花瓣对命门、八髎穴轻刮刺激，施罐时手掌的小鱼际先接触皮肤然后落罐，结合点、振、叩、捻、推、按、拨、揉、熨、烫等不同手法正旋、反旋、摇拨、摇振罐体作用于皮肤肌肉组织，以患者耐受为度，操作强度由轻到重，运罐速度可根据罐内温度高低进行调整，注意干预时间把控，以皮肤微微出汗为宜，也可隔衣操作以防感冒。罐内余温用来灸八髎穴，至没有余温时取罐，而后嘱患者转换仰卧位，同时换大号火龙罐施罐于下腹部的子宫、气海、关元穴，最后罐内余温用来灸神阙穴。局部操作 15 min，待皮肤微微汗出为宜，用干净纸巾擦去皮肤表面精油或用湿毛巾掸下衣物上的艾灰。

注意事项：①操作时根据罐内温度高低适当调整运罐速度，并注意观察患者神情变化，询问其感受。②嘱患者 4 h 内避免冲凉、接触冷水冷饮等。

疗程：每 3d 行 1 次治疗，每次 30 ～ 40 min，10 次为 1 个疗程。

5. 刮痧

刮拭督脉（大椎至命门）、背部足太阳膀胱经第一侧线左右。

二、取卵后期

取卵后当补肾、温阳利水，预防并及时治疗卵巢过度刺激，此期多将中药外敷包、火龙罐综合灸及姜疗等治疗配合一起为胚胎着床做准备。

1. 穴位贴敷

选穴：神阙。

操作方法：取白术、茯苓等分研粉。以凡士林适量调制，制成药饼，填充于敷贴上，厚度以 2～3 mm 为宜，贴于神阙穴。

疗程：每天 1 次，每次保留 4～6h。

注意事项：嘱患者注意贴敷时间，且贴敷期间不可接触水，不可剧烈运动，防止药饼脱落，若出现皮肤过敏或皮肤烧灼疼痛等症状，需及时取下。

2. 穴位电疗

取穴：中极、关元、双侧足三里、血海、三阴交、子宫穴、气海，再辨证加减穴。针刺得气后接电针，频率 40～60Hz，幅度 15～30V，疏密波形，强度以患者刚能觉察跳动并能耐受为宜，每天 1 次，每次 30 min。

3. 火龙罐综合灸

选穴：大椎、肾俞、命门、腰阳关、天枢、子宫、气海、中极、关元、归来等穴。

操作手法：检查罐口无破损后，把定制的蕲艾炷置于罐体内并将其表面充分点燃，嘱患者仰卧，先灸天枢穴，循任脉（中极、气海、关元）温熨，罐口花瓣对双侧子宫、归来穴轻刮刺激，施罐时手掌的小鱼际先接触皮肤然后落罐，结合点、振、叩、捻、推、按、拨、揉、熨、烫等不同手法正旋、反旋、摇拨、摇振罐体作用于皮肤肌肉组织，以患者耐受为度，操作强度由轻到重，运罐速度可根据罐内温度高低进行调整，注意干预时间把控，以皮肤微微出汗为宜，也可隔衣操作以防感冒。罐内余温用来灸少腹部，至没有余温时取罐，而后嘱咐患者转换俯卧位，同时换大号火龙罐施罐于腰背部的肾俞、腰阳关、命门等穴。局部操作 15 min，待皮肤微微汗出、不要求出痧，用干净纸巾擦去皮肤表面精油或用湿毛巾掸下衣物上的艾灰。

注意事项：①操作时根据罐内温度高低适当调整运罐速度，并注意观察患者神情变化，询问其感受。②嘱患者 4 h 内避免冲凉、接触冷水冷饮等。

疗程：每 3d 行 1 次治疗，每次 30～40 min，10 次为 1 个疗程。

4. 姜疗

患者仰卧，首先将生姜汁均匀涂抹腹部，之后将自制研磨的暖宫粉填于神阙穴高于脐部 1～2 mm，生姜绞碎去汁取渣，做成碗状（直径约 1.5 cm）置于脐部，放适量艾绒于凹陷处施灸，待艾绒燃尽，再放适量艾绒施灸，以皮肤微微发红但不起疱为度，治疗过程中注意询问患者感觉，以患者脐周稍起红晕而无灼痛感为度。每次治疗时间为1.5h（约5壮），避开月经期。治疗结束后移除姜碗，再用无菌医用敷贴固定脐中药粉，嘱患者24h后自行取下，并用温开水清洗局部。每2d治疗1次，经期暂停，对暖宫粉过敏者，停止治疗。

5. 中药外敷包

将活血化瘀、温经通络的中草药研磨成粉装进棉布袋中，将布袋口缝好，放进蒸锅里蒸15～20 min，蒸好后取出用干毛巾包好（避免烫伤），外敷于小腹部，敷至药包冷却为止，经期照常使用，此操作睡前完成效果最佳，药包可重复使用10～15d。

三、移植前期

移植前当温肾暖宫、养血活血，增加子宫内膜容受性。

1. 隔姜灸

取仰卧位，选穴为神阙穴，灸治范围为8 cm×5 cm，将生姜汁均匀涂抹在治疗区域上，取暖宫粉（方药组成为玄胡、茜草各15 g，白芥子、没药、当归各12 g，乳香、肉桂各10 g，细辛、甘遂、小茴香各9 g，樟脑3 g）适量，均匀地铺在治疗区域上，在暖宫粉上铺盖宣纸，将生姜末均匀铺在宣纸上，再放置3根20 cm艾条，施灸3壮，治疗时间在1.5 h左右，每隔2d 1次。

2. 督脉灸

小黄姜3 kg左右打碎为姜绒，把多余姜汁过滤掉。将防风、附片、川乌、草乌、细辛、川芎、桂枝、地龙、乳香、没药、伸筋草、全蝎等药研粉，取5 g左右备用，艾炷若干个。患者俯卧，在背部督脉及膀胱经处常规消毒，在施灸部位撒上药粉，将加热好的姜绒平铺厚2～3 cm、宽10 cm，将陈年艾绒做成底边约2 cm的锥形艾炷，在铺好的姜面上，将艾炷均匀放置在对应督脉及膀胱经相应穴位上，点燃艾炷，当第一轮艾炷燃完后，在相应部位进行第2次施灸，连续施灸3次，待艾炷燃完无火后撤姜消毒。施灸过程中注意温度，防止烫伤，施灸结束后注意患者保暖，多饮温水补充水分，以施灸部位皮肤均匀红晕为佳，每次治疗约1.5h。

3. 火龙罐综合灸

选穴：天枢、子宫、气海、中极、关元、归来、水道等穴（全腹部都做，重点做选穴）。

操作手法：检查罐口无破损后，把定制的蕲艾炷置于罐体内并将其表面充分点燃，嘱患者仰卧，先灸天枢穴，循任脉（穴）温熨，罐口花瓣对双侧子宫、归来、水道、中极、气海、关元穴轻刮刺激，施罐时手掌的小鱼际先接触皮肤然后落罐，结合点、振、叩、捻、推、按、拨、揉、熨、烫等不同手法正旋、反旋、摇拨、摇振罐体作用于皮肤肌肉组织，以患者耐受为度，操作强度由轻到重，运罐速度可根据罐内温度高低进行调整，注意干预时间把控，以皮肤微微出汗为宜，也可隔衣操作以防感冒。罐内余温用来灸少腹部，至没有余温时取罐，局部操作15 min，待皮肤微微汗出、出现痧点即停止操作，用干净纸巾擦去皮肤表面精油或用湿毛巾掸下衣物上的艾灰。

注意事项：①操作时根据罐内温度高低适当调整运罐速度，并注意观察患者神情变化，询问其感受。②嘱患者 4 h 内避免冲凉、接触冷水冷饮等。

疗程：每 3d 行 1 次治疗，每次 30～40 min，10 次为 1 个疗程。

四、着床期

移植后当补肾健脾、宁心安神以安胎、养胎。

1. 穴位贴敷

选穴：肾俞、涌泉。

操作方法：取菟丝子、槲寄生、炒杜仲、苎麻根、山茱萸、女贞子、炒白术、党参各等分，研磨成粉，以凡士林适量调制，制成药饼，并贴于双侧肾俞、涌泉穴。

疗程：每天 1 次，每次保留 4～6h。

注意事项：嘱患者注意贴敷时间，且贴敷期间不可接触水，不可剧烈运动，防止药饼脱落，若出现皮肤过敏或皮肤烧灼疼痛等症状，需及时取下。

2. 耳尖放血

将患者的耳轮向耳屏对折，确认耳郭上方顶端（即为耳尖穴位）为放血部位，操作医师用拇指和食指对整个耳郭进行按摩，使完全充血，用 75% 酒精对针刺放血部位进行消毒，放血时先捏住耳郭，以采血针刺入耳尖穴位 1～2 mm，快速退针，对耳尖进行适当挤压，出血 5～6 滴后停止，对针刺部位进行按压止血。双耳交替进行，隔天 1 次。

3. 耳穴压豆

取肝、脾、肾、神门、内分泌等穴位。以酒精消毒耳郭，予王不留行籽在上述穴位贴压，每天穴位按压 3～5 次，每次 1～2 min，3d 后更换。

第十二章
妇科杂病及外科疾病

凡是不属于经、带、胎、产疾病范畴，而又与妇女解剖、生理、病因病机特点密切相关的各种妇科疾病，统称为妇科杂病。同时女性在不同生理阶段易患乳癖、粉刺、腱鞘炎及痔疮等外科病症。此类疾病大多病程日久，经年累月，只用中药内服治疗，难以取得较好的疗效。采用中医外治法既可增强药力，又可使药力直入病灶。本章重点介绍阴挺、阴痒、阴疮、不寐、乳癖、粉刺、蛇串疮、瘾疹、面瘫、桡骨茎突狭窄性腱鞘炎、痔等疾病。

第一节　阴　　挺

一、概述

妇女子宫下脱，甚则脱出阴户之外，或阴道壁膨出，统称为阴挺，又称阴脱、阴菌、阴痔、产肠不收等。因多由分娩损伤所致，故又有"产肠不收"之称。西医学分别称为"子宫脱垂""阴道壁膨出"。

二、诊断要点

（一）病史

多产、阴道分娩损伤、长期咳嗽、便秘、先天缺陷及盆底肌肉退化薄弱。

（二）临床表现

自觉下坠、腰酸，并有块状物自阴道脱出。长久站立、活动后或屏气时加重；或咳嗽后漏尿。

（三）妇科检查

阴道口松弛伴有陈旧性会阴裂伤，阴道前壁呈半球形隆起，屏气时加重，或同时有尿液溢出。

（四）辅助检查

尿动力学检查及膀胱尿道超声等检查有助于诊断。

三、辨证分型

（一）气虚证

主症：子宫下移，或脱出阴道口外，劳则加剧，小腹下坠，神倦乏力，少气懒言，小便频数，或带下量多，色白质稀，面色少华，舌淡，苔薄，脉缓弱。

（二）肾虚证

主症：子宫下移，或脱出阴道口外，小腹下坠，小便频数，腰酸腿软，头晕耳鸣，舌淡，苔薄，脉沉细。

四、中医外治法

（一）中药熏洗

方用黄芪 60 g、枳壳 30 g、乌梅 15 g、升麻 15 g、柴胡 15 g、蛇床子 10 g。煎水趁热熏洗，每天熏洗 2 次，连用 3 个月，经期停用。

（二）温针灸

取百会、维道、关元、提托、子宫等穴。患者取仰卧位，局部常规消毒后，由维道穴进针斜刺向内下方的关元穴，再由提托穴斜刺子宫穴，捻转得气、针下沉紧后接电针仪，采用断续波，电流强度以患者有节律性收缩感为度，留针 30 min。同时温和灸百会穴 30 min，以患者局部有温热感、皮肤潮红为度。每天 1 次，每治疗 10 次休息 2d。

（三）穴位注射

取单侧足三里、三阴交穴。患者取仰卧位，用 5 ml 注射器抽取三七注射液 4 ml，皮肤常规消毒后快速刺入上述穴位 0.5～1 寸，如回抽无血便可注射药物，每穴注入 2 ml。隔天 1 次，双侧穴位交替注射，5 次为 1 个疗程。

（四）穴位贴敷

选穴：神阙、足三里。

操作方法：乌梅、石榴皮、五倍子、苏合香、石菖蒲、金樱子、桐油等分研粉，加醋调成糊状，制成直径 1 cm 的药丸，贴敷于上述穴位。

疗程：每天 1 次，每次 8h。

注意事项：嘱患者注意贴敷时间，且贴敷期间不可接触水，不可剧烈运动，防止药饼脱落，若出现皮肤过敏或皮肤烧灼疼痛等症状，需及时取下。

（五）耳穴压豆

取穴：子宫、盆腔、外生殖器、卵巢、脾肾、神门。在上述穴位贴压王不留行籽。嘱患者每天按压 3～5 次，每次按揉 1～3 min，以能耐受为度。每 5d 换压 1 次，两耳交替进行。

（六）艾灸

取维道、气海、关元、气海、百会、足三里、太冲、照海等穴，施以温和灸，以患者能耐受为度，每次 30 min，每天 1 次或隔天 1 次，10 次为 1 个疗程。

（七）火龙罐综合灸

选穴：神阙、中极、气海、关元、子宫、提托、大赫、照海、足三里、三阴交、百会等穴。

操作手法：检查罐口无破损后，把定制的蕲艾炷置于罐体内并将其表面充分点燃，嘱患者仰卧，先灸神阙穴，循任脉（中极、气海、关元穴）温熨，罐口花瓣对双侧子宫、大赫穴及经外奇穴子宫、提托穴轻刮刺激，施罐时手掌的小鱼际先接触皮肤然后落罐，结合点、振、叩、捻、推、按、拨、揉、熨、烫等不同手法正旋、反旋、摇拨、摇振罐体作用于皮肤肌肉组织，以患者耐受为度，操作强度由轻到重，运罐速度可根据罐内温度高低进行调整，注意干预时间把控，以皮肤微微出汗为宜，也可隔衣操作以防感冒。罐内余温用来灸少腹部，至没有余温时取罐，同时换小号火龙罐施罐于腿部的足三里、三阴交、照海穴，同时在百会穴灸一艾炷，效果更佳。局部操作 15 min，待皮肤微微汗出、出现瘀点即停止操作，用干净纸巾擦去皮肤表面精油或用湿毛巾掸下衣物上的艾灰。

注意事项：①操作时根据罐内温度高低适当调整运罐速度，并注意观察患者神情变化，询问其感受。②嘱患者 4 h 内避免冲凉、接触冷水冷饮等。

疗程：每 3d 行 1 次治疗，每次 30～40 min，10 次为 1 个疗程。

五、预防与调护

（1）加强体育锻炼，增强体质。

（2）积极响应计划生育的号召，避免因多产而使盆底组织多次受损。

（3）孕妇要定期做产前检查，纠正胎位异常，避免难产发生。

（4）重视产褥期保健，多休息、增加营养、避免重体力劳动。

（5）合理安排饮食，积极纠正便秘习惯。

（6）积极预防慢性病，如支气管炎、哮喘等。

（7）更年期妇女要适当锻炼身体、注意营养，并做肛提肌锻炼，防止组织松弛，保持乐观情绪，积极参加社交活动。

第二节　阴　　痒

一、概述

妇女外阴瘙痒，甚则痒痛难忍，坐卧不宁，或伴带下增多，称为"阴痒"，亦有称"阴门瘙痒"者。西医学"外阴瘙痒症"、外阴炎、阴道炎、外阴白色病变等出现以阴痒为主症时，亦可参照本病辨证论治。

二、诊断要点

（一）病史

有不良的卫生习惯，带下量多，长期刺激外阴部，或有外阴、阴道炎病史。

（二）临床表现

妇人前阴部瘙痒时作，甚则难以忍受，坐卧不安，亦可波及肛门周围或大腿内侧。

（三）体格检查

外阴部皮肤粗糙，有抓痕，甚则皲裂、破溃、黄水淋漓。

（四）辅助检查

白带镜检正常或可见念珠菌、滴虫等。

三、辨证分型

（一）肝肾阴虚证

主症：阴部干涩，奇痒难忍，或阴部皮肤变白，增厚或萎缩，皲裂破溃，五心烦热，头晕目眩，时有烘热汗出，腰酸腿软，舌红，苔少，脉弦细而数。

（二）肝经湿热证

主症：阴部瘙痒灼痛，带下量多，色黄如脓，稠黏臭秽，头晕目眩，口苦咽干，心烦不宁，便秘溲赤，舌红，苔黄腻，脉弦滑而数。

（三）湿虫滋生证

主症：阴部瘙痒，如虫行状，甚则奇痒难忍，灼热疼痛，带下量多，色黄呈泡沫状，或色白如豆渣状，臭秽，心烦少寐，胸闷呃逆，口苦咽干，小便黄赤，舌红，苔黄腻，脉滑数。

四、中医外治法

（一）中药坐浴、阴道冲洗

取算盘子叶 60 g、番桃叶 50 g、千里光 40 g、十大功劳 40 g、石榴皮 40 g。上述原料分别洗净后一起加水 1 000 ml 浸泡 0.5 ～ 1h，武火煎煮至药液沸腾，改用文火再煎煮 20 ～ 25 min，将药汁滤出，先坐浴熏蒸外阴，待水温适宜后以药液进行阴道冲洗。月经干净后 4d 开始使用上述洗剂，阴道冲洗给药 1 次，每 3d 进行 1 次，5 次为 1 个疗程，连续治疗 3 个疗程（即 3 个月经周期），经期停药。

（二）脐疗

脐灸粉：将人参、熟附子、肉桂、土鳖虫、续断、生龙骨、乳香、没药、白芥子等药物按一定比例超微粉碎，密封备用。面圈：取面粉适量，以温开水调成面团，制成直径约 1.5 cm 环形，其下放置一薄层脱脂棉，按压使其与面圈底座成一整体，备用。操作方法：患者取仰卧位，将面圈放置于肚脐上，脐灸粉（约 8 g）均匀撒在中间脱脂棉上，再向药粉上均匀洒水，使其湿润，最后在其上方放置艾炷（直径约 3 cm，高约 3 cm）点燃，燃烧 3 壮，热度以患者耐受为宜，约 1 h。隔天治疗 1 次，每周治疗 3 次，2 周为 1 个疗程，共治疗 2 个疗程。

（三）反应点点刺放血

嘱患者俯卧，暴露腰骶部皮肤，医者于腰骶部附近寻找反应点 2～3 个，反应点多为腰骶部近督脉处的粉红色丘疹，或者腰骶部皮肤色素沉着处，腰骶部附近的压痛点亦可。于反应点常规消毒后，医者用左手拇指、食指和中指紧捏反应点处皮肤，右手拇指和食指持三棱针针柄，中指指腹紧靠针身下端，对准反应点，迅速刺入 3～5 mm，随即将针迅速退出，于反应点处拔罐，留罐 10～15 min。起罐后，嘱患者仰卧，医者于患者蠡沟穴附近寻找条索或压痛点，然后常规消毒穴位皮肤，用三棱针迅速点刺 2～3 下，并挤压针孔周围使之出血，至血色变浅为止，后用干棉球按压针孔。1 周治疗 1 次，4 次为 1 个疗程，连续治疗 3 个疗程。

（四）耳针

取穴：湿热下注者取耳穴神门、三焦、肝，配体针太冲（双侧）；阴虚血燥者取耳穴肾、卵巢、内分泌，配体针血海（双侧）。上述穴位的皮肤进行常规消毒后，医者用左手拇指固定耳郭，中指托着针刺部位的耳背，右手快速将毫针刺入穴位 2～3 cm 深，持续快速捻转 5～10 min 后起针，体针采用平补平泻的手法，留针 30 min，隔天 1 次，10 次为 1 个疗程。两耳交替治疗。

五、预防与调护

保持外阴部的清洁卫生，及时更换内裤，瘙痒者避免肥皂水烫洗及搔抓等强烈刺激损伤。

第三节　阴　疮

一、概述

妇人外阴部结块红肿，或溃烂流脓，黄水淋漓，局部肿痛，甚则溃疡如虫蚀，称"阴疮"，又称"阴蚀""阴蚀疮"。本病多见于西医外阴溃疡、前庭大腺脓肿。

二、诊断要点

（一）病史

有经期、产后外阴部感染、外阴溃疡、前庭大腺脓肿等病史。

（二）临床表现

外阴红肿结块或外阴及阴道皮肤黏膜肿痛破溃，浓水淋漓，甚至身热不适，带下量多。

（三）体格检查

小阴唇及大阴唇内侧、前庭黏膜及阴道的周围溃疡、糜烂、破溃流脓，或覆有脓苔。

三、辨证分型

（一）湿热证

主症：阴部生疮，红肿热痛，甚则溃烂流脓，黏稠臭秽，头晕目眩，口苦咽干，身热心烦，大便干结。舌红，苔黄，脉滑数。

（二）寒湿证

主症：阴疮坚硬，皮色不变，或有疼痛，溃后脓水淋漓，神疲倦怠，食少纳呆，舌淡，苔白腻，脉细弱。

四、中医外治法

（一）中药坐浴

野菊花 30 g、蒲公英 30 g、天葵子 30 g、山银花 30 g、蛇床子 10 g、百部 30 g、苦参 30 g、白鲜皮 30 g、炒花椒 10 g、黄柏 30 g、半枝莲 30 g、紫草 30 g、紫花地丁 30 g、冰片 10 g（后下），日 1 剂，水煎，每次熏洗坐浴 15 ～ 20 min，每天两次（经期停用）。

（二）中药外敷

1. 紫草、黄芩、黄连、白花蛇舌草各 15 g，黄柏、硼砂、枯矾各 30 g，冰片 3 g，以上药研粉，敷于患处。

2. 乳香 10 g、没药 10 g、血竭 6 g、硼砂 6 g、蛇床子 10 g、儿茶 10 g、冰片 10 g、白矾 6 g。上药研粉，用凡士林调膏药，搽于患处。

五、预防与调护

保持外阴部清洁卫生。有异常痒痛者，带下量增多者，应及时就诊。坚持月经期及产褥期卫生保健。

第四节　不　　寐

一、概述

不寐是以经常不能获得正常睡眠为特征的一类病症，主要表现为睡眠时间、深度的不足，轻者入睡困难，或寐而不酣，时寐时醒，或醒后不能再寐，重则彻夜不寐，常影响人们的正常工作、生活、学习和健康。本病多见于西医学的神经衰弱、围绝经综合征、焦虑症、抑郁症、贫血等多种疾病中。

二、诊断要点

（一）病史

多有情志不遂、饮食失宜或气血亏虚等病史。

（二）临床表现

轻者入寐困难或寐而易醒，醒后不寐，连续 3 周以上，重者彻夜难眠。常伴有头痛、头昏、心悸、健忘、神疲乏力、心神不宁、多梦等症。

（三）辅助检查

在怀疑合并其他睡眠疾病或治疗无效时，可使用多导睡眠图检查。

三、辨证分型

（一）心火偏亢证

主症：心烦不寐，躁扰不宁，怔忡，口干舌燥，小便短赤，口舌生疮，舌尖红，苔薄黄，脉细数。

（二）肝郁化火证

主症：急躁易怒，不寐多梦，甚至彻夜不眠，伴有头晕头胀，目赤耳鸣，口干而苦，便秘溲赤，舌红苔黄，脉弦而数。

（三）痰热内扰证

主症：不寐，胸闷心烦，泛恶，嗳气，伴有头重目眩，口苦，舌红苔黄腻，脉滑数。

（四）胃气失和证

主症：不寐，脘腹胀满，胸闷嗳气，嗳腐吞酸，或见恶心呕吐，大便不爽，舌苔腻，脉滑。

（五）阴虚火旺证

主症：心烦不寐，心悸不安，腰酸足软，伴头晕，耳鸣，健忘，遗精，口干津少，五心烦热，舌红少苔，脉细而数。

（六）心脾两虚证

主症：多梦易醒，心悸健忘，神疲食少，头晕目眩，伴有四肢倦怠，面色少华，舌淡苔薄，脉细无力。

（七）心胆气虚证

主症：心烦不寐，多梦易醒，胆怯心悸，触事易惊，伴有气短自汗，倦怠乏力，舌淡，脉弦细。

四、中医外治法

（一）脐疗

取酸枣仁 60 g、当归 30 g、地黄 15 g、杜仲 15 g、远志 10 g、茯神 45 g。将上述中药研磨成粉末，混合均匀。每天 1 小勺，内加少许炒过的精盐，放在肚脐中央，以医用胶布封口，8h 后取出，每天 1 次，持续敷 1 个月。

（二）穴位贴敷——安神贴

选穴：三阴交、照海穴、涌泉穴。

操作方法：取黄连、肉桂、吴茱萸等进行碾磨，然后将碾磨后的粉剂加入蜂蜜制成膏状敷贴于照海、涌泉及三阴交穴。

疗程：每天 2 次，睡前贴于上述穴位，于第 2 日晨起时取下，3 周为 1 个疗程。

注意事项：嘱患者注意贴敷时间，且贴敷期间不可接触水，不可剧烈运动，防止药饼脱落，若出现皮肤过敏或皮肤烧灼疼痛等症状，需及时取下。

（三）电针

主穴取百会、神庭、大椎、神道；关元、阴交、中脘、膻中；神门、三阴交、安眠穴。肝阳上扰型加行间、风池；肝气郁结型加太冲、合谷、期门；心胆气虚型加心俞、期门、胆俞、本神、丘墟、阳陵泉；心脾亏损型加内关、心俞、脾俞、足三里；阴虚火旺型加太溪、大陵；心肾不交型加心俞、肾俞，可参考背部阳性反应点辨证取穴（在心俞、神道、厥阴俞、膏肓、肝俞、胆俞、脾俞、胃俞、肾俞等穴处多见）。针刺百会、神庭时，毫针与皮肤呈 15° 角斜向后平刺 0.5～0.8 寸，本神向百会方向平刺 0.5～0.8 寸，神门直刺 0.3～0.5 寸，太冲向涌泉方向透刺 0.5～0.8 寸，风池穴向鼻尖方向斜刺 0.8～1.2 寸。余穴采用常规针刺法，快速进针后依据虚补实泻的原则，施以相应的补泻手法。得气后接电针仪，强度以患者耐受为度，留针 30 min。每周 3 次。

（四）放血疗法

选用耳尖放血，将患者的耳轮向耳屏对折，确认耳郭上方顶端（即为耳尖穴位）为放血部位，操作医师用拇指和食指对整个耳郭进行按摩，使其完全充血，用 75% 酒精对针刺放血部位进行消毒，放血时先捏住耳郭，以采血针刺入耳尖穴位 1～2 mm，快速退针，对耳尖进行适当挤压，出血 5～6 滴后停止，对针刺部位进行按压止血。双耳交替进行，隔天 1 次。

（五）耳穴压豆

取皮质下、神门、心、肾、肝、垂前等耳穴。予以王不留行籽贴压，每天按压上述穴位 2～3 次，以产生酸、麻、胀、痛等刺激感。双耳交替取穴，隔天更换，治疗 7d。

（六）火龙罐综合灸

选穴：神阙、中脘、下脘、气海、关元、商曲、外陵、滑肉门、涌泉等穴。

操作手法：检查罐口无破损后，把定制的薪艾炷置于罐体内并将其表面充分点燃，嘱患者仰卧，先灸神阙穴，循任脉（中脘、下脘、气海、关元）温熨，罐口花瓣对商曲、滑肉门轻刮刺激，施罐时手掌的小鱼际先接触皮肤然后落罐，结合点、振、叩、捻、推、按、拨、揉、熨、烫等不同手法正旋、反旋、摇拨、摇振罐体作用于皮肤肌肉组织，以患者耐受为度，操作强度由轻到重，运罐速度可根据罐内温度高低进行调整，注意干预时间把控，以皮肤微微出汗为宜，也可隔衣操作以防感冒。罐内余温用来灸少腹部，至没有余温时取罐，用干净纸巾擦去皮肤表面精油或用湿毛巾掸下衣物上的艾灰，同时在涌泉穴灸一艾炷，效果更佳。

注意事项：①操作时根据罐内温度高低适当调整运罐速度，并注意观察患者神情变化，询问其感受。②嘱患者 4 h 内避免冲凉、接触冷水冷饮等。

疗程：每天 1 次或隔天 1 次，每次 30～40 min，10 次为 1 个疗程。

五、预防与调护

中医外治法治疗不寐有较好疗效，尤其在下午或晚上治疗效果更好。治疗同时应指导患者养成良好的睡眠习惯，让患者了解导致失眠的原因，以减轻心理压力。

第五节 乳　癖

一、概述

乳癖是以乳房有形状大小不一的肿块，疼痛，与月经周期相关为主要表现的乳腺组织的良性增生性疾病。《疡科心得集·辨乳癖乳痰乳岩论》云："有乳中结核，形如丸卵，不疼痛，不发寒热，皮色不变，其核随喜怒消长，此名乳癖。"好发于 30～50 岁妇女，约占全部乳腺疾病的 75%，是临床上最常见的乳房疾病。本病有一定的癌变危险。本病相当于西医的乳腺囊性增生症。

二、诊断要点

（一）病史

常发于中青年女性，多有情志内伤、忧思恼怒等因素。

（二）临床表现

常同时或相继在两侧乳房内出现大小不一的肿块，其形态不规则，或圆或扁，质韧，分散于整个乳房，或局限在乳房的一处。

（三）体格检查

肿块与周围组织分界不清，与皮肤无粘连，推之移动，腋下淋巴结不肿大。

（四）辅助检查

B 型超声波可显示乳腺增生部位不均匀的回声区，以及无回声的囊肿。X 线造影显示各级乳管失去正常树枝样结构，管网大小不均、紊乱和异位，大乳管有囊状扩张，但无充盈缺损。乳头溢液者取分泌物作涂片检查，可帮助排除癌变的可能。对疑为癌变的肿块应取活体组织做病理切片检查。

三、辨证分型

（一）肝郁痰凝证

主症：乳房胀痛或刺痛，乳房肿块随喜怒消长；伴胸闷胁胀，善郁易怒，失眠多梦；舌质淡红，苔薄白，脉弦和细涩。

（二）冲任失调证

主症：乳房肿块或胀痛，经前加重，经后缓减；伴腰酸乏力，神疲倦怠，头晕，月经先后失调，量少色淡，甚或经闭；舌淡，苔白，脉沉细。

四、中医外治法

（一）毫针刺法

取膻中、乳根、屋翳、期门、足三里、太冲为主穴。肝郁气滞者配肝俞、内关；痰浊凝结者配丰隆、中脘；冲任失调者配关元、肝俞、肾俞。辨证选取上述穴位，针刺以泻法为主，膻中向患侧乳房平刺，针刺得气后，留针 30 min。

（二）穴位注射

取乳根、屋翳、肩井、天宗、足三里等穴。每次选 2～3 个穴位，用当归或丹参注射液、维生素 B_{12} 注射液，按 1∶1 比例混合，每穴注入 0.5 ml 左右。

（三）中药外敷

方 1：牛蒡子 150 g，川芎 120 g，附子、草乌、肉桂、赤芍、白芷、僵蚕、红花、木鳖、穿山甲各 60 g，生半夏、生南星各 30 g，麻油 5 kg。方 2：血竭、乳香、没药、冰片各 60 g，阿魏 100 g，苏合油 120 g，麝香 15 g。熬制方法：将方 2 共为细末密封备用；方 1 共为粗末，用麻油以文火熬至焦黑（约 2h），过滤弃渣，重在火上加热，熬至滴水成珠，加入新型材料收膏，以软硬适中为度。此时将方 2 细末加入离火，搅匀后摊在无纺布上即成。摊药面积约 6 cm×6 cm，厚度 3 mm，装入塑料袋密封备用。患者乳房肿块处皮肤以酒精消毒，将膏药烘软，趁热贴于患处，每张膏药贴 7d。4d 后按前法重复使用。每月使用 3 贴，2 个月为 1 个疗程。

（四）推拿按摩

嘱患者仰卧，对天枢、中脘、气海三穴施以一指禅推法，每穴 2 min 左右；按照顺时针方向对腹部、胃脘部进行按摩，时长为 6 min 左右，尽量使热量渗透入腹部及胃脘部；以拇指按摩两侧足三里穴，各 1 min 左右；对两侧乳根穴、膻中穴进行按摩，每穴 2 min 左右；嘱患者俯卧，沿背部膀胱经以滚法做往返运动，时长为 4 min 左右；以肘尖点按背部天宗、脾俞、厥阴俞、胃俞、肝俞穴，每穴 2 min 左右；按揉足三阴经 4 min 左右；以拇指按压阴陵泉、太冲、蠡沟等穴，每穴 1 min 左右；患者采取坐位，以拇指按摩风池穴，时长为 1 min 左右；以手指向上提拿风池、肩井穴，时长为 1 min 左右；以拇指点按曲池、内关穴，每穴 1 min 左右，每天 1 次，每月治疗 10 次。连续治疗 2 个月。

（五）火龙罐综合灸

选穴：膻中、足三里、丰隆、太冲、三阴交、乳根、期门、肝俞、屋翳等穴。

操作手法：检查罐口无破损后，把定制的薪艾炷置于罐体内并将其表面充分点燃，嘱患者仰卧，先灸膻中穴，罐口花瓣对屋翳、期门轻刮刺激，施罐时手掌的小鱼际先接触皮肤然后落罐，结合点、振、叩、捻、推、按、拨、揉、熨、烫等不同手法正旋、反旋、摇拨、摇振罐体作用于皮肤肌肉组织，以患者耐受为度，操作强度由轻到重，运罐速度可根据罐内温度高低进行调整，注意干预时间把控，以皮肤微微出汗为宜，也可隔衣操作以防感冒。再嘱患者侧卧，施罐于肝俞穴，局部操作 15 min，最后嘱患者转换仰卧位，换小号火龙罐施罐于足三里、丰隆、三阴交及太冲穴，待皮肤微微汗出、出现痧点即停止操作，用干净纸巾擦去皮肤表面精油或用湿毛巾掸下衣物上的艾灰，同时在涌泉穴灸一艾炷，效果更佳。

注意事项：①操作时根据罐内温度高低适当调整运罐速度，并注意观察患者神情变化，询问其感受。②嘱患者 4 h 内避免冲凉、接触冷水冷饮等。

疗程：每天 1 次或隔天 1 次，每次 30 ～ 40 min，10 次为 1 个疗程。

五、预防与调护

调畅情志，保持心情舒畅。3 个月复查 1 次，特别是未排除乳腺癌的患者，应进行多次短期随诊，并做耐心细致的解释工作。

第六节　粉　　刺

一、概述

粉刺是一种毛囊、皮脂腺的慢性炎症性皮肤病。因典型皮损能挤出白色半透明状粉汁，故称之粉刺。《医宗金鉴·外科心法要诀·肺风粉刺》云："此证由肺经血热而成，每发于面鼻，起碎疙瘩，形如黍屑，色赤肿痛，破出白粉刺，日久皆成白屑，形如黍米白屑，宜内服清肺饮，外敷颠倒散。"本病以皮肤散在性粉刺、丘疹、脓疱、结节及囊肿，伴皮脂溢出为临床特征。好发于颜面、胸、背部。多见于青春期男女。相当于西医的痤疮。

二、诊断要点

（一）病史

患者素体血热偏盛，多喜食辛辣厚味。

（二）临床表现

初起为粉刺或黑色丘疹，可挤出乳白色或粉色质样物，后期可出现脓包、硬结、囊肿、瘢痕等。

三、辨证分型

（一）肺经风热证

主症：肺经风热，壅阻于肌肤，故丘疹色红，或有痒痛；舌红、苔薄黄、脉浮数为肺经风热之象。

（二）湿热蕴结证

主症：皮损红肿疼痛，或有脓疱；伴口臭，便秘，尿黄；舌红，苔黄腻，脉滑数。

（三）痰湿凝结证

主症：皮损结成囊肿；或伴有纳呆，便溏；舌淡胖，苔薄，脉滑。

四、中医外治法

（一）刺络拔罐

取大椎、肺俞、委中与膈俞、风门、尺泽两组穴位。用三棱针点刺其中一组出血后加拔罐，两组交替使用。或取双耳尖，用三棱针点刺，挤压出血3～5滴，再于大椎穴用三棱针点刺3～4下，用闪罐法拔罐，出血3～5 ml。

（二）三棱针刺法

取身柱穴或周围丘疹样阳性反应点。常规消毒，用三棱针挑断皮下部分纤维组织，使之出血或流出黏液。7d1次。

（三）火针法

患者充分暴露皮损部位，碘附常规消毒后，医者左手持乙醇灯，右手持耐受火针（50 mm×50 mm）针柄，将针置于火焰的外焰，待针体前2/3烧至发红后，垂直快速刺入囊肿顶部，并在囊肿表面多处点刺，要求稳、准、快，速进疾出。刺破囊壁时如有落空感，需用消毒棉签轻轻挤出囊内脓血、脓栓。小囊肿针刺1针即可；大囊肿则需在囊肿表面稀疏均匀地行多次点刺（2～4针）。每7d治疗1次，共治疗4次。

（四）中药熏蒸

使用智能型中药熏蒸汽自控治疗仪进行中药熏蒸，熏蒸中药选用三黄洗剂（大黄30 g、黄柏30 g、黄芩30 g、苦参30 g），蒸汽喷口距离面部30 cm，每次10 min，熏蒸后清洁面部。

（五）自血疗法

取双侧曲池、足三里、血海三穴。患者取端坐位，常规肘部皮肤消毒后用一次性5 ml注射器抽肘静脉血3 ml，立即注射至已消毒好的一侧血海、曲池、足三里穴，每穴1 ml，操作完成后棉签按压止血，双侧穴位交替使用，每3d1次，共治疗14次，总疗程6周。

五、预防与调护

均衡饮食，忌食辛辣刺激、糖类及高脂食物；多食蔬菜水果，保持大便通畅；保持良好的心理状态和规律生活。不可随意挤压，以免炎症扩散，遗留瘢痕。注意面部清洁，保持毛囊皮脂腺导管通畅。

第七节　蛇　串　疮

一、概述

蛇串疮是一种皮肤上出现成簇水疱，呈身体单侧带状分布，痛如火燎的急性疱疹性皮肤病。其特点是：皮肤上出现红斑、水疱或丘疱疹，累累如串珠，排列成带状，沿一侧周围神经分布区出现，局部刺痛或伴臖核肿大。多数患者愈后很少复发，极少数患者可多次发病。好发春秋季节，四季皆有。好发于成人，老年人病情尤重。本病好发胸胁部，故又名缠腰火丹，亦称火带疮、蛇丹、蜘蛛疮等。

二、诊断要点

（一）病史

多有情志内伤、饮食不节、感染邪毒等病史。

（二）临床表现

发病初期，其皮损为带状的红色斑丘疹，继而出现粟米至黄豆大小簇集成群的水疱，累累如串珠，聚集一处或数处，排列成带状，疱群之间间隔正常皮肤，疱液初澄明，数日后疱液浑浊化脓，或部分破裂，重者有出血点、血疱或坏死。轻者无皮损，仅有刺痛感，或稍潮红，无典型的水疱。皮肤刺痛轻重不等，儿童疼痛轻微，年老体弱者疼痛剧烈，常扩大到皮损范围之外。皮损好发于腰肋部、胸部或头面部，多发于身体一侧，常单侧性沿皮神经分布，一般不超过正中线。发于头面部者，尤以眼部和耳部者病情较重，疼痛剧烈，伴有附近臖核肿痛，甚至影响视力和听觉。

三、辨证分型

（一）肝经郁热证

主症：皮损鲜红，疱壁紧张，灼热刺痛；伴口苦咽干，烦躁易怒，大便干或小便黄；舌质红，苔薄黄或黄厚，脉弦滑数。

（二）脾虚湿蕴证

主症：皮损颜色较淡，疱壁松弛，疼痛略轻。伴食少腹胀，门不渴，大便时溏；舌质淡，苔白或白腻，脉沉缓或滑。

（三）气滞血瘀证

主症：皮疹消退后局部疼痛不止；舌质暗，苔白，脉弦细。

四、中医外治法

（一）脐疗

取木香 200 g、降香 200 g、乳香 200 g、丁香 200 g、香附 200 g。上述药物共研碎成末，过 120 目筛，装瓶备用。应用时洗净脐部，将药粉填满脐窝，外贴伤湿止痛膏，每天 1 次。

（二）穴位贴敷

选穴：完骨、翳风、牵正、下关白。

操作方法：取附子 10 g、川芎 10 g、生南星 10 g、僵蚕 8 g、全虫 6 g、薄荷 6 g、制马钱子 1 g、冰片 2 g。上药共为细末备用。加醋调成糊状，做成直径 1 cm 的药饼，黏附于直径 2 cm 的麝香膏上，制成敷贴并贴于上述穴位。

疗程：每天 1 次，每次 6～8h，10d 为 1 个疗程，疗程间休息 3d。

注意事项：嘱患者注意贴敷时间，且贴敷期间不可接触水，不可剧烈运动，防止药饼脱落，若出现皮肤过敏或皮肤烧灼疼痛等症状，需及时取下。

（三）中药外敷

取蜈蚣 3 条、蛇蜕 10 g、冰片 5 g。先将蜈蚣及蛇蜕分别用文火炒存性，调成极细粉，再将研好的冰片加入混匀备用。用适量的香油将蜈蚣散细粉调成糊状，制成药饼（厚度 1 cm 即可），湿敷患处，外用纱布固定，每天换药 1 次。

（四）火针

取阿是穴（按照带状疱疹后遗神经痛起、止点以及疼痛范围面积大小取 5～10 个点作为阿是穴）、关元、气海、血海、曲池、阳陵泉、丘墟、足临泣等穴位。穴位皮肤常规消毒后，选取贺氏中粗火针在燃烧着的酒精灯（棉）上烧灼，待针尖长度 5 mm 左右变红时，迅速刺入所取穴位后立即出针，用干棉签按压片刻。如针刺部位出血，则待血液自然流净后再行按压。隔天 1 次，5 次为 1 个疗程。

（五）穴位注射

药物：醋酸泼尼松 1.5 ml（37.5 mg）、维生素 B_1 100 mg、维生素 B_{12} 0.5 mg、2% 利多卡因 2 ml。取穴：均取患侧，胸背部神经痛取 T1～T8 夹脊穴；腰腹部神经痛取 T6～L5 夹脊穴；骶部神经痛取 L1～L5 夹脊穴；上肢神经痛取 T1～T3 夹脊穴。操作：用 10 ml 空针套 5 号半针头抽取上述药物，充分混匀，让患者伏于桌上，充分暴露背部，将所注穴位常规消毒后快速刺入 1.3～2.5 cm，有得气感后抽无回血再把药物缓慢注入穴中，出针后用消毒干棉球压迫针孔，以防出血和渗药。每次注入相应病损的上下两穴，或上中下三穴。每穴注药 1.8～2.6 ml，隔天 1 次。

五、预防与调护

慎起居，避风寒，注意休息；调畅情志，保持良好的精神状态，情绪开朗、心气调和，忌恼怒；保持局部清洁，防止继发感染。

第八节 瘾 疹

一、概述

瘾疹是一种皮肤出现红色或苍白风团，时隐时现的瘙痒性、过敏性皮肤病。其特点是：皮肤出现瘙痒性风团，骤起骤退，退后不留痕迹。本病相当于西医学的急、慢性荨麻疹。

二、诊断要点

（一）病史

患者常有禀赋不耐，对某些物质过敏。

（二）临床表现

皮肤上突然出现风团，色白或红或正常肤色；大小不等，形态不一；局部出现，或泛发全身，或稀疏散在，或密集成片；发无定时，但以傍晚为多。风团成批出现，时隐时现，持续时间长短不一，但一般不超过 24h，消退后不留任何痕迹，部分患者一天反复发作多次。自觉剧痒、烧灼或刺痛。部分患者，搔抓后随手起条索状风团；少数患者在急性发作期出现气促、胸闷、呼吸困难、恶心呕吐、腹痛腹泻、心慌心悸。急性者，发病急来势猛，风团骤然而起，迅速消退，瘙痒随之而止；慢性者，反复发作，经久不愈，病期多在 1～2 个月，甚至更久。

（三）体格检查

皮肤划痕征阳性。

三、辨证分型

（一）风热犯表证

主症：风团鲜红，灼热剧痒，遇热则皮损加重；伴发热恶寒，咽喉肿痛；舌质红，苔薄白或薄黄，脉浮数。

（二）风寒束表证

主症：风团色白，遇风寒加重，得暖则减，口不渴；舌质淡，苔白，脉浮紧。

（三）血虚风燥证

主症：风团反复发作，迁延日久，午后或夜间加剧；伴心烦易怒，口干，手足心热；舌红少津，脉沉细。

四、中医外治法

（一）脐疗

（1）取苦参、防风等分分别研细末，装瓶备用。每次使用时各取 10 g，加入氯苯那敏片 5 粒，研细末混匀，取适量填入脐窝，以纱布固定，每天换药 1 次。

（2）取生杏仁 10 g、炒杏仁 10 g、金银花 10 g、朱砂 3 g、冰片 2 g。杏仁碾如泥，其余研极细末混合备用。每个药丸 5 g，用纱布包敷在肚脐上，四周用胶布固定，24h 换取，7 次为 1 个疗程，共 3 个疗程，后随访观察 3 个月。

（二）穴位贴敷

选穴：肺俞、脾俞、肾俞、大椎、神阙。

操作方法：取白附子、桂枝、吴茱萸、五倍子、白芥子（炒）、冰片等药物。上述药物以 2∶2∶2∶2∶1∶1 的重量比例磨成细粉，加入鲜姜汁混合调匀，将 3～5 g 调和好的药物压成直径约 1 cm 大小的药饼，用 6 cm×7 cm 一次性医用敷贴贴于上述穴位，防止脱落。

疗程：每次贴 3～6h，每天 1 次，7 次为 1 个疗程。

注意事项：嘱患者注意贴敷时间，且贴敷期间不可接触水，不可剧烈运动，防止药饼脱落，若出现皮肤过敏、皮肤烧灼疼痛或出现水疱等症状，需及时取下。

（三）自血疗法

取双侧曲池、足三里、血海三穴。患者取端坐位，常规肘部皮肤消毒后，用一次性 5 ml 注射器抽肘静脉血 3 ml，立即注射至已消毒好的一侧血海、曲池、足三里穴，每穴 1 ml，操作完成后棉签按压止血，双侧穴位交替使用，每 3d 1 次，共治疗 14 次，总疗程 6 周。

（四）刺络拔罐

取大椎、双肺俞、双曲池及双血海穴。定位并常规消毒，用三棱针点刺如上穴位数下，以见血为佳，并迅速加拔小号火罐，留罐 10 min，以出血 3～5 ml 为宜，起罐后擦拭血液，清除瘀血，局部消毒处理。隔天治疗 1 次，7d 为 1 个疗程，连续治疗 4 周。

五、预防与调护

忌食鱼虾、浓茶、咖啡、辛辣等食物，远离过敏原。避免精神紧张，防止过度劳累。

第九节　面　　瘫

一、概述

面瘫是以口角向一侧歪斜、眼睑闭合不全为主的病症，又称"口眼㖞斜"。本病可发于任何年龄，无明显的季节性，发病急，多见一侧面部发病。

二、诊断要点

（一）病史

多有久病劳累等病史，或由于正气不足、风寒或风热乘虚侵袭等因素诱发。

（二）临床表现

突发口眼㖞斜，一侧额纹变浅甚至消失，眼裂扩大，眼睑不能完全闭合，鼻唇沟变浅或消失，或伴乳突区疼痛，或伴耳郭带状疱疹或舌前 2/3 味觉减退或消失。

（三）辅助检查

头颅 MRI 或 CT 可协助发现面神经受压的病因，如卒中、肿瘤及头颅骨折等。

三、辨证分型

（一）风寒袭络证

主症：有受寒史的患者，主要表现为突发性的口眼㖞斜，有口水流出。舌淡、苔白，脉浮。

（二）风热袭络证

主症：患者发病前有感冒、发热症状，然后突然发生口眼㖞斜，舌红、苔薄白，脉浮数。

（三）风痰阻络证

主症：发病后有面部抽搐，眼睛无法完全闭合，痰涎增多的情况，部分患者可出现胸闷等症状。舌胖大、苔白腻，脉弦滑。

（四）气虚血瘀证

主症：患者精神状态差，气短。腮部、耳部可出现红疹、疼痛症状。舌淡暗、苔白，脉弦。

四、中医外治法

（一）中药塌渍

取川芎15 g、红花10 g、荆芥10 g、白附子6 g、防风10 g、白芷6 g、细辛3 g。上药研磨成细粉，将细粉中药用水拌匀成糊状装到2个10～15 cm的薄棉布袋，抹平摊匀后制成药垫，放锅内蒸30 min，湿度以不滴水为宜。药垫放置温度至40～50℃，或以患者耐受为度放于患者患侧面颊区阿是穴处，药物表面覆盖塑料薄膜，10 min左右更换药袋以保持温度，塌渍每次时间为20～30 min，每天2次，10d为1个疗程。

（二）毫针刺法

主穴：阳白、颧髎、颊车、地仓、翳风、合谷；风寒证配风池、列缺；风热证配外关、曲池；气血不足配足三里、气海。人中沟歪斜配水沟；鼻唇沟浅配迎香；颏唇沟歪斜配承浆；舌麻、味觉减退配廉泉；目合困难配攒竹、昆仑；流泪配承泣；听觉过敏配听宫、中渚。急性期面部穴位手法宜轻，针刺宜浅，取穴宜少，肢体远端的腧穴手法宜重。

（三）穴位贴敷

选穴：取太阳、阳白、颧髎、地仓、颊车等穴。

操作方法：将马钱子锉成粉末0.3～0.6 g，撒于胶布上，然后贴于上述穴位，5～7d换药1次。或用蓖麻籽捣烂加少许麝香，取绿豆大一粒，贴敷于穴位，每3～5d更换1次。或用白附子研末，加少许冰片做面饼，穴位贴敷，每天1次。

注意事项：嘱患者注意贴敷时间，且贴敷期间不可接触水，不可剧烈运动，防止药饼脱落，若出现皮肤过敏、皮肤烧灼疼痛或出现水疱等症状，需及时取下。

（四）推拿按摩

采用一指禅推法自印堂、睛明、阳白、攒竹、太阳、四白等穴位往返治疗 5 min；再自太阳、下关、翳风、颊车、地仓、迎香、水沟、承浆等穴位往返治疗 5 min。以大鱼际揉面部前额、颊部 5 min；捏拿患侧面部肌肉 5 min，1 次 /d。

（五）火龙罐综合灸

选穴：承浆、大迎、颊车、翳风、人中、巨髎、颧髎、下关、鼻通、四白、耳门、睛明、瞳子髎、太阳、印堂、上星、攒竹、鱼腰、丝竹空等穴。

操作手法：检查罐口无破损后，把定制的蕲艾炷置于罐体内并将其表面充分点燃，嘱患者仰卧位，单手持罐，避免紧握；大拇指放在罐内侧，食指放在罐底，无名指扣于外侧，小鱼际贴于患侧皮肤，起到辅助按摩作用。先患侧后健侧，患侧运罐 3 ～ 5 次，健侧运罐 1 ～ 2 次。待皮肤微微汗出、出现痧点即停止操作，用干净纸巾擦去皮肤表面精油或用湿毛巾掸下衣物上的艾灰，同时在涌泉穴灸一艾炷，效果更佳。

注意事项：①操作前双掌按摩面、颈部肌肉紧张处至微微发热；眼睑闭合不全者，通过罐口温度刺激眼周，辅以手掌按摩，待放松后开始操作，最后利用罐内的余温配合另一手掌同时向上提拉，有利于上提口角及眼轮匝肌。②操作时根据罐内温度高低适当调整运罐速度，并注意观察患者神情变化，询问其感受。③嘱患者 4 h 内避免冲凉、接触冷水冷饮，治疗后嘱患者饮温水 1 杯，避免受寒。

疗程：每天 1 次，每次 30 ～ 40 min，10 次为 1 个疗程。

五、预防与调护

治疗期间面部应避免受寒，眼睑闭合不全者可戴眼罩防护，或点眼药水，以防感染。

第十节　桡骨茎突狭窄性腱鞘炎

一、概述

桡骨茎突狭窄性腱鞘炎又称拇长展肌、拇短伸肌狭窄性腱鞘炎。因拇长展肌、拇短伸肌起自桡骨背侧中部及骨间膜，共同通过桡骨茎突狭窄，分别止于第 1 掌骨基底和第 1 指骨底。桡骨茎突部位的肌腱在腱鞘内较长时间过度摩擦或反复损伤后，滑膜呈现水肿、渗出增加，引起腱鞘管壁增厚、粘连或狭窄，称为桡骨茎突狭窄性腱鞘炎。多见于手工业操作者，女性多于男性。此病属于中医学"筋痹"范畴。

二、诊断要点

（一）病史

多有过度劳累，有拇指及腕部劳损史，以及风、寒、湿等邪气侵袭病史。

（二）临床表现

腕部桡侧疼痛，拇指及腕部活动时加重，休息后减轻。拇指及腕部经常活动，使疼痛加重，变成持续性疼痛。

（三）体格检查

握拳尺偏阳性，即拇指弯曲后握拳，使腕关节向下偏移，会引起手腕处明显疼痛。

（四）辅助检查

早期 X 线可表现为局部软组织的肿胀，如果病情较长，可见骨质疏松。

三、辨筋分型

（一）手太阴、手阳明经证

主症：桡骨茎突处疼痛，可向手及前臂放射，以拇展肌腱受累为主，在列缺、阳溪附近有明显压痛点。

（二）手厥阴经证

主症：手指屈曲时疼痛、活动受限，甚至出现"弹响"或一时的"交锁"现象，系指屈肌腱受累。

（三）手少阳、手阳明经证

主症：手指伸展时疼痛、活动受限，以指伸肌腱受累为主，在阳池、合谷附件有明显压痛。

（四）手太阴经证

主症：拇指屈曲时疼痛，以拇屈肌腱受累为主，在鱼际、太渊附近有压痛。

四、中医外治法

（一）中药外敷

取生草乌 30 g、生川乌 30 g、生山栀 20 g、乳香 15 g、没药 15 g、羌活 15 g、石膏 15 g、蒲公英 15 g、鸡血藤 15 g、细辛 10 g、生蒲黄 15 g、当归 15 g、红花 15 g、冰片 10 g、黄柏 10 g、独活 10 g、丁香 10 g、血竭 10 g。将上述诸药碾成细末，拌匀，加适量蜂蜜，再加温开水调匀。根据肿痛部位的大小，将药物均匀涂于大小适中的纱布上，外敷于患处，再用绷带包扎，每 3d 换 1 次，5 次为 1 个疗程。

（二）温针灸

患者取仰卧位，患肢置于适当的功能位，腕部放松，选取患侧孔最、五虎穴、合谷、阳溪、外关、阿是穴。医生双手、穴位常规消毒，取规格 0.25 mm × 40 mm 的针灸针，于孔最、阳溪穴直刺 10～15 mm，于五虎穴直刺 3～5 mm，于合谷、外关、阿是穴直刺 16～20 mm，行平补平泻捻转泻法，得气后将 12 mm × 10 mm 艾炷插套在针柄上点燃，每次每穴 3 壮，留针 30 min，温热感以患者耐受为度。当日予以推拿手法配合温针疗法治疗。

（三）推拿按摩

先采用拇指及大鱼际按揉法按揉患肢腕关节周围肌肉，再以拇指、趾间关节弹拨桡骨茎突及舟骨、月骨间隙的肌腱韧带，最后牵伸训练及不同方向活动腕关节。每次 20 min，其中推拿 15 min，腕关节活动 5 min。每天 1 次，每周治疗 4d，共治疗 2 周。

（四）中药熏蒸

取寻骨风、莪术、草乌、海桐皮、威灵仙、川芎、红花、鸡血藤、大血藤、王不留行、三棱、土茯苓各 20 g，与水一起煎制成活血化瘀洗药包和软坚散结洗药包；将汤药煮沸 20 min 后倒入熏洗容器，将患处置于药液表面，将容器口用毛巾盖住，使用热熏蒸 3 min；当药液温度降至适合皮肤接触的温度时，将患处浸泡于药液中 15 ～ 20 min；该药可重复煎 2 ～ 3 次，中药熏洗根据患者的具体情况给予 3 次 /d。

（五）火疗

患者取端坐位，屈肘 45°，患侧前臂桡侧在上，拇指与其余四指呈半握拳状，充分暴露患部皮肤，操作者坐于患者对面，将药酒置入治疗碗内，将折叠好的纱布投入浸湿，充分拧干，点燃酒精灯，左手持酒精灯，右手拿捏纱布块，经酒精灯点燃纱布块后，用右手将纱布块迅速叩在治疗部位上，停留 1 ～ 2s，迅速将纱布拿起，重复操作 2 min。以此方法依次在曲池、手三里、小海与桡骨茎突处行火疗。操作完毕后熄灭酒精灯。治疗组每 2d 治疗 1 次，治疗 10 次为 1 个疗程。

五、预防与调护

中医外治法治疗本病有较好效果。治疗期间应减少腕部活动，注意保暖，避免寒湿刺激。

第十一节　痔

一、概述

痔是直肠末端黏膜下和肛管皮肤下的直肠静脉丛发生扩大、曲张所形成的柔软静脉团，或肛缘皮肤结缔组织增生或肛管皮下静脉曲张破裂形成的隆起物。男女老幼皆可为患。故有"十人九痔"之说，其中以青壮年占大多数，妊娠及产后妇女亦时有发病。根据发病部位不同，痔分为内痔、外痔及混合痔。

二、诊断要点

（一）病史

多有久坐，负重远行，或长期便秘，或泻痢日久，或临厕久蹲努责，或饮食不节，过食辛辣肥甘厚味等病史。

（二）临床表现

内痔生于肛门齿线以上，表现为直肠末端黏膜下的痔内静脉丛扩大、曲张形成的柔软静脉团，称为内痔。外痔是发生于齿线以下的肛管痔外静脉丛扩大曲张，或破裂，或肛门皮肤因反复炎症刺激增生而成的疾病。其临床特点是肛门坠胀、疼痛、异物感。

（三）体格检查

直肠指诊可发现直肠内壁有膨出物或赘生物。

（四）辅助检查

肛门镜检查可排除直肠息肉、炎症及癌的可能。

三、辨期分型

Ⅰ期：痔核较小，如黄豆或蚕豆大，色鲜红，质柔软，不脱出肛外，大便带血或滴血。

Ⅱ期：痔核较大，形似红枣，色暗红，大便时脱出肛外，便后能自行还纳，大便滴血较多或射血如箭。

Ⅲ期：痔核更大，如鸡蛋，色灰白，大便时或行走时脱出肛外，不能自行还纳，一般不出血，一旦出血则呈喷射状，痔核脱出后如不尽快还纳，则易嵌顿而绞窄肿胀、糜烂坏死。

四、中医外治法

（一）中药熏洗

取桃仁 20 g、当归尾 20 g、川芎 15 g、赤芍 15 g、牡丹皮 15 g、大黄 6 g、苦

参 6 g、黄柏 6 g。将上药加水 2 000 ml，浸泡 15 min，煮沸后改文火再煎 15 min，将液体倒入盆中，同法再煎 1 次。两次药液放到一起，分成两份，早晚各 1 份。待药液准备好后，趁热气盛时，利用药液的水蒸气熏蒸患处 5 ～ 10 min，待水温降至 40 ℃左右时，再将患处全部浸入药液中持续 5 ～ 10 min。

（二）针刺

取次髎、长强、承山、会阳、秩边、飞扬等穴。常规消毒局部皮肤，针刺得气后留针 30 min，行泻法，每天 1 次，连续治疗 7 d。

（三）挑治法

取腰骶部靠近脊柱和肛门部灰白色、浅红色的压之不褪色的点为挑刺点。穴位局部常规消毒，用三棱针进行挑刺。每天选取 3 ～ 5 个阿是穴，分别针刺 1 次，挑刺后局部常规消毒，7 d 为 1 个疗程。

（四）中药外敷

取大黄 30 g、黄芩 30 g、黄连 30 g、黄柏 30 g、白及 20 g、枯矾 10 g、花椒 30 g。将上药加水 2000 ml，煮沸后改文火再煎 15 min，将液体倒入盆中。用时将毛巾浸入药液，敷于肛门处，每次保留 20 min 左右。早晚各 1 次。

五、预防与调护

（1）保持大便通畅。养成每天定时排便的习惯，临厕不宜久蹲努责。

（2）注意饮食调理，多喝开水，多吃蔬菜水果，少食辛辣、醇酒、炙煿之品。

（3）避免久坐久卧，适当进行体育锻炼。

第十三章
体 质 养 护

体质是指人体生命过程中，在先天禀赋和后天获得的基础上所形成的形态结构、生理功能和心理状态方面综合的、相对稳定的固有特质。现代生物遗传学研究证实，构成DNA的4种碱基排列方式决定了无数的形态结构，个体间不存在完全相同的碱基排列次序，个体差异是客观存在的，中医基础体质分别为平和质、阳虚质、阴虚质、气虚质、痰湿质、湿热质、血瘀质、气郁质、特禀质等。平素可以根据不同类型体质进行未病先防的调理养护。

第一节 平 和 质

一、概述

平和质是指先天禀赋良好，后天调养得当，以面色红润，精力充沛，脏腑功能强健为主要特征的一种体质状态。平和质属于健康的体质类型，常表现为睡眠良好，胃口较佳，二便正常，舌色淡红，苔薄白，脉和有力，体态适中，面色、肤色润泽，头发稠密。该类人性格随和开朗，平素较少生病，对自然环境和社会环境适应能力较强。

二、中医外治法

（一）耳穴压豆

取穴：缘中、皮质下、内分泌、心、三焦、神门。

操作方法：每次取 3～4 穴，耳郭常规消毒后，将胶布剪成 0.8 cm×0.8 cm 大小，取 1 粒王不留行籽贴压在所选耳穴上，由轻到重按压数十下。平和质用中等刺激强度。患者每天按压耳贴 3～5 次，每次每穴按压 1～2 min。

疗程：每隔 1～2d 换贴另一侧耳穴，10 次为 1 个疗程，休息 10～15d，再做下一疗程的治疗。

（二）穴位贴敷

取穴：极泉穴。

方药：制何首乌 100 g。

操作方法：将制何首乌磨粉备用，取适量以温水调成糊状，外敷在两侧极泉穴上，用纱布和胶布固定好。

疗程：每天 1 次，敷 1d 后取下。

注意事项：嘱患者注意贴敷时间，且贴敷期间不可接触水，不可剧烈运动，防止药饼脱落，若出现皮肤过敏、皮肤烧灼疼痛或出现水疱等症状，需及时取下。

（三）穴位电疗

取穴：足三里、绝骨（悬钟）一组；三阴交、血海一组。

方法：经络（穴位）治疗仪请参考国家中医药管理局《中医诊疗设备选型推荐品目》，具体治疗操作请参见相关治疗设备说明书。

疗程：每次治疗时间为 15～20 min，每天 1 次，7d 为 1 个疗程，疗程之间至少要休息 3d。

注意事项：①治疗电极是一次性使用品，不可反复使用；②使用时电极的放置应避开人体的心脏部位及胸部，以免电脉冲影响心脏造成不适；③皮肤擦伤及化脓性炎症患者做治疗时，电极要避开伤口处，以免刺痛和加重伤口；④请在医生的指导下使用，尤其是无自主能力的患者、小孩、孕妇、有心脏病和糖尿病、肝硬化的患者应在医生或专业人士指导下使用；⑤体内有置入金属器材的患者禁止使用。

（四）毫针刺法

取穴：神门、血海、足三里。

操作方法：各穴均用平补平泻法，以补法为主，针刺每次留针 20 min，此法有补益精气、活血通脉的作用。

疗程：隔天 1 次，连续治疗 10 次。

（五）艾灸疗法

取穴：神阙、中脘、气海、天枢、命门、足三里、涌泉。

灸法：每次随症选取 1～2 个穴，艾条温和灸，每穴 2～3 min，或艾炷灸 3～5 壮，神阙穴用隔姜灸或隔盐灸，每次灸 5～7 壮。

疗程：每天或隔天灸治 1 次，7 次为 1 个疗程，疗程间隔 3～5d。

（六）刮痧疗法

取穴：涌泉、合谷、内关、足三里、三阴交。

操作方法：①用单角刮法刮拭涌泉穴；②用平面按揉法或面刮法刮拭合谷、内关、足三里、三阴交穴；③刮痧采用补法，刮拭力度较小，每个部位刮拭时间短，刮至皮肤微有热感或皮肤微微发红即可，不需要刮出痧；④刮痧后嘱患者多饮白开水，当天勿洗浴，注意保暖。

疗程：初次治疗时间不宜过长，一般 10 次为 1 个疗程。

（七）拔罐疗法

取穴：劳宫、涌泉、三阴交、足三里。

操作方法：取仰卧位，用抽气法拔罐，留罐 10～15 min，此法有增强活力的作用。

疗程：每月拔罐 1 次。

（八）神灯疗法

取穴：神阙、气海、足三里。

操作方法：打开神灯，预热 2～3 min，对着穴位照射，照射距离为 30～40 cm，每天可以照射 1 次，每次照射 20～30 min 为宜。

疗程：一般 10 次为 1 个疗程。

（九）足浴保健

1. 春季平和质的泡脚方——春季艾叶汤

组成：取干艾叶 50～100 g，先用水煮开后加凉水或待温度降低后泡脚。

2. 夏季平和质的泡脚方——夏季明目除湿汤

组成：甘菊 9 g、牛膝 15 g、黄柏 9 g。

3. 秋季平和质的泡脚方——秋季杏仁茶叶汤

组成：苦杏仁 30 g、五味子 15 g、绿茶 10 g。

4. 冬季平和体的泡脚方——冬季活血养生汤

组成：桂枝 20 g、怀牛膝 15 g、红花 5 g、女贞子 10 g。

操作方法：将以上药材放入锅中，加水煎煮 20 min，取药液倒入药桶内，泡脚用具最好能让双脚舒服地平放，水位以浸泡到小腿为宜；药液最低要没过脚踝，水温以 40℃为宜，以全身微微汗出为佳。

注意事项：①泡脚时间不宜过长，以 15～20 min 为宜，在泡脚过程中，由于人体血液循环加快，时间太长的话，容易增加心脏负担；②老年人应格外注意，如果有胸闷、头晕的感觉，应暂时停止泡脚，马上躺在床上休息；③饭后半小时不宜泡脚，最好是饭后 1h 再泡脚；④常用中药泡脚者，最好用木盆或足浴桶，不宜用铜盆等金属盆；⑤皮肤有外伤者忌用此方法；患有严重疾病者请在医生指导下应用。

（十）熏蒸

组成：白术 15 g、甘草 10 g、熟地 10 g、桂枝 10 g。

操作方法：请参照仪器说明书进行操作。

注意事项：①施行熏蒸疗法，要时刻注意防止意外烫伤，用具要牢固稳定，热源应当合理，药不应接触应肤；②年老体弱者不宜熏蒸时间过久，以免烫伤皮肤；③熏蒸浴具要注意消毒，治疗期间要停用面部护肤品等；④做完熏蒸后要喝 300～500 ml 的白开水；⑤心脏病、高血压、动脉瘤、肾衰、严重出血等患者，要禁用此法。

（十一）火龙罐综合灸

选穴：任脉、督脉、足三里。

操作手法：检查罐口无破损后，把定制的蕲艾炷置于罐体内并将其表面充分点燃，嘱患者仰卧，循任脉温熨，施罐时手掌的小鱼际先接触皮肤然后落罐，结合点、振、叩、捻、推、按、拨、揉、熨、烫等不同手法正旋、反旋、摇拨、摇振罐体作用于皮肤肌肉组织，以患者耐受为度，操作强度由轻到重，运罐速度可根据罐内温度高低进行调整，注意干预时间把控，以皮肤微微出汗为宜，也可隔衣操作以防感冒。再嘱患者俯卧，从大椎穴开始循督脉温熨，待皮肤微微汗出、出现痧点即停止操作，用干净纸巾擦去皮肤表面精油或用湿毛巾掸下衣物上的艾灰。

注意事项：①操作时根据罐内温度高低适当调整运罐速度，并注意观察患者神情变化，询问其感受。②嘱患者 4 h 内避免冲凉、接触冷水冷饮等。

疗程：每 10d 或半个月治疗 1 次，每次 30～40 min。

第二节　阳　虚　质

一、概述

阳虚质是由于阳气不足，失于温煦，以形寒肢冷等虚寒现象为主要特征的体质状态，常表现为平素畏冷，手足不温，喜热饮食，精神不振，舌淡胖嫩，脉沉迟，肌肉松软不实，该类人性格多沉静、内向，易患痰饮、肿胀、泄泻等病，感邪易从寒化，且耐夏不耐冬；易感风、寒、湿邪。

二、中医外治法

（一）耳穴压豆

取穴：腰骶椎、内生殖器、外生殖器、皮质下。

操作方法：耳郭常规消毒后，将胶布剪成 0.8 cm×0.8 cm 大小，取 1 粒王不留行籽贴压在所选耳穴上，由轻到重按压数十下。阳虚证用中等刺激补法。患者每天按压耳贴 3～5 次，每次每穴按压 1～2 min。

疗程：每隔 1～2d 换贴另一侧耳穴，10 次为 1 个疗程，休息 10～15d，再做下一疗程的治疗。

（二）穴位贴敷疗法

取穴：神阙。

方药：韭菜子 50 g、肉桂 20 g、丁香 10 g、冰片 3 g，白酒适量。

操作方法：将韭菜子用盐水拌湿润，炒干与其他药物共研为细末，储瓶备用，敷贴时取药末 15 g，温水或白酒调成膏状，每晚睡前敷于脐中神阙穴，外用胶布固定即可。

疗程：每天 1 换，10 次为 1 个疗程。

（三）穴位电疗

取穴：合谷、足三里一组；复溜、太溪一组。

方法：经络（穴位）治疗仪请参考国家中医药管理局《中医诊疗设备选型推荐品目》，具体治疗操作请参见相关治疗设备说明书。

疗程：每次治疗时间为 15 ～ 20 min，每天 1 次，7d 为 1 个疗程，疗程之间至少要休息 3d。

注意事项：①治疗电极是一次性使用品，不可反复使用；②使用时电极的放置应避开人体的心脏及胸部，以免电脉冲影响心脏造成不适；③皮肤擦伤及化脓性炎症患者做治疗时,电极要避开伤口处，以免刺痛和加重伤口；④请在医生的指导下使用，尤其是无自主能力的患者、小孩、孕妇、有心脏病和糖尿病、肝硬化的患者应在医生或专业人士指导下使用；⑤体内有置入金属器材的患者禁止使用。

（四）毫针刺法

取穴：合谷、内关、曲池、足三里、太冲。

操作方法：各穴均用平补平泻法，以补法为主，针刺每次留针 20 min，此法有补中益气、养精益血的作用。

疗程：隔天 1 次，连续治疗 10 次。

（五）艾灸疗法

取穴：曲池、气海、命门、足三里、关元、神阙。

灸法：每次随症选取 1 ～ 2 个穴，艾条温和灸，每穴 2 ～ 3 min，或艾炷灸 3 ～ 5 壮。

疗程：每天或隔天灸治 1 次，7 次为 1 个疗程，疗程间隔 3～5d。

（六）刮痧疗法

取穴：足三里、脾俞、肾俞、命门、志室。

操作方法：①仰卧位，刮足三里穴，以皮肤潮红为度；②俯卧位，刮脾俞、肾穴、命门、志室穴；③刮痧采用补法，刮至皮肤有热感即可，肌肤深部有热感，温阳效果更佳；④刮痧后嘱患者多饮白开水，当天勿洗浴，注意保暖。

疗程：初次治疗时间不宜过长，一般 10 次为 1 个疗程。

（七）拔罐疗法

取穴：肾俞、关元、太溪。

操作方法：选择中号或大号拔火罐，用闪火法将罐吸拔于肾俞、关元、太溪穴，留罐 10～20 min，神阙穴负压不宜过大，至皮肤充血或轻度瘀血为止，也可选用负压罐或橡胶罐等。此法有补肾壮阳、健脾益阳的作用。

疗程：每月拔罐 1 次。

（八）神灯疗法

取穴：关元、肾俞、命门。

操作方法：打开神灯，预热 2～3 min，对着穴位照射，照射距离 30～40 cm，每天可以照射 1 次，每次照射 20～30 min 为宜。

疗程：一般 10 次为 1 个疗程。

（九）足浴保健

1. 春季阳虚质的泡脚方——春季温阳益气汤
组成：桂枝 30 g，黑附片 10 g，党参 15 g，艾叶、白术各 20 g，生姜 50 g。
2. 夏季阳虚质的泡脚方——夏季温阳益气汤
组成：桂枝 20 g，黑附片、参须各 6 g，艾叶、白术各 15 g，生姜 30 g。
3. 秋季阳虚质的泡脚方——秋季温阳益气汤
组成：桂枝 15 g，黑附片、参须各 5 g，紫苏、白术各 10 g，生姜 30 g。
4. 冬季阳虚质的泡脚方——冬季温阳益气汤
组成：桂枝 20 g，黑附片 6 g，艾叶、淫羊藿、补骨脂、白术各 15 g。

操作方法：将以上药材放入锅中，加水煎煮 20 min，取药液倒入药桶内，泡脚用具最好能让双脚舒服地平放，水位以浸泡到小腿为宜；药液最低要没过脚踝，水温以 40℃为宜，以全身微微出汗为佳。

注意事项：①泡脚时间不宜过长，以 15～20 min 为宜，在泡脚过程中，由于人体血液循环加快，时间太长的话，容易增加心脏负担；②老年人应格外注意，如果有胸闷、头晕的感觉，应暂时停止泡脚，马上躺在床上休息；③饭后半小时不宜泡脚，最好是饭后 1h 再泡脚；④常用中药泡脚者，最好用木盆或足浴桶，不宜用铜盆等金属盆；⑤皮肤有外伤者忌用此方法；患有严重疾病者请在医生指导下应用。

（十）熏蒸

组成：干姜 30 g、肉桂 30 g、香附 50 g、良姜 50 g。

操作方法：请参照仪器说明书进行操作。

注意事项：①施行熏蒸疗法，要时刻注意防止意外烫伤，用具要牢固稳定，热源应当合理，药不应接触应肤；②年老体弱者不宜熏蒸过久，以免烫伤皮肤；③熏蒸浴具要注意消毒，治疗期间要停用面部护肤品等；④做完熏蒸后要喝 300～500 ml 的白开水；⑤心脏病、高血压、动脉瘤、肾衰、严重出血等患者，要禁用此法。

（十一）火龙罐

选穴：督脉及大椎、肺俞、心俞、肝俞、胆俞、膈俞等。

操作手法：检查罐口无破损后，把定制的蕲艾炷置于罐体内并将其表面充分点燃，嘱患者仰卧，先按上焦、中焦、下焦部位施罐，再嘱患者转换为俯卧位，按督脉、膀胱经走向施罐，其他部位铺上干净毛巾保暖。施罐时手掌的小鱼际先接触皮肤然后落罐，结合点、振、叩、捻、推、按、拨、揉、熨、烫等不同手法正旋、反旋、摇拨、摇振罐体作用于皮肤肌肉组织，以患者耐受为度，操作强度由轻到重，运罐速度可根据罐内温度高低进行调整，注意干预时间把控，以皮肤微微出汗为宜，也可隔衣操作以防感冒。最后用干净纸巾擦去皮肤表面精油或用湿毛巾掸下衣物上的艾灰。

注意事项：①操作时根据罐内温度高低适当调整运罐速度，并注意观察患者神情变化，询问其感受。②嘱患者 4 h 内避免冲凉、接触冷水冷饮等。

疗程：每周 1 次，每次 45 min，4 周为 1 个疗程，共干预 3 个疗程。

第三节 阴 虚 质

一、概述

阴虚质是由于体内津液精血等阴液亏少，以口燥咽干、手足心热等虚热表现为主要特征的体质状态。以体型偏瘦者较多，常表现为手足心热，口燥咽干，鼻微干，喜冷饮，大便干燥，舌红少津，脉细数，该类人性情急躁，外向好动，活泼，易患虚劳、失精、不寐等病或感邪易从热化，耐冬不耐夏，不耐受暑、热、燥邪。

二、中医外治法

（一）耳穴压豆

取穴：肝、神门、心、脾、胃。

操作方法：每次取 3～4 穴，耳郭常规消毒后，将胶布剪成 0.8 cm×0.8 cm 大小，取 1 粒王不留行籽贴压在所选耳穴上，由轻到重按压数十下。阴虚证用中等刺激补法。患者每天按压耳贴 3～5 次，每次每穴按压 1～2 min。

疗程：每隔 1～2d 换贴另一侧耳穴，10 次为 1 个疗程，休息 10～15d，再做下一疗程的治疗。

（二）穴位贴敷疗法

取穴：神阙。

方药：五倍子 30 g、何首乌 30 g，白酒适量。

操作方法：将上两味药研末醋调，取适量于晚上临睡前贴敷神阙穴，外盖塑料薄膜，再用胶布密封固定，敷 1d 后取下。

疗程：每天 1 换，10 次为 1 个疗程。

（三）穴位电疗

取穴：三阴交、太溪一组；阴谷、照海一组。

方法：经络（穴位）治疗仪请参考国家中医药管理局《中医诊疗设备选型推荐品目》，具体治疗操作请参见相关治疗设备说明书。

疗程：每次治疗时间为 15～20 min，每天 1 次，7d 为 1 个疗程，疗程之间至少要休息 3d。

注意事项：①治疗电极是一次性使用品，不可反复使用；②使用时电极的放置应避开人体的心脏及胸部，以免电脉冲影响心脏造成不适；③皮肤擦伤及化脓性炎症患者做治疗时，电极要避开伤口处，以免刺痛和加重伤口；④请在医生的指导下使用，尤其是无自主能力的患者、小孩、孕妇、有心脏病和糖尿病、肝硬化的患者应在医生或专业人士指导下使用；⑤体内有置入金属器材的患者禁止使用。

（四）毫针刺法

取穴：神门、内关、手三里、复溜、三阴交、太溪。

操作方法：各穴均用平补平泻法，以补法为主，针刺每次留针 20 min，此法有益气滋阴、养精益血的作用。

疗程：隔天 1 次，连续治疗 10 次。

（五）艾灸疗法

取穴：足三里、中脘、关元、气海、肾俞、照海、复溜。

灸法：每次随症选取 1～2 个穴，艾条温和灸，每穴 2～3 min，或艾炷灸 3～5 壮。

疗程：每天或隔天灸治 1 次，7 次为 1 个疗程，疗程间隔 3～5d。

注意：阴虚阳盛者慎用灸法。

（六）刮痧疗法

取穴：内关、神门、三阴交、阴陵泉、太溪、肾俞。

操作方法：①仰卧位，刮内关、神门、三阴交、太溪、阴陵泉穴，以皮肤潮红为度；②俯卧位，刮肾俞穴，以皮肤潮红为度；③刮痧采用补法，刮至皮肤有热感即可，不必追求出痧；④刮痧后嘱患者多饮白开水，当天勿洗浴，注意保暖。

疗程：初次治疗时间不宜过长，一般 10 次为 1 个疗程。

（七）拔罐疗法

取穴：心俞、肾俞、三阴交。

操作方法：拔罐时，患者取坐位，选取中口径玻璃罐以闪火法吸拔诸穴 10 min，此法有滋阴降火的作用。

疗程：一般每天或隔天 1 次，10 次为 1 个疗程。

（八）足浴保健

1. 春季阴虚质的泡脚方——春季育阴泻火汤

组成：生地 20 g，盐炙黄柏、麦冬、女贞子、白芍各 10 g，墨旱莲 15 g。

2. 夏季阴虚质的泡脚方——夏季育阴泻火汤

组成：生地 20 g，盐炙黄柏、麦冬、女贞子、玄参各 10 g，墨旱莲 15 g，银花藤 15 g。

3. 秋季阴虚质的泡脚方——秋季育阴泻火汤

组成：生地 20 g，盐炙黄柏、麦冬、女贞子、玄参各 10 g，墨旱莲 15 g，五倍子 6 g。

4. 冬季阴虚质的泡脚方——冬季育阴泻火汤

组成：生地 20 g，盐炙黄柏、麦冬、女贞子、墨旱莲各 10 g，补骨脂、山茱萸各 15 g。

操作方法：将以上药材放入锅中，加水煎煮 20 min，取药液倒入药桶内，泡脚用具最好能让双脚舒服地平放，水位以浸泡到小腿为宜；药液最低要没过脚踝，水温以 40℃为宜，以全身微微汗出为佳。

注意事项：①泡脚时间不宜过长，以 15～20 min 为宜，在泡脚过程中，由于人体血液循环加快，时间太长的话，容易增加心脏负担；②老年人应格外注意，如果有胸闷、头晕的感觉，应暂时停止泡脚，马上躺在床上休息；③饭后半小时不宜泡脚，最好是饭后 1h 再泡脚；④常用中药泡脚者，最好用木盆或足浴桶，不宜用铜盆等金属盆；⑤皮肤有外伤者忌用此方法；患有严重疾病者请在医生指导下应用。

（九）熏蒸

组成：熟地 50 g、天冬 40 g、桑椹子 30 g。

操作方法：请参照仪器说明书进行操作。

注意事项：①施行熏蒸疗法，要时刻注意防止意外烫伤，用具要牢固稳定，热源应当合理，药不应接触应肤；②年老体弱者不宜熏蒸时间过久，以免烫伤皮肤；③熏蒸浴具要注意消毒，治疗期间要停用面部护肤品等；④做完熏蒸后要喝300～500 ml 的白开水；⑤心脏病、高血压、动脉瘤、肾衰、严重出血等患者，要禁用此法。

第四节　气　虚　质

一、概述

气虚质是由于一身之气不足，以气息低弱、脏腑功能低下为主要特征的体质状态，以疲乏、气短、自汗等气虚表现为主要特征。常表现为平素语音低弱，气短懒言，容易疲乏，精神不振，易出汗，舌淡红，舌边有齿痕，脉弱，肌肉多松软不实。该类人性格内向，不喜冒险，易患感冒、内脏下垂的疾病，且病后康复缓慢，不耐受风、寒、暑、湿邪。

二、中医外治法

（一）耳穴

取穴：过敏区、内分泌、肾上腺、内鼻、肺、脾。

操作方法：耳郭常规消毒后，将胶布剪成 0.8 cm × 0.8 cm 大小，取 1 粒王不留行籽贴压在所选耳穴上，由轻到重按压数十下。气虚证用中等刺激补法。患者每天按压耳贴 3 ～ 5 次，每次每穴按压 1 ～ 2 min。

疗程：每隔 1 ～ 2d 换贴另一侧耳穴，10 次为 1 个疗程。休息 10 ～ 15d，再做下一疗程的治疗。

（二）穴位贴敷疗法

取穴：神阙。

方药：党参 12 g、白术 9 g、干姜 6 g、炙甘草 6 g。

操作方法：上药混合烘干，研末备用。用上药 20 g，加入人参浸膏 1 g，敷脐部，用一软纸片覆盖，再加棉花，外用胶布固定。

疗程：3d 换药 1 次。

（三）穴位电疗

取穴：足三里、三阴交一组；太渊、太白一组。

方法：经络（穴位）治疗仪请参考国家中医药管理局《中医诊疗设备选型推荐品目》，具体治疗操作请参见相关治疗设备说明书。

疗程：每次治疗时间为 15～20 min，每天 1 次，7d 为 1 个疗程，疗程之间至少要休息 3d。

注意事项：①治疗电极是一次性使用品，不可反复使用；②使用时电极的放置应避开人体的心脏及胸部，以免电脉冲影响心脏造成不适；③皮肤擦伤及化脓性炎症患者做治疗时，电极要避开伤口处，以免刺痛和加重伤口；④请在医生的指导下使用，尤其是无自主能力的患者、小孩、孕妇、有心脏病和糖尿病、肝硬化的患者应在医生或专业人士指导下使用；⑤体内有置入金属器材的患者禁止使用。

（四）毫针刺法

取穴：合谷、三阴交、足三里。

操作方法：各穴均用平补平泻法，以补法为主，针刺每次留针 20 min，此法有补中益气、养精益血的作用。

疗程：隔天 1 次，连续治疗 10 次。

（五）艾灸疗法

取穴：神阙、气海、脾俞、胃俞、中脘、足三里。

灸法：每次随症选取 1～2 个穴，艾条温和灸，每穴 2～3 min，或艾炷灸 3～5 壮，神阙穴用隔姜灸或隔盐灸，每次 5～7 壮。

疗程：每天或隔天灸治 1 次，7 次为 1 个疗程，疗程间隔 3～5d。

（六）刮痧疗法

取穴：足三里、肺俞、脾俞、肾俞、关元俞。

操作方法：①正坐位，刮足三里穴，以皮肤潮红为度；②俯卧位，刮肺俞、脾俞、肾俞、关元俞穴，以皮肤潮红为度；③刮痧采用补法，刮拭按压力度较小，每个部位刮拭时间短，刮至皮肤微有热感或皮肤微微发红即可，不需刮出痧；④刮痧后嘱患者多饮白开水，当天勿洗浴，注意保暖。

疗程：初次治疗时间不宜过长，一般 10 次为 1 个疗程。

（七）拔罐疗法

取穴：关元、气海。

操作方法：选择大号拔火罐一个，将关元、气海穴同时吸拔于罐内，因下腹部皮肤细嫩而敏感，负压不宜过大，留罐 10～20 min，待皮肤出现红色瘀血为止，此法有强壮、培补元气的作用。

疗程：一般每天或隔天 1 次。

（八）神灯疗法

取穴：气海、关元、足三里。

操作方法：打开神灯，预热 2～3 min，对着穴位照射，照射距离 30～40 cm，每天可以照射 1 次，每次照射 20～30 min 为宜。

疗程：一般 10 次为 1 个疗程。

（九）足浴保健

1. 春季气虚质的泡脚方——春季五味养气汤

组成：黄芪 20 g，党参、白术各 15 g，五味子、炙甘草、炒白芍各 10 g。

2. 夏季气虚质的泡脚方——夏季五味养气汤

组成：黄芪 20 g，藿香、白术各 15 g，五味子、炙甘草、参须各 10 g。

3. 秋季气虚质的泡脚方——秋季五味养气汤

组成：黄芪 30 g，白术 10 g，桔梗、五味子、炙甘草、参须各 6 g。

4. 冬季气虚质的泡脚方——冬季五味养气汤

组成：黄芪 20 g，补骨脂、白术各 15 g，五味子、炙甘草、参须各 10 g。

操作方法：将以上药材放入锅中，加水煎煮 20 min，取药液倒入药桶内，泡脚用具最好能让双脚舒服地平放，水位以浸泡到小腿为宜；药液最低要没过脚踝，水温以 40℃为宜，以全身微微汗出为佳。

注意事项：①泡脚时间不宜过长，以 15～20 min 为宜，在泡脚过程中，由于人体血液循环加快，时间太长的话，容易增加心脏负担；②老年人应格外注意，如果有胸闷、头晕的感觉，应暂时停止泡脚，马上躺在床上休息；③饭后半小时不宜泡脚，最好是饭后 1h 再泡脚；④常用中药泡脚者，最好用木盆或足浴桶，不宜用铜盆等金属盆；⑤皮肤有外伤者忌用此方法；患有严重疾病者请在医生指导下应用。

（十）熏蒸

组成：白术 15 g、黄芪 20 g、甘草 10 g、补骨脂 10 g、桂枝 10 g。

操作方法：请参照仪器说明书进行操作。

注意事项：①施行熏蒸疗法，要时刻注意防止意外烫伤，用具要牢固稳定，热源应当合理，药不应接触应肤；②年老体弱者不宜熏蒸时间过久，以免烫伤皮肤；③熏蒸浴具要注意消毒，治疗期间要停用面部护肤品等；④做完熏蒸后要喝 300～500 ml 的白开水；⑤心脏病、高血压、动脉瘤、肾衰、严重出血等患者，要禁用此法。

（十一）火龙罐综合灸

选穴：中脘、足三里、胃俞、脾俞、气海、肾俞、膈俞等穴。

操作手法：检查罐口无破损后，把定制的蕲艾炷置于罐体内并将其表面充分点燃，嘱患者仰卧，先灸中脘穴，循任脉温熨，罐口花瓣对气海、足三里穴轻刮刺激，施罐时手掌的小鱼际先接触皮肤然后落罐，结合点、振、叩、捻、推、按、拨、揉、熨、烫等不同手法正旋、反旋、摇拨、摇振罐体作用于皮肤肌肉组织，以患者耐受为度，操作强度由轻到重，运罐速度可根据罐内温度高低进行调整，注意干预时间把控，以皮肤微微汗出为宜，也可隔衣操作以防感冒。再嘱患者俯卧，循督脉温熨走向膀胱经，待皮肤微微汗出、出现痧点即停止操作，用干净纸巾擦去皮肤表面精油或用湿毛巾掸下衣物上的艾灰。

注意事项：①操作时根据罐内温度高低适当调整运罐速度，并注意观察患者神情变化，询问其感受。②嘱患者 4 h 内避免冲凉、接触冷水冷饮等。

疗程：每周 1 次，每次 45 min，4 周为 1 个疗程，共干预 3 个疗程。

第五节 痰 湿 质

一、概述

痰湿质是由于水液内停而痰湿凝聚，以形体肥满、口黏苔腻为主要特征的体质状态。以体形肥胖，腹部肥满松软者为多，常表现为面部皮肤油脂较多，多汗且黏，胸闷，痰多，口黏腻或甜，喜食肥甘甜黏，苔腻，脉滑。该类人性格偏温和、稳重，多擅于忍耐，易患消渴、中风、胸痹等病，且对梅雨季节及湿重环境适应能力较差。

二、中医外治法

（一）耳穴

取穴：肺、大肠、脾、三焦、肾、内分泌。

操作方法：每次取 3～4 穴，耳郭常规消毒后，将胶布剪成 0.8 cm×0.8 cm 大小，取 1 粒王不留行籽贴压在所选耳穴上，由轻到重按压数十下。痰湿证用中等刺激，患者每天按压耳贴 3～5 次，每次每穴按压 1～2 min。

疗程：每隔 1～2d 换贴另一侧耳穴，10 次为 1 个疗程。休息 10～15d，再做下一疗程的治疗。

（二）穴位贴敷疗法

取穴：神阙。

方药：苍术 25 g，荞麦粉、米醋各适量。

操作方法：先将苍术研为细末备用，加入荞麦粉拌匀，再掺入少量米醋炒热，捏成圆形如 5 角硬币大药饼，储存备用。使用时取药饼 1 个敷于脐孔，盖一纱布，胶布固定。

疗程：每天 1 次。

（三）穴位电疗

取穴：丰隆、足三里一组；太渊、太白一组。

操作方法：经络（穴位）治疗仪请参考国家中医药管理局《中医诊疗设备选型推荐品目》，具体治疗操作请参见相关治疗设备说明书。

疗程：每次治疗时间为 15～20 min，每天 1 次，7d 为 1 个疗程，疗程之间至少要休息 3d。

注意事项：①治疗电极是一次性使用品，不可反复使用；②使用时电极的放置应避开人体的心脏及胸部，以免电脉冲影响心脏造成不适；③皮肤擦伤及化脓性炎症患者做治疗时，电极要避开伤口处，以免刺痛和加重伤口；④请在医生的指导下使用，尤其是无自主能力的患者、小孩、孕妇、有心脏病和糖尿病、肝硬化的患者应在医生或专业人士指导下使用；⑤体内有置入金属器材的患者禁止使用。

（四）毫针刺法

取穴：合谷、阴陵泉、丰隆、太冲、太溪、昆仑、解溪。

操作方法：各穴均用平补平泻法，以泻法为主，针刺每次留针 20 min。此法有理气化痰、健脾化湿的作用。

疗程：隔天 1 次，连续治疗 10 次。

（五）艾灸疗法

取穴：天枢、上巨虚、三阴交、曲池、丰隆、足三里、脾俞、阴陵泉、隐白。

灸法：每次随症选取 1～2 个穴，艾条温和灸，每穴 2～3 min，或艾炷灸 3～5 壮，神阙穴用隔姜灸或隔盐灸，每次 5～7 壮。

疗程：每天或隔天灸治 1 次，7 次为 1 个疗程，疗程间隔 3～5d。

（六）刮痧疗法

取穴：足三里、上巨虚、胃俞、脾俞、大肠俞。

操作方法：①正坐位，刮足三里穴、上巨虚穴，以皮肤潮红为度；②俯卧位，刮胃俞、脾俞、大肠俞穴，以皮肤潮红为度；③刮痧采用平补平泻法，刮至皮肤微有热感或皮肤微微发红即可，不必刻意追求出痧；④刮痧后嘱患者多饮白开水，当天勿洗浴，注意保暖。

疗程：初次治疗时间不宜过长，一般 10 次为 1 个疗程。

（七）拔罐疗法

取穴：肺俞、脾俞、中脘、阴陵泉。

操作方法：选取中口径玻璃罐以闪火法吸拔诸穴 10～20 min，此法有化痰除湿的作用。

疗程：每天拔罐 1 次。

（八）神灯疗法

取穴：丰隆、阴陵泉。

操作方法：打开神灯，预热 2～3 min，对着穴位照射，照射距离 30～40 cm，每天可以照射 1 次，每次照射 20～30 min 为宜。

疗程：一般 10 次为 1 个疗程。

（九）足浴保健

1. 春季痰湿质的泡脚方——春季平胃祛痰汤

组成：苍术、陈皮、白术各 20 g，厚朴、化橘红、石菖蒲各 15 g，生姜 30 g。

2. 夏季痰湿质的泡脚方——夏季平胃祛痰汤

组成：苍术、陈皮、白术各 15 g，厚朴、化橘红、石菖蒲各 10 g，藿香、生姜各 20 g。

3. 秋季痰湿质的泡脚方——秋季平胃祛痰汤

组成：苍术、陈皮、白术各 15 g，厚朴、石菖蒲各 10 g，紫苏、生姜各 20 g。

4. 冬季痰湿质的泡脚方——冬季平胃祛痰汤

组成：苍术、陈皮、白术各 15 g，厚朴、化橘红、石菖蒲各 10 g，乌药、生姜各 20 g。

操作方法：将以上药材放入锅中，加水煎煮 20 min，取药液倒入药桶内，泡脚用具最好能让双脚舒服地平放，水位以浸泡到小腿为宜；药液最低要没过脚踝，水温以 40℃为宜，以全身微微汗出为佳。

注意事项：①泡脚时间不宜过长，以 15～20 min 为宜，在泡脚过程中，由于人体血液循环加快，时间太长的话，容易增加心脏负担；②老年人应格外注意，如果有胸闷、头晕的感觉，应暂时停止泡脚，马上躺在床上休息；③饭后半小时不宜泡脚，最好是饭后 1h 再泡脚；④常用中药泡脚者，最好用木盆或足浴桶，不宜用铜盆等金属盆；⑤皮肤有外伤者忌用此方法；患有严重疾病者请在医生指导下应用。

（十）熏蒸

组成：陈皮、法半夏、茯苓各 20 g，白芥子、苏子各 10 g。

操作方法：请参照仪器说明书进行操作。

注意事项：①施行熏蒸疗法，要时刻注意防止意外烫伤，用具要牢固稳定，热源应当合理，药液不应接触应肤；②年老体弱者不宜熏蒸时间过久，以免烫伤皮肤；③熏蒸浴具要注意消毒，治疗期间要停用面部护肤品等；④做完熏蒸后要喝 300～500 ml 的白开水；⑤心脏病、高血压、动脉瘤、肾衰、严重出血等患者，要禁用此法。

（十一）火龙罐综合灸

选穴：丰隆、足三里、阴陵泉、脾俞、肾俞等穴。

操作手法：检查罐口无破损后，把定制的蕲艾炷置于罐体内并将其表面充分点燃，嘱患者俯卧，循足太阳膀胱经温熨，罐口花瓣对脾俞、肾俞穴轻刮刺激，施罐时手掌的小鱼际先接触皮肤然后落罐，结合点、振、叩、捻、推、按、拨、揉、熨、烫等不同手法正旋、反旋、摇拨、摇振罐体作用于皮肤肌肉组织，以患者耐受为度，操作强度由轻到重，运罐速度可根据罐内温度高低进行调整，注意干预时间把控，以皮肤微微汗出为宜，也可隔衣操作以防感冒。再嘱患者仰卧，换小号火龙罐施罐于丰隆、足三里、阴陵泉等穴，待皮肤微微汗出、出现痧点即停止操作，用干净纸巾擦去皮肤表面精油或用湿毛巾掸下衣物上的艾灰。

注意事项：①操作时根据罐内温度高低适当调整运罐速度，并注意观察患者神情变化，询问其感受。②嘱患者 4 h 内避免冲凉、接触冷水冷饮等。

疗程：每周 1 次，每次 45 min，4 周为 1 个疗程，共干预 3 个疗程。

第六节　湿　热　质

一、概述

湿热质是指由于湿热内蕴而致的以面垢油光、口苦、苔黄腻等为主要特征的体质状态。以形体中等或偏瘦者多见，常表现为面垢油光，易生痤疮，口苦口干，身重困倦，大便黏滞不畅或燥结，小便短黄，男性阴囊易潮湿，女性带下易增多，舌质偏红，苔黄腻，脉滑数，该类人容易心烦急躁，易患疮疖、黄疸、热淋等疾病，且对夏末秋初湿热气候，湿重或气温偏高环境较难适应。

二、中医外治法

（一）耳穴

取穴：胃、大肠、直肠下段、内分泌。

操作方法：每次取 3～4 穴，耳郭常规消毒后，将胶布剪成 0.8 cm×0.8 cm 大小，取 1 粒王不留行籽贴压在所选耳穴上，由轻到重按压数十下。湿热证用中等刺激强度，患者每天按压耳贴 3～5 次，每次每穴按压 1～2 min。

疗程：每隔 1～2d 换贴另一侧耳穴，10 次为 1 个疗程。休息 10～15d，再做下一疗程的治疗。

（二）穴位贴敷疗法

取穴：期门。

方药：大黄、黄柏、栀子。

操作方法：将上述药物共研细末，装瓶备用，临用时取药末 30 g，调蜂蜜水成膏状，贴敷期门穴，每次贴敷 6h。

疗程：每天 1 次。

（三）穴位电疗

取穴：曲池、合谷穴一组；阴陵泉、蠡沟穴一组。

操作方法：经络（穴位）治疗仪请参考国家中医药管理局《中医诊疗设备选型推荐品目》，具体治疗操作请参见相关治疗设备说明书。

疗程：每次治疗时间为 15～20 min，每天 1 次，7d 为 1 个疗程，疗程之间至少要休息 3d。

注意事项：①治疗电极是一次性使用品，不可反复使用；②使用时电极的放置应避开人体的心脏及胸部，以免电脉冲影响心脏造成不适；③皮肤擦伤及化脓性炎症患者做治疗时，电极要避开伤口处，以免刺痛和加重伤口；④请在医生的指导下使用，尤其是无自主能力的患者、小孩、孕妇、有心脏病和糖尿病、肝硬化的患者应在医生或专业人士指导下使用；⑤体内有置入金属器材的患者禁止使用。

（四）毫针疗法

取穴：合谷、外关、曲池、大陵、阴陵泉、内庭。

操作方法：各穴均用平补平泻法，以泻法为主，针刺每次留针 20 min。此法有清热利湿、养精益血的作用。

疗程：隔天 1 次，连续治疗 10 次。

（五）艾灸疗法

取穴：手三里、中脘、阴陵泉、阳陵泉、足三里、曲泉、三阴交。

灸法：每次随症选取 1～2 个穴，艾条温和灸，每穴 2～3 min，或艾炷灸 3～5 壮。

疗程：每天或隔天灸治 1 次，7 次为 1 个疗程，疗程间隔 3～5d。

注意：该体质慎用此法，湿热较重者不宜。

（六）刮痧疗法

取穴：三焦俞、大肠俞、关元俞、膀胱俞、曲泉、阴陵泉。

操作方法：①仰卧位，刮曲泉穴、阴陵泉穴，以皮肤潮红为度；②俯卧位，刮三焦俞、大肠俞、关元俞、膀胱俞穴，以皮肤潮红为度；③刮痧采用平补平泻法，刮至皮肤微有热感或皮肤微微发红即可，不必刻意追求出痧；④刮痧后嘱患者多饮白开水，当天勿洗浴，注意保暖。

疗程：初次治疗时间不宜过长，一般 10 次为 1 个疗程。

（七）拔罐疗法

取穴：胆囊穴、日月、至阳、胆俞。

操作方法：操作时，患者取仰卧位，用三棱针在右侧日月穴及双侧胆囊穴点刺数下后，选取中口径玻璃罐以闪火法吸拔诸穴 5 min，再令患者俯卧，同法在至阳及双侧胆俞穴拔 10 min，此法有清热利湿的作用。

疗程：每天拔罐 1 次。

（八）神灯疗法

取穴：丰隆、阴陵泉。

操作方法：打开神灯，预热 2～3 min，对着穴位照射，照射距离 30～40 cm，每天可以照射 1 次，每次照射 20～30 min 为宜。

疗程：一般 10 次为 1 个疗程。

（九）足浴保健

1. 春季湿热质的泡脚方——春季三黄解毒痰汤

组成：大黄、黄连、黄柏、黄芩、白芍、白术各 10 g，苦参 30 g。

2. 夏季湿热质的泡脚方——夏季三黄解毒痰汤

组成：大黄、黄连、黄柏、黄芩、白芍、白术各 10 g，银花藤、苦参各 30 g。

3. 秋季湿热质的泡脚方——秋季三黄解毒痰汤

组成：大黄、黄连、黄柏、黄芩、白芍、白术各 10 g，紫苏、苦参各 30 g。

4. 冬季湿热质的泡脚方——冬季三黄解毒痰汤

组成：大黄、黄连、黄柏、黄芩、白芍、白术各 10 g，炙淫羊藿、苦参各 20 g。

操作方法：将以上药材放入锅中，加水煎煮 20 min，取药液倒入药桶内，泡脚用具最好能让双脚舒服地平放，水位以浸泡到小腿为宜；药液最低要没过脚踝，水温以 40℃为宜，以全身微微汗出为佳。

注意事项：①泡脚时间不宜过长，以 15～20 min 为宜，在泡脚过程中，由于人体血液循环加快，时间太长的话，容易增加心脏负担；②老年人应格外注意，如果有胸闷、头晕的感觉，应暂时停止泡脚，马上躺在床上休息；③饭后半小时不宜泡脚，最好是饭后 1h 再泡脚；④常用中药泡脚者，最好用木盆或足浴桶，不宜用铜盆等金属盆；⑤皮肤有外伤者忌用此方法；患有严重疾病者请在医生指导下应用。

（十）熏蒸

组成：苦参 30 g、苍术 15 g、黄柏 15 g、甘草 10 g。

操作方法：请参照仪器说明书进行操作。

注意事项：①施行熏蒸疗法，要时刻注意防止意外烫伤，用具要牢固稳定，热源应当合理，药液不应接触应肤；②年老体弱者不宜熏蒸时间过久，以免烫伤皮肤；③熏蒸浴具要注意消毒，治疗期间要停用面部护肤品等；④做完熏蒸后要喝 300～500 ml 的白开水；⑤心脏病、高血压、动脉瘤、肾衰、严重出血等患者，要禁用此法。

（十一）火龙罐综合灸

选穴：丰隆、足三里、阴陵泉、曲池、脾俞、肾俞等穴。

操作手法：检查罐口无破损后，把定制的蕲艾炷置于罐体内并将其表面充分点燃，嘱患者俯卧，循足太阳膀胱经温熨，罐口花瓣对脾俞、肾俞穴轻刮刺激，施罐时手掌的小鱼际先接触皮肤然后落罐，结合点、振、叩、捻、推、按、拨、揉、熨、烫等不同手法正旋、反旋、摇拨、摇振罐体作用于皮肤肌肉组织，以患者耐受为度，操作强度由轻到重，运罐速度可根据罐内温度高低进行调整，注意干预时间把控，以皮肤微微汗出为宜，也可隔衣操作以防感冒。再嘱患者仰卧，换小号火龙罐施罐于丰隆、足三里、阴陵泉以及曲池等穴，待皮肤微微汗出、出现痧点即停止操作，用干净纸巾擦去皮肤表面精油或用湿毛巾掸下衣物上的艾灰。

注意事项：①操作时根据罐内温度高低适当调整运罐速度，并注意观察患者神情变化，询问其感受。②嘱患者 4 h 内避免冲凉、接触冷水冷饮等。

疗程：每周 1 次，每次 45 min，4 周为 1 个疗程，共干预 3 个疗程。

第七节 血 瘀 质

一、概述

血瘀质是由于体内血液运行不畅而出现的以肤色晦暗、舌质紫暗等为主要特征的体质状态，形体胖瘦者均可见，常表现为肤色晦暗，色素沉着，容易出现瘀斑，口唇暗淡，舌暗或有瘀点，舌下络脉紫暗或增粗，脉涩。该类人易烦躁，健忘，易患癥瘕及痛证、血证等，且不耐受寒邪。

二、中医外治法

（一）耳穴压豆

取穴：皮质下、交感、内分泌、肾上腺、神门、心、肝、肾、大肠。

操作方法：每次取 3～4 穴，耳郭常规消毒后，将胶布剪成 0.8 cm×0.8 cm 大小，取 1 粒王不留行籽贴压在所选耳穴上，由轻到重按压数十下。患者每天按压耳贴 3～5 次，每次每穴按压 1～2 min。

疗程：每隔 1～2d 换贴另一侧耳穴，10 次为 1 个疗程，休息 10～15d，再做下一疗程的治疗。

（二）穴位贴敷疗法

取穴：神阙、中极、三阴交。

方药：乳香、没药、白芍、川牛膝、丹参、广木香、红花各 15 g，冰片 1 g。

方法：乳香、没药、白芍、川牛膝、丹参、广木香、红花共研细末加入冰片，混匀后贮瓶备用，敷灸时每次取上药 10 g，以姜汁或黄酒适量调如糊膏状，分别贴于神阙、中极、三阴交穴上，上盖纱布（或油纸），橡皮膏固定即可，外贴膻中、肺俞穴。

疗程：每 2d 换药 1 次。

（三）穴位电疗

取穴：支沟、内关一组；太冲、三阴交一组。

方法：经络（穴位）治疗仪请参考国家中医药管理局《中医诊疗设备选型推荐品目》，具体治疗操作请参见相关治疗设备说明书。

疗程：每次治疗时间为 15～20 min，每天 1 次，7d 为 1 个疗程，疗程之间至少要休息 3d。

注意事项：①治疗电极是一次性使用品，不可反复使用；②使用时电极的放置应避开人体的心脏及胸部，以免电脉冲影响心脏造成不适；③皮肤擦伤及化脓性炎症患者做治疗时，电极要避开伤口处，以免刺痛和加重伤口；④请在医生的指导下使用,尤其是无自主能力的患者、小孩、孕妇、有心脏病和糖尿病、肝硬化的患者应在医生或专业人士指导下使用;⑤体内有置入金属器材的患者禁止使用。

（四）毫针刺法

取穴:内关、血海、太冲。

操作方法:各穴均用平补平泻法,以泻法为主,针刺每次留针 20 min。此法有益气行气、活血化瘀的作用。

疗程:隔天 1 次,连续治疗 10 次。

（五）艾灸疗法

取穴:膻中、气海、肝俞、膈俞、足三里、次髎。

灸法:每次随症选取 1～2 个穴,艾条温和灸,每穴 2～3 min,或艾炷灸 5～7 壮。神阙用隔姜灸或隔盐灸,每次 5～7 壮。

疗程:每天或隔天灸治 1 次,7 次为 1 个疗程,疗程间隔 3～5d。

（六）刮痧疗法

取穴:血海、阳陵泉、地机、肝俞、肾俞、命门、大肠俞、八髎。

操作方法:①仰卧位,刮血海、阳陵泉、地机穴,以皮肤潮红为度;②俯卧位,刮肝俞、肾俞、命门、大肠俞、八髎穴,以皮肤潮红为度;③刮痧采用平补平泻法,刮至皮肤微有热感或皮肤微微发红即可,不需刮出痧;④刮痧后嘱患者多饮白开水,当天勿洗浴,注意保暖。

疗程:初次治疗时间不宜过长,一般 10 次为 1 个疗程。

（七）拔罐疗法

取穴:膈俞、肝俞、三阴交。

操作方法:操作时,患者取坐位,选取中口径玻璃罐以闪火法吸拔诸穴 10～15 min,此法有活血化瘀的作用。

疗程:每月治疗 1 次,3 次为 1 个疗程。

（八）神灯疗法

取穴:地机、太冲。

操作方法:打开神灯,预热 2～3 min,对着穴位照射,照射距离 30～40 cm,

每天可以照射 1 次，每次照射 20 ～ 30 min 为宜。

疗程：一般 10 次为 1 个疗程。

（九）足浴保健

1. 春季血瘀质的泡脚方——春季通经化瘀汤

组成：三棱、白术各 15 g，红花、川牛膝、乳香、白芍各 10 g，泽兰 20 g，醋少许。

2. 夏季血瘀质的泡脚方——夏季通经化瘀汤

组成：三棱、白术各 15 g，红花、川牛膝、乳香、白芍各 10 g，泽兰 20 g，醋少许。

3. 秋季血瘀质的泡脚方——秋季通经化瘀汤

组成：三棱、白术各 15 g，红花、川牛膝、乳香、桃仁各 6 g，紫苏 10 g，醋少许。

4. 冬季血瘀质的泡脚方——冬季通经化瘀汤

组成：三棱、白术各 15 g，红花、川牛膝、乳香、丹参各 10 g，乌药 20 g，醋少许。

操作方法：将以上药材放入锅中，加水煎煮 20 min，取药液倒入药桶内，泡脚用具最好能让双脚舒服地平放，水位以浸泡到小腿为宜；药液最低要没过脚踝，水温以 40℃为宜，以全身微微汗出为佳。

注意事项：①泡脚时间不宜过长，以 15 ～ 20 min 为宜，在泡脚过程中，由于人体血液循环加快，时间太长的话，容易增加心脏负担；②老年人应格外注意，如果有胸闷、头晕的感觉，应暂时停止泡脚，马上躺在床上休息。③饭后半小时不宜泡脚，最好是饭后 1h 再泡脚；④常用中药泡脚者，最好用木盆或足浴桶，不宜用铜盆等金属盆。⑤皮肤有外伤者忌用此方法；患有严重疾病者请在医生指导下应用。

（十）熏蒸

组成：伸筋草 30 g、透骨草 30 g、红花 30 g。

操作方法：请参照仪器说明书进行操作。

注意事项：①施行熏蒸疗法，要时刻注意防止意外烫伤，用具要牢固稳定，热源应当合理，药液不应接触应肤；②年老体弱者不宜熏蒸时间过久，以免烫伤皮肤；③熏蒸浴具要注意消毒，治疗期间要停用面部护肤品等；④做完熏蒸后要喝300～500 ml的白开水；⑤心脏病、高血压、动脉瘤、肾衰、严重出血等患者，要禁用此法。

（十一）火龙罐综合灸

选穴：曲池、血海、太冲、足三里、气海、脾俞等穴。

操作手法：检查罐口无破损后，把定制的蕲艾炷置于罐体内并将其表面充分点燃，嘱患者俯卧，循足太阳膀胱经温熨，罐口花瓣对脾俞穴轻刮刺激，施罐时手掌的小鱼际先接触皮肤然后落罐，结合点、振、叩、捻、推、按、拨、揉、熨、烫等不同手法正旋、反旋、摇拨、摇振罐体作用于皮肤肌肉组织，以患者耐受为度，操作强度由轻到重，运罐速度可根据罐内温度高低进行调整，注意干预时间把控，以皮肤微微汗出为宜，也可隔衣操作以防感冒。再嘱患者仰卧，换小号火龙罐施罐于曲池、血海、太冲、足三里及气海等穴，待皮肤微微汗出、出现痧点即停止操作，用干净纸巾擦去皮肤表面精油或用湿毛巾掸下衣物上的艾灰。

注意事项：①操作时根据罐内温度高低适当调整运罐速度，并注意观察患者神情变化，询问其感受。②嘱患者4 h内避免冲凉、接触冷水冷饮等。

疗程：每周1次，每次45 min，4周为1个疗程，共干预3个疗程。

第八节 气 郁 质

一、概述

气郁质是由于长期情志不畅、气机郁滞而形成的以性格内向不稳定，忧郁脆弱，敏感多疑为主要表现的体质状态。以形体瘦者为多，常表现为神情抑郁，情感脆弱，烦闷不乐，舌淡红，苔薄白，脉弦，其性格内向不稳定、敏感多虑，易患脏躁、梅核气、百合病及郁证等，且精神刺激适应能力较差，不适应阴雨天气。

二、中医外治法

（一）耳穴压豆

取穴：肝、胆、脾、胃、三角窝。

操作方法：每次取 3～4 穴，耳郭常规消毒后，将胶布剪成 0.8 cm×0.8 cm 大小，取 1 粒王不留行籽贴压在所选耳穴上，由轻到重按压数十下。患者每天按压耳贴 3～5 次，每次每穴按压 1～2 min。

疗程：每隔 1～2d 换贴另一侧耳穴，10 次为 1 个疗程，休息 10～15d，再做下一疗程的治疗。

（二）穴位贴敷疗法

取穴：大包、期门、章门。

方药：川芎 12 g、香附 10 g、柴胡 6 g、芍药 6 g、青皮 6 g、枳壳 6 g。

方法：药物研细，取适量调拌麻油敷于双侧大包、期门、章门穴，外用胶布固定，敷 1d 后取下。

疗程：每天 1 次。

（三）穴位电疗

取穴：太冲、三阴交一组；内关、阳陵泉一组。

方法：经络（穴位）治疗仪请参考国家中医药管理局《中医诊疗设备选型推荐品目》，具体治疗操作请参见相关治疗设备说明书。

疗程：每次治疗时间为 15～20 min，每天 1 次，7d 为 1 个疗程，疗程之间至少要休息 3d。

注意事项：①治疗电极是一次性使用品，不可反复使用；②使用时电极的放置应避开人体的心脏及胸部，以免电脉冲影响心脏造成不适；③皮肤擦伤及化脓性炎症患者做治疗时，电极要避开伤口处，以免刺痛和加重伤口；④请在医生的指导下使用，尤其是无自主能力的患者、小孩、孕妇、有心脏病和糖尿病、肝硬化的患者应在医生或专业人士指导下使用；⑤体内有置入金属器材的患者禁止使用。

（四）毫针刺法

取穴：合谷、阴陵泉、丰隆、太溪、太冲。

操作方法：各穴均用平补平泻法，针刺每次留针 20 min，此法有疏肝解郁、调畅气机的作用。

疗程：隔天1次，连续治疗10次。

（五）艾灸疗法

取穴：阳陵泉、期门、次髎、肝俞、三阴交、膻中、气海。

灸法：每次随症选取1～2个穴，艾条温和灸，每穴2～3 min，或艾炷灸3～5壮。

疗程：每天或隔天灸治1次，7次为1个疗程，疗程间隔3～5d。

（六）刮痧疗法

取穴：太冲、行间、支沟、肝俞、胆俞。

操作方法：①仰卧位，刮太冲、行间、支沟穴，以皮肤潮红为度；②俯卧位，刮肝俞、胆俞穴，以皮肤潮红为度；③刮痧采用平补平泻法，刮至皮肤微有热感或皮肤微微发红即可，不必刻意追求出痧；④刮痧后嘱患者多饮白开水，当天勿洗浴，注意保暖。

疗程：初次治疗时间不宜过长，一般10次为1个疗程。

（七）拔罐疗法

取穴：胆俞、期门、内关、阳陵泉。

操作方法：操作时，患者取坐位，先以针点刺胆俞、阳陵泉穴，再选取中口径玻璃罐以闪火法吸拔同一侧诸穴10～15 min，第二天再以同法吸拔另一侧诸穴，双侧交替进行，此法有疏肝行气的作用。

疗程：每天拔罐1次。

（八）神灯疗法

取穴：内关、太冲。

操作方法：打开神灯，预热2～3 min，对着穴位照射，照射距离30～40 cm，每天可以照射1次，每次照射20～30 min为宜。

疗程：一般10次为1个疗程。

（九）足浴保健

1.春季气郁质的泡脚方——春季乳香行气露

组成：香附、合欢皮、玫瑰花、红花、乳香、白术、白芍各15 g。

2. 夏季气郁质的泡脚方——夏季乳香行气露

组成：香附、合欢皮、玫瑰花、乳香、白术、藿香各 10 g。

3. 秋季气郁质的泡脚方——秋季乳香行气露

组成：香附、乳香、合欢皮各 10 g，玫瑰花、紫苏、桃仁各 5 g。

4. 冬季气郁质的泡脚方——冬季乳香行气露

组成：香附、合欢皮、玫瑰花、乳香、白术、乌药各 10 g。

操作方法：将以上药材放入锅中，加水煎煮 20 min，取药液倒入药桶内，泡脚用具最好能让双脚舒服地平放，水位以浸泡到小腿为宜；药液最低要没过脚踝，水温以 40℃为宜，以全身微微汗出为佳。

注意事项：①泡脚时间不宜过长，以 15～20 min 为宜，在泡脚过程中，由于人体血液循环加快，时间太长的话，容易增加心脏负担。②老年人应格外注意，如果有胸闷、头晕的感觉，应暂时停止泡脚，马上躺在床上休息。③饭后半小时不宜泡脚，最好是饭后 1h 再泡脚。④常用中药泡脚者，最好用木盆或足浴桶，不宜用铜盆等金属盆。⑤皮肤有外伤者忌用此方法；患有严重疾病者请在医生指导下应用。

（十）熏蒸

组成：青皮、枳壳、木香、乌药各 15 g。

操作方法：请参照仪器说明书进行操作。

注意事项：①施行熏蒸疗法，要时刻注意防止意外烫伤，用具要牢固稳定，热源应当合理，药液不应接触应肤；②年老体弱者不宜熏蒸时间过久，以免烫伤皮肤；③熏蒸浴具要注意消毒，治疗期间要停用面部护肤品等；④做完熏蒸后要喝 300～500 ml 的白开水；⑤心脏病、高血压、动脉瘤、肾衰、严重出血等患者，要禁用此法。

（十一）火龙罐综合灸

选穴：气海、关元、天宗、肝俞、神阙等穴。

操作手法：检查罐口无破损后，把定制的蕲艾炷置于罐体内并将其表面充分点燃，嘱患者仰卧，先灸神阙穴，罐口花瓣对气海、关穴轻刮刺激，施罐时手掌的小鱼际先接触皮肤然后落罐，结合点、振、叩、捻、推、按、拨、揉、熨、烫等不同手法正旋、反旋、摇拨、摇振罐体作用于皮肤肌肉组织，以患者耐受为度，操作强度由轻到重，运罐速度可根据罐内温度高低进行调整，注意干预时间把控，以皮肤微微汗出为宜，也可隔衣操作以防感冒。再嘱患者俯卧，火龙罐施罐于肝俞及天宗等穴，待皮肤微微汗出、出现痧点即停止操作，用干净纸巾擦去皮肤表面精油或用湿毛巾掸下衣物上的艾灰。

注意事项：①操作时根据罐内温度高低适当调整运罐速度，并注意观察患者神情变化，询问其感受。②嘱患者4 h内避免冲凉、接触冷水冷饮等。

疗程：每周1次，每次45 min，4周为1个疗程，共干预3个疗程。

第九节　特　禀　质

一、概述

特禀质是一种特殊的体质类型，这里主要是针对过敏体质而言。过敏体质是在禀赋遗传基础上形成的一种特异体质，在外在因素的作用下，生理功能和自我调适力低下，反应性增强，其敏感倾向表现为对不同过敏原的亲和性和反应性呈现个体体质的差异性和家族聚集的倾向性。过敏体质易受某些过敏原刺激而引起多种过敏反应，常表现为过敏性疾病。该类人易自卑、孤僻、胆怯，易受某种物质刺激而引起多种过敏反应，如药物性过敏、食物性过敏、气味过敏、花粉过敏、精液过敏等，且对外界环境适应能力较差，如过敏原增多的季节或区域，其适应能力差，易引发过敏宿疾。

二、中医外治法

（一）耳穴压豆

取穴：主穴为神门、内分泌、肾上腺、皮质下；配穴为平喘、肺、大肠。

操作方法：每次取3～4穴，耳郭常规消毒后，将胶布剪成0.8 cm×0.8 cm大小，取1粒王不留行籽贴压在所选耳穴上，由轻到重按压数十下。特禀质用中等刺激补法。患者每天按压耳贴3～5次，每次每穴按压1～2 min。

疗程：每隔 1～2d 换贴另一侧耳穴，10 次为 1 个疗程，休息 10～15d，再做下一疗程的治疗。

（二）穴位贴敷疗法

取穴：膻中、肺俞。

方药：公丁香 6 g、老姜 6 g、菖蒲根 20 g、松香 3 g、樟脑 0.3 g。

方法：将上述药共研细末，用凡士林调膏，外贴膻中、肺俞穴。

疗程：1d 换药 1 次。

（三）穴位电疗

取穴：合谷、血海一组；足三里、百虫窝（屈膝，在大腿内侧，髌底内侧端上 3 寸）一组。

方法：经络（穴位）治疗仪请参考国家中医药管理局《中医诊疗设备选型推荐品目》，具体治疗操作请参见相关治疗设备说明书。

疗程：每次治疗时间为 15～20 min，每天 1 次，7d 为 1 个疗程，疗程之间至少要休息 3d。

注意事项：①治疗电极是一次性使用品，不可反复使用；②使用时电极的放置应避开人体的心脏及胸部，以免电脉冲影响心脏造成不适；③皮肤擦伤及化脓性炎症患者做治疗时，电极要避开伤口处，以免刺痛和加重伤口；④请在医生的指导下使用，尤其是无自主能力的患者、小孩、孕妇、有心脏病和糖尿病、肝硬化的患者应在医生或专业人士指导下使用；⑤体内有置入金属器材的患者禁止使用。

（四）毫针刺法

取穴：合谷、足三里、涌泉。

操作方法：各穴均用平补平泻法，以补法为主，针刺每次留针 20 min。此法有强壮筋骨、防老抗衰的作用。

疗程：隔天 1 次，连续治疗 10 次。

（五）艾灸疗法

取穴：神阙、中脘、关元、命门、脾俞、足三里。

灸法：每次随症选取 1～2 个穴，艾条温和灸，每穴 2～3 min，或艾炷灸 5～7 壮。神阙用隔姜灸或隔盐灸，每次 5～7 壮。

疗程：每天或隔天灸治 1 次，7 次为 1 个疗程，疗程间隔 3 ～ 5d。

（六）刮痧疗法

取穴：合谷、内关、足三里、上巨虚、肩井、天宗。

操作方法：①仰卧位，刮合谷、内关、足三里、上巨虚穴，以皮肤潮红为度；②俯卧位，刮肩井、天宗穴，以皮肤潮红为度；③刮痧采用补法，刮拭按压力度较小，每个部位刮拭时间短，刮至皮肤微有热感或皮肤微微发红即可，不需刮出痧；④刮痧后嘱患者多饮白开水，当天勿洗浴，注意保暖。

疗程：初次治疗时间不宜过长，一般 10 次为 1 个疗程。

（七）拔罐疗法

取穴：大椎。

操作方法：根据患者的体型，选择适当大小的火罐吸拔于大椎穴上，留罐 10 ～ 20 min，至皮肤出现瘀血为止，或用三棱针点刺大椎穴后再拔罐，拔出数滴血液为止，此法有祛除邪气、增强身体抵抗力的作用。

疗程：每月治疗 1 次。

（八）神灯疗法

取穴：曲池、血海、百虫窝。

操作方法：打开神灯，预热 2 ～ 3 min，对着穴位照射，照射距离 30 ～ 40 cm，每天可以照射 1 次，每次照射 20 ～ 30 min 为宜。

疗程：一般 10 次为 1 个疗程。

（九）熏蒸

组成：人参叶茎 30 g、防风 20 g、山药 20 g、白术 30 g、甘草 6 g。

操作方法：请参照仪器说明书进行操作。

注意事项：①施行熏蒸疗法，要时刻注意防止意外烫伤，用具要牢固稳定，热源应当合理，药液不应接触应肤；②年老体弱者不宜熏蒸时间过久，以免烫伤皮肤；③熏蒸浴具要注意消毒，治疗期间要停用面部护肤品等；④做完熏蒸后要喝 300 ～ 500 ml 的白开水；⑤心脏病、高血压、动脉瘤、肾衰、严重出血等患者，要禁用此法。

（十）火龙罐综合灸

选穴：曲池、合谷、血海、足三里、神阙等穴。

操作手法：检查罐口无破损后，把定制的蕲艾炷置于罐体内并将其表面充分点燃，嘱患者仰卧，先灸神阙穴，罐口花瓣对曲池、血海轻刮刺激位，施罐时手掌的小鱼际先接触皮肤然后落罐，结合点、振、叩、捻、推、按、拨、揉、熨、烫等不同手法正旋、反旋、摇拨、摇振罐体作用于皮肤肌肉组织，以患者耐受为度，操作强度由轻到重，运罐速度可根据罐内温度高低进行调整，注意干预时间把控，以皮肤微微汗出为宜，也可隔衣操作以防感冒。最后用干净纸巾擦去皮肤表面精油或用湿毛巾掸下衣物上的艾灰。

注意事项：①操作时根据罐内温度高低适当调整运罐速度，并注意观察患者神情变化，询问其感受。②嘱患者4 h内避免冲凉、接触冷水冷饮等。

疗程：每周1次，每次45 min，4周为1个疗程，共干预3个疗程。

参考文献

[1] 王岩岩.《理瀹骈文》内病外治思想探析 [J]. 长春中医药大学学报，2010，26（2）：167–168.

[2] 周洋，董联玲. 中医热熨法的研究进展 [J]. 实用医技杂志，2016，23（9）：976–978.

[3] 王晨亦，魏绍斌. 中药灌肠疗法在妇科疾病治疗中的应用 [J]. 江西中医药，2019，50（9）：75–77.

[4] 杜元灏. 针灸疗法本质特征与治疗规律思考 [J]. 中国针灸，2018，38（6）：650–654.

[5] 霍金，赵冏琪，袁永，等. 穴位埋线疗法作用机制的研究现状 [J]. 中国针灸，2017，37（11）：1251–1254.

[6] 梁芳妮，马燕辉，刘红玉，等. 揿针主要临床应用研究进展 [J]. 中医药导报，2019，25（11）：122–124.

[7] 贾晓杰，魏巍，滕秀飞，等. 电针疗法在临床中的应用进展 [J]. 中华中医药学刊，2016，34（6）：1404–1407.

[8] 王华，杜元灏. 针灸学 [M]. 北京：中国中医药出版社，2012.

[9] 李琪，刁军成，刘宇翔. 穴位注射疗法在妇科疾病中的运用 [J]. 实用中西医结合临床，2016，16（5）：89–92.

[10] 杨丽，袁秀丽. 刺络放血疗法机制探讨及研究进展 [J]. 亚太传统医药，2016，12（2）：67–69.

[11] 薛婷婷，张迎春. 改良隔姜灸脐法配合暖宫汤治疗宫寒不孕的临床疗效观察 [J]. 时珍国医国药，2020，31（11）：2696–2698.

[12] 洪寿海，吴菲，卢轩，等. 拔罐疗法作用机制探讨 [J]. 中国针灸，2011，31（10）：932–934.

[13] 王博，谢俊，吴松. 耳穴压丸联合背部循经走罐治疗围绝经期失眠症的临床观察 [J]. 针灸临床杂志，2017，33（3）：22–25.

[14] 王羽，乔琳，秦元梅，等. 虎符铜砭刮痧疗法的作用机制及临床应用进展 [J]. 光明中医，2020，35（21）：3475–3478.

[15] 赵瑞瑞，周帅. 穴位贴敷疗法的临床应用进展 [J]. 国医论坛，2017，32（1）：68–70.

[16] 付利霞，王超，王政研，等. 耳穴压丸疗法临床应用进展 [J]. 世界最新医学信息文摘，2019，19（98）：130–131.

[17] 吴朦，柏冬. 中医药浴疗法发展源流与机制探析 [J]. 中医药导报，2021，27（3）：204–207.

[18] 黄力婧，张志华，区景云 . 耳穴贴压法联合益经汤加减治疗肾虚型月经过少的临床效果 [J]. 临床合理用药杂志，2022，15（23）：162-165.

[19] 郑冬英，肖孝凤，肖招华 . 穴位埋线联合左归丸加减治疗肾阴虚型月经过少的效果分析 [J]. 华夏医学，2022，35（4）：45-49.

[20] 张颖，高彦利，季春红，等 . 中药汤剂配合针灸治疗虚热型经期延长的效果观察 [J]. 河北医药，2022，44（7）：1005-1008.

[21] 赵晓，陈莹 . 近五年中医药治疗血瘀型崩漏的诊疗进展 [J]. 实用中医内科杂志，2021，35（3）：88-91.

[22] 周瑞，刘春丽，殷红梅 . 调肝汤联合温针灸治疗崩漏临床观察 [J]. 山西中医，2021，37（2）：42-43.

[23] 陈思敏，魏绍斌 . 中医外治法治疗产后腹痛的临床研究进展 [J]. 江西中医药，2022，53（7）：73-76.

[24] 倪福琴，华骅，董月芳 . 耳穴压豆加中药汤剂治疗产后恶露不绝的临床观察 [J]. 中国中医药科技，2021，28（3）：470-471.

[25] 黄结容，卢桂兰，柳冬梅，等 . 暖宫灸对轻度卵巢早衰患者卵巢储备功能及子宫内膜容受性的影响 [J]. 临床医学研究与实践，2022，7（5）：104-106.

[26] 于佳琪 . 补肾培元推拿法配合艾灸治疗卵巢早衰的临床研究 [D]. 长春：长春中医药大学，2022.

[27] 李玮玮 . 针刺疗法联合安坤汤加减治疗黄体功能不全性不孕患者的效果 [J]. 中国民康医学，2021，33（5）：102-103.

[28] 杨丽洁，陈颖，陈雅洁 . 针灸治疗黄体功能不全疗效观察 [J]. 上海针灸杂志，2020，39（12）：1582-1586.

[29] 卢丽芬，王玲，刘雪萍，等 . 电针结合孙氏补肾通瘀汤治疗未破裂卵泡黄素化综合征所致不孕 60 例 [J]. 海峡药学，2021，33（6）：102-104.

[30] 苏虹，毛静 . 虎符铜砭刮痧对湿热瘀结型盆腔炎性疾病后遗症患者免疫调节功能的影响 [J]. 中医药临床杂志，2023，35（2）：343-347.

[31] 张丽娜 . 消炎汤、中药溻渍以及 TDP 联合治疗慢性盆腔炎性疾病临床观察 [J]. 中国中医药现代远程教育，2022，20（21）：47-49.

[32] 韩慧远，王雪梅，程小侠，等 . 清瘀方督脉熏蒸联合清热化瘀方保留灌肠治疗慢性盆腔炎的临床研究 [J]. 河北中医，2022，44（5）：773-777.

[33] 曾根，李兆萍，朱晶 . 复膜汤保留灌肠对气虚血瘀型宫腔粘连术后再粘连的影响 [J]. 中医学报，2020，35（6）：1325-1329.

[34] 覃歆媛，方刚，徐凤梅，等 . 壮药洁阴康妇洗液治疗湿热下注型阴痒的临床观察 [J]. 广西中医药，2021，44（3）：68-69.

[35] 石海银，翟婷婷 . 加味五味消毒饮熏洗坐浴治疗外阴白斑病验案 2 则 [J]. 中国民间疗法，

2021, 29（6）: 104-106.

[36] 陈碧芳, 吴际生. 自血穴位注射联合消风散穴位贴敷治疗风热犯表型慢性荨麻疹的效果 [J]. 中外医学研究, 2022, 20（20）: 26-29.

[37] 梁光萍, 李嘉. 推拿配合温针疗法治疗桡骨茎突狭窄性腱鞘炎验案 1 则 [J]. 中国民间疗法, 2022, 30（22）: 107-110.

[38] 张锦, 李轶, 李师. 阿是穴挑治法治疗混合痔临床观察 [J]. 中国中医药现代远程教育, 2020, 18（2）: 94-95.

[39] 罗颂平, 曹蕾. 黄体功能不全的中医治疗 [J]. 中国实用妇科与产科杂志, 2021, 37（4）: 440-443.

[40] 宋亚静, 高星, 管凤丽, 等. 杜惠兰基于"通法"理论治疗输卵管性不孕经验 [J]. 中华中医药杂志, 2020, 35（4）: 1804-1807.

[41] 徐玲丽, 孙义娜, 徐明彩. "房氏调经促孕十三针"治疗因早发性卵巢功能不全行体外受精: 胚胎移植助孕患者疗效分析 [J]. 智慧健康, 2020, 6（4）: 58-60.